Wolfgang Mießner

Perfect
Hometraining

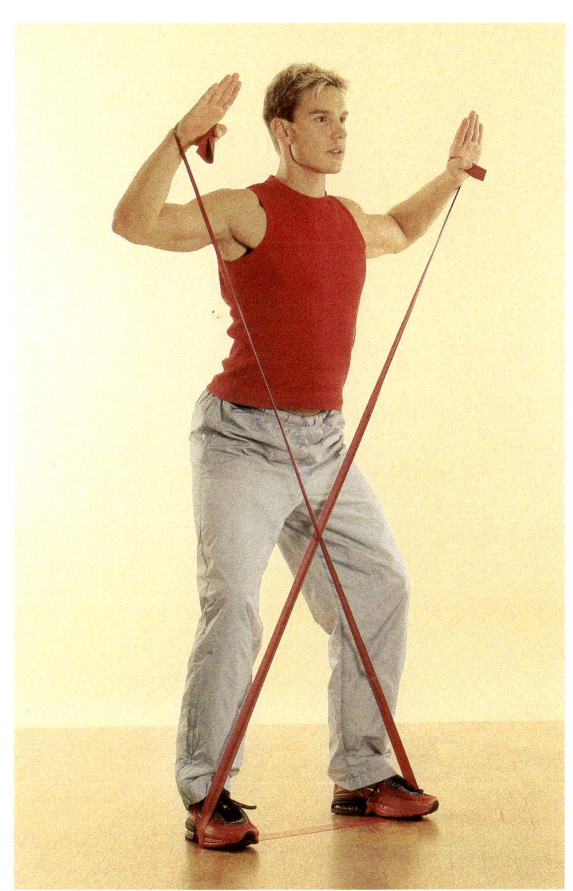

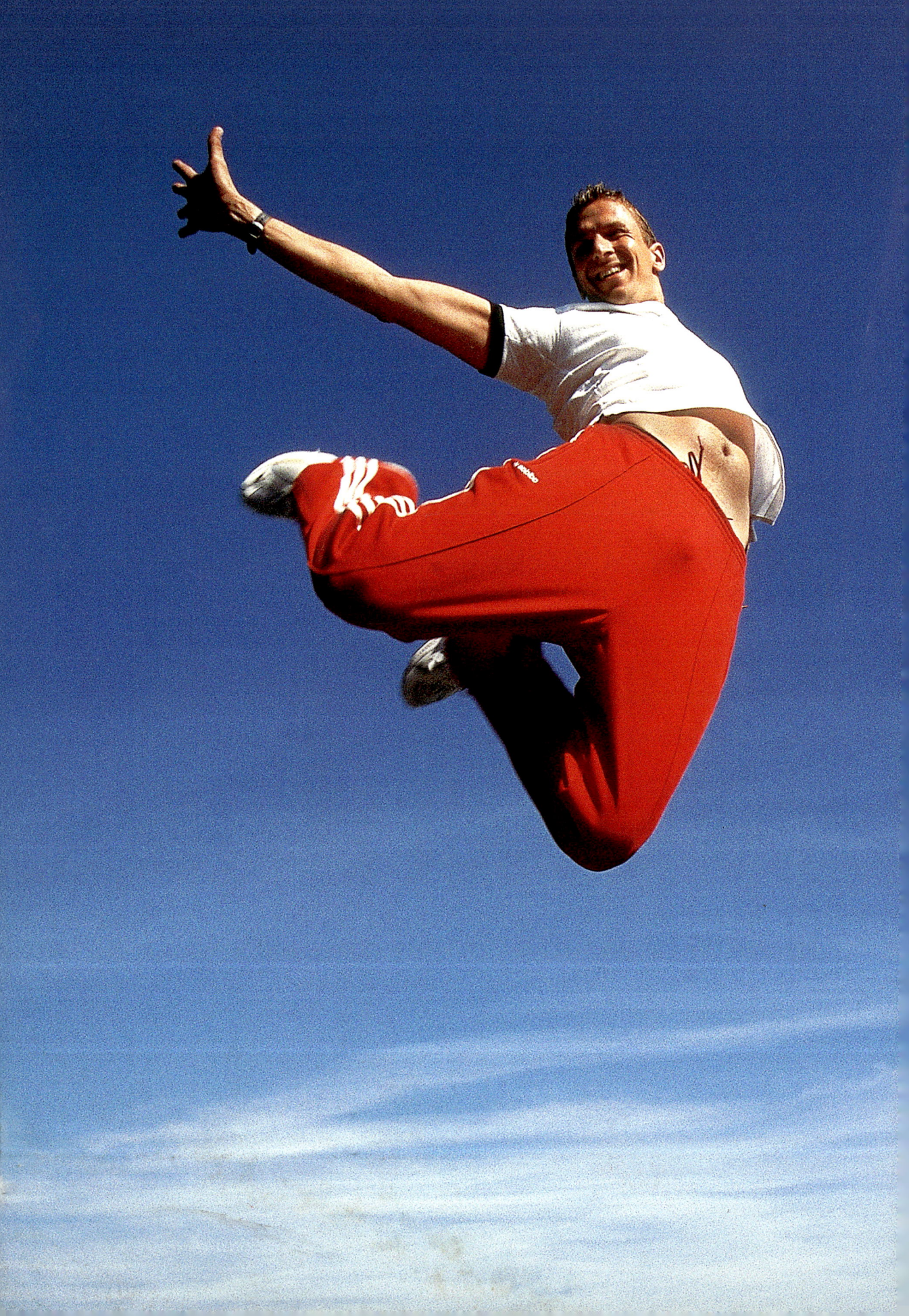

Perfect Hometraining

Wolfgang Mießner

Die besten Übungen
für Kraft, Ausdauer,
Balance und
Beweglichkeit

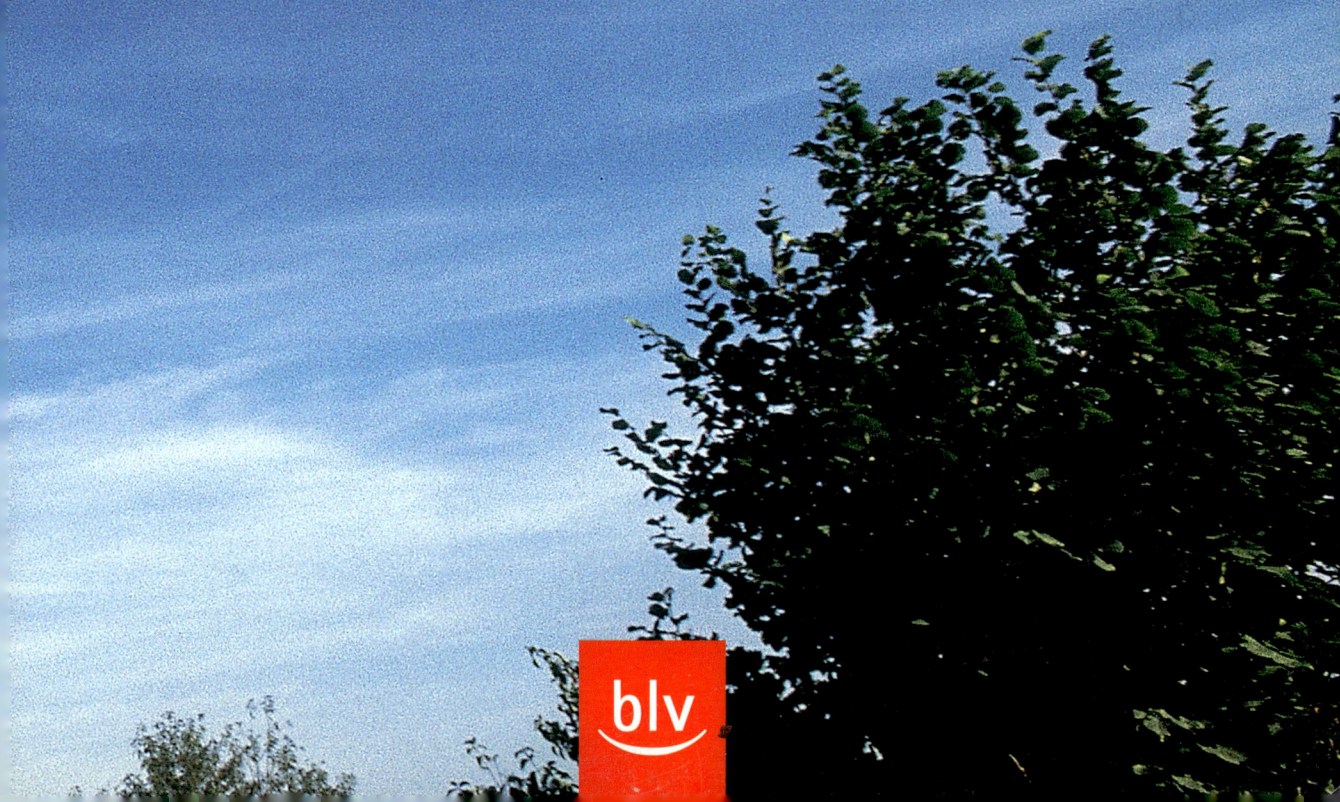

blv

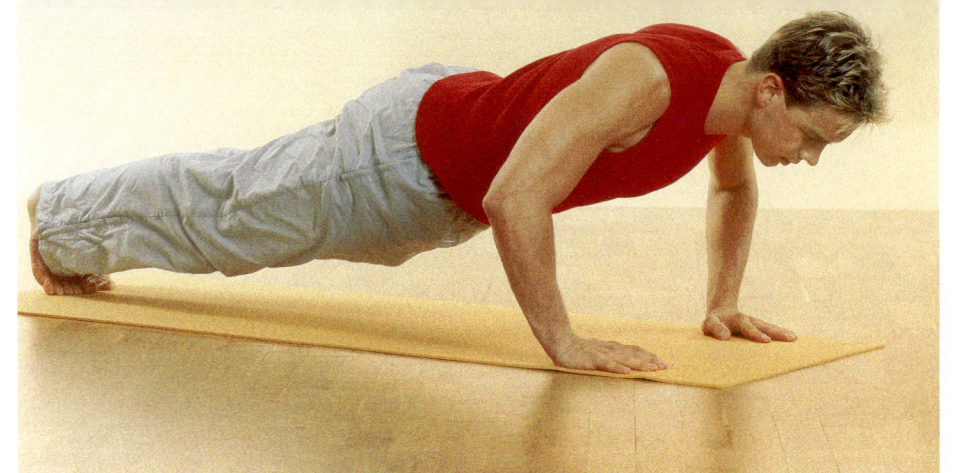

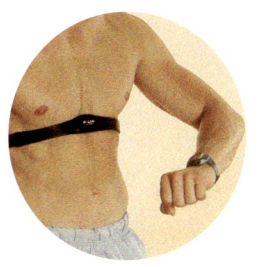

Training mit Herz 69

Mehr Flexibilität 89

Body-Balance 105

Richtig Trainieren 119

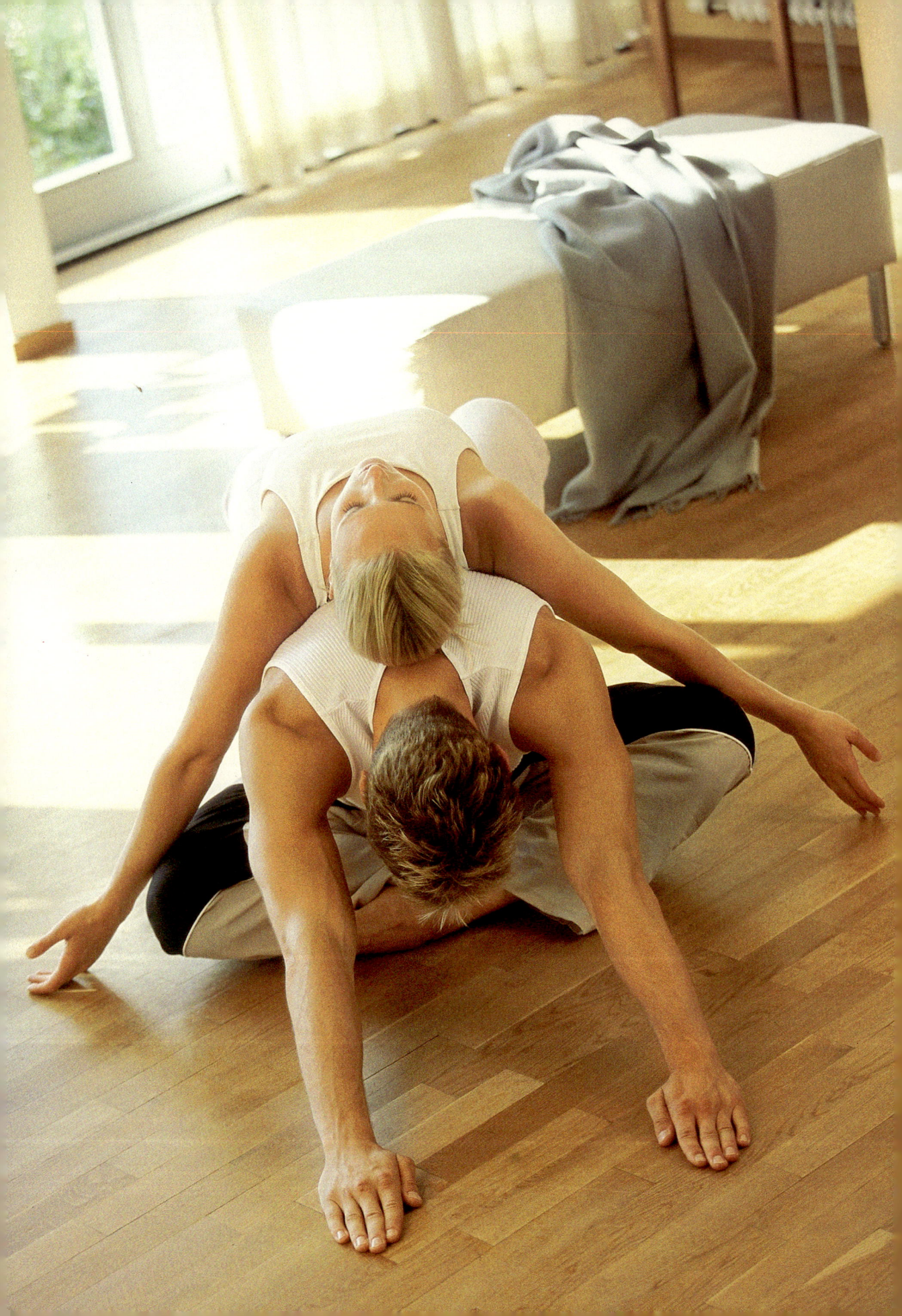

Einleitung

»Zu Hause trainieren – das muss doch funktionieren, oder?« Mit dieser Vermutung liegen Sie goldrichtig, es funktioniert tatsächlich! Natürlich etwas anders als in einem kommerziellen Fitness-Studio, dennoch bieten die eigenen vier Wände genügend Möglichkeiten für ein umfassendes und auch ganzheitliches Fitness- und Gesundheitstraining. Dabei benötigen Sie nicht einmal eine große Freifläche oder gar einen extra Raum in Ihrer Wohnung. Auch der finanzielle Aufwand ist – je nach Ambitionen – nicht der Rede wert.

Der Heimvorteil

Auch wenn es fast schon zum modernen Lifestyle gehört, in einem modernen Fitness-, Gesundheits- oder Wellnessclub Mitglied zu sein, gibt es wahrlich keinen Grund sich zu verstecken, wenn man sich eben nicht dafür entscheidet, eine Menge Geld für Mitgliedsbeiträge auszugeben. Ganz im Gegenteil – mit der festen Absicht etwas für sich selbst zu tun, sind Sie absolut im Trend und beweisen körperbewusstes und gesundheitsorientiertes Denken und Handeln. Und mal ehrlich: Ihren Muskeln ist es doch völlig gleichgültig, wo sie gefordert werden, Hauptsache sie werden es.

Das Training zu Hause bietet eine Menge Vorteile, an die Sie vielleicht bis heute noch gar nicht gedacht haben:

• keine Anfahrt zum Fitness-Studio, keine Parkplatzsuche,
• keine Verträge, lange Laufzeiten und hohe Mitgliedsbeiträge. Keine zusätzlichen Kosten für die ohnehin meist überflüssigen Fitness-Drinks,
• keine überfüllten Trainingsräume, keine Wartezeiten an den Geräten oder an der Rezeption,
• keine laute und nervende Musik, die sowieso meistens nicht Ihrem Geschmack entspricht,
• keine fremden bzw. unangenehme Gerüche,
• kein Dreck und keine Schweißflecken, die nicht von einem selbst sind.

Viele weitere Gründe sprechen für ein Aktivprogramm in den eigenen vier Wänden, sei es, dass man keine Menschenaufläufe mag oder es ablehnt, sich feste Betreuungs- bzw. Trainingszeiten vorschreiben zu lassen, seien es religiöse Gründe oder einfach die Tatsache, dass es keine passende Einrichtung in Wohn- oder Arbeitsortnähe gibt. Zu Hause ist einfach der Ort, an dem man sich am wohlsten fühlt und: Man kann auch zwischendurch schnell einige Minuten trainieren, ohne großen Aufwand zu betreiben. Legen Sie einfach Ihre Lieblings-CD ein und machen Sie einige »Crunches« oder »Liegestütze«. Machen Sie eine Übung mit dem Theraband oder dehnen Sie Ihre Muskeln. Es muss nicht immer eine komplette Trainingseinheit sein. Auch kleine Schritte führen bereits zum Ziel.

Als Personal-Trainer für Fitness- und Gesundheitsangelegenheiten arbeite ich täglich mit etlichen Kunden zusammen. Auch wenn all diese Menschen sehr unterschiedlich sind, haben viele von ihnen die gleichen Vorstellungen von einem ausgewogenen Trainingsprogramm. Die meisten wollen gesund, geistig und körperlich in guter Form und ausgeglichen sein, Stress abbauen oder einfach nur einige überschüssige Pfunde loswerden. Durch das Training versprechen Sie sich mehr Energie, Vitalität und Selbstbewusstsein. Es ist deshalb von großer Bedeutung, dass ein Fitnessprogramm ganzheitlich ausgerichtet ist. Also den Körper *und* die Seele anspricht. Power und Entspannung gehören deshalb zusammen wie das Gelbe zum Ei. Genauso entscheidend ist die Kontinuität, die Dauerhaftigkeit, die Regelmäßigkeit. Auch die innere positive Einstellung zum Thema Bewegung und Gesundheit trägt dazu bei, dass man sein Leben lang am Ball bleibt. Trotz der vielen Vorteile, die uns ein Heimtraining bietet, spricht nichts dagegen, dass Sie Ihr privat organisiertes Aktivprogramm mit der Mitgliedschaft in einem professionellen Studio kombinieren. Schließlich kennt jeder die gemütlichen Tage, an denen man einfach nicht außer Haus gehen will, aber trotzdem den Drang verspürt, etwas tun zu wollen. In solch einem Fall schwingt man eben daheim die Hanteln.

Zu Hause ist »kein Wetter«

Spricht man von »Wetter« denkt man meist an Sonne oder Regen. Es gibt aber auch noch Schnee, Eisglätte, Sturm, hohe Ozonwerte, Pollenflug und vieles mehr. Zu Hause haben wir das alles nicht. Der Vorteil: Es herrschen meist gleiche Umgebungsverhältnisse, also »gleiches Wetter«. Wer hat schon Lust, sich bei nasskaltem und stürmischem Wetter auf die Socken in einen Fitnessclub zu machen oder sein Laufprogramm im Freien durchzuführen. Im Winter wird es viel zu früh dunkel, im Sommer ist es oft heiß und schwül. Auch allergiegeplagte Menschen sind zu Hause einfach am besten aufgehoben.

Flexible Zeitplanung

Haben Sie schon einmal in einem Fitness-Studio trainiert? Dann kennen Sie sicher den Aufwand, der betrieben werden muss, bis man sein Training tatsächlich starten kann. Sportsachen packen, Anfahrt, Parkplatz suchen, Einchecken, Umziehen,

vielleicht noch auf den Trainer warten, weil man einen Termin hat und dann kommt das Training. Anschließend duschen, wieder umziehen, Auschecken, die schweren und nassen Handtücher und Trainingsklamotten nach Hause schleppen, Sporttasche auspacken, Kleidung zum Trocknen aufhängen usw. Da gehen schnell 2 bis 3 Stunden drauf oder noch mehr, wenn der Anfahrtsweg länger ist. Eigentlich ganz schön Zeit raubend. Mit dem Training in Ihren eigenen vier Wänden können Sie wesentlich flexibler sein. Trainieren Sie dann wenn Sie Lust haben und körperlich und geistig dazu bereit sind. Rein in die Sportkleidung und los geht's. Ihr Studio hat immer geöffnet. Die Ausrede »Ich habe keine Zeit für Fitness« gilt ab sofort nicht mehr!

Spannerfreie Fitness-Area

Zu Hause trainieren – und wenn Sie wollen sogar mit Lockenwickler im Haar, in Ihrem Hausanzug oder auch im sexy Outfit. Niemand wird Ihnen nachschauen oder sich das Recht nehmen, sich eine Meinung über Sie zu bilden. Sie sind ganz für sich oder mit einem guten Freund oder einer Freundin. Die heimische Umgebung ist eine spannerfreie Zone. Ich will natürlich nicht behaupten, dass es normal ist, im Fitness-Studio von den Blicken anderer ständig ausgezogen zu werden (wenn man nicht eh schon nackt in der Sauna sitzt), aber viele Menschen fühlen sich einfach wesentlich wohler, wenn sie beim Schwitzen »unter sich« bleiben.

Optimal intensiv

Gerade das Ausdauertraining kann man, im Gegensatz zum Training in der freien Natur, zu Hause auf dem Laufband oder Fahrrad wesentlich besser steuern. Draußen findet man kaum eine Strecke, die man gleichmäßig durchlaufen bzw. -fahren kann. Im Wald kreuzen gefährliche Wurzeln den Weg und Spaziergänger oder Hunde sind auch nicht ohne. In der Stadt bringt jede Ampel den Puls durcheinander, harte Asphaltwege belasten den Bewegungsapparat unnötig. Auf dem Heimtrainer ist das anders. Die Belastungsanforderungen können genau programmiert und mit einer Pulsuhr auf einem optimalen Level gehalten werden.

Kosten-Nutzen-Vorteil

In den kommerziellen Fitness-Clubs sind Jahresbeiträge in Höhe von 800 oder gar 1000 Euro keine Seltenheit mehr. Sicher gibt es auch Anbieter, bei denen man für etwas weniger Mitglied werden kann. Aber wer hat schon ein wirklich billiges Studio in der Nähe? Wer sich entschließt, daheim zu trainieren, fängt mit einer Matte und einem Theraband an. Das gibt's zusammen schon für etwa 60 Euro im Sportgeschäft und hält bei entsprechender Handhabung ein Leben lang. Die Übungsvielfalt ist enorm. Wer mehr will, kann sein eigenes Studio natürlich ausbauen.

Alles individuell

Gehören Sie zu denjenigen, die schon einmal Mitglied in einem Fitness-Studio waren? Welche Erwartungen hatten Sie damals an Ihren Club? Etliche Institute führen diesbezüglich regelmäßig Marktstudien durch. Ganz oben erscheinen eigentlich immer die gleichen Wünsche wie zum Beispiel Sauberkeit der Einrichtung, kompetentes und freundliches Personal, lange Öffnungszeiten, gute Erreichbarkeit, keine Wartezeiten an den Geräten, usw. Mal ehrlich, wurden Ihre Vorstellungen alle erfüllt? Mal gefällt die Musik nicht, die allzu häufig viel zu laut über die Boxen läuft, die Duschen könnte man auch einmal wieder durchwischen, die Klimaanlage bringt zu kalte Luft oder bläst einem in den Nacken, in Stoßzeiten muss man an den Geräten anstehen. Bei Ihrem Heimstudio haben Sie nun endlich die Gelegenheit alles so zu gestalten, wie Sie sich es vorstellen. Allein der Anfahrtsweg fällt schon weg, denn Sie stehen mitten drin – in Ihrem Fitness-Studio. Die Hygiene können Sie in den eigenen vier Wänden auch selbst koordinieren, es läuft »Ihre« Musik, alle Geräte sind frei, das Fenster können Sie dann öffnen, wenn Sie es wollen. Alles individuell eben, so wie Sie es möchten. Und wenn es mit dem Training doch einmal nicht so richtig klappt, dann schlagen Sie das Branchenbuch auf oder suchen im Internet nach einem Personal-Coach in Ihrer Nähe. Er besucht Sie zu Hause und erarbeitet nach Ihren Wünschen und mit Ihren Geräten einen individuellen Trainingsplan. Er muss ja nicht gleich bei jedem Training mit dabei sein. Buchen Sie ihn alle ein oder zwei Monate zur Trainingskontrolle, für

Das Konzept

Damit Sie, mit diesem Trainingsbuch möglichst bald zu »arbeiten« beginnen können, möchte ich das Konzept kurz erläutern. Die Wahl fiel auf fünf große Kapitel, wobei jedes für sich abgeschlossen als einzelnes kleines Buch existieren könnte. Als absoluter Fitness-Einsteiger würde ich Ihnen jedoch gerne ans Herz legen, alles nacheinander zu lesen, damit Sie sich einen umfassenden Überblick über die verschiedenen Möglichkeiten des »Zu-Hause-Trainings« verschaffen können.

Das erste Kapitel »Fitness-Basics« beschäftigt sich mit grundlegenden Dingen, hilft Ihnen beim Aufbau Ihrer eigenen Fitness-Oase, räumt mit Vorurteilen auf und zeigt einfache Tests, mit denen Sie Ihren Fitness-Stand bestimmen können. Im zweiten Abschnitt »Starke Muskeln« erfahren Sie alles Notwendige über dieses »kleine biologische Kraftwerk«. Wozu sind Muskeln überhaupt da und wie soll man sie trainieren? Ein großer Übungskatalog wird Sie sorgfältig in die Praxis einweisen. Sind Sie besonders am Herz-Kreislauftraining oder an gezielter Fettverbrennung interessiert, dann könnte das Kapitel »Training mit Herz« genau das Richtige für Sie sein. Begriffe wie individueller Trainingspuls oder maximale Herzfrequenz werden bald keine Fremdwörter mehr für Sie sein. Im Kapitel »Mehr Flexibilität« dreht sich alles um Beweglichkeitstraining bzw. Stretching. Erfahren Sie hier etwas über die aktuellsten wissenschaftlichen Erkenntnisse und lernen Sie etliche Übungen kennen, mit denen Sie sich rundum wohl fühlen werden. »Body Balance«, der fünfte große Abschnitt in diesem Buch informiert Sie über alles Notwendige bezüglich des Koordinationstrainings, einem Bereich, der allzu häufig gerne vernachlässigt wird. Dabei trägt gerade das Balance-Training zu einer guten aufrechten Haltung und einer sicheren Bewegungsqualität im Alltag und bei sportlichen Betätigungen bei.

neue Trainingspläne oder einfach, um Sie neu zu motivieren und Ihnen interessante weiterführende Trainingstipps zu geben.

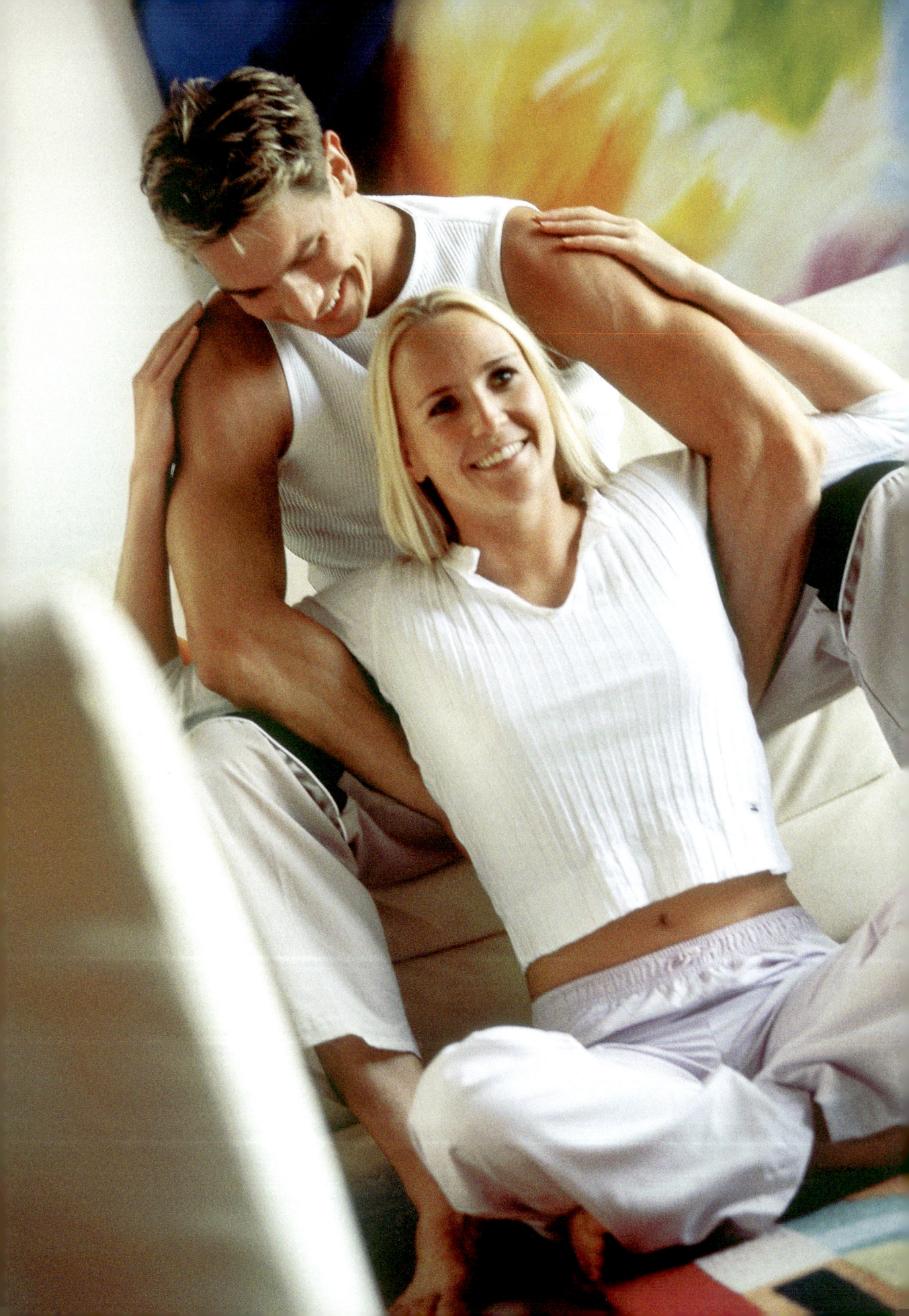

Fitness-Basics

Fit sein – was bedeutet das eigentlich? Was bedeutet es für mich? Und – wie werde ich überhaupt fit? Wenn auch Sie sich mit diesen Fragen auseinander setzen, gehören Sie sicher nicht zur Minderheit. Wer will nicht gerne fit und gesund sein, und zwar körperlich ebenso wie geistig? Doch der erste Schritt ist meist der schwierigste, nämlich endlich Verantwortung zu übernehmen für seinen eigenen Körper. Als Nächstes: ihn regelmäßig aufs Neue fordern. Wer sich fit hält, stärkt sein Selbstvertrauen und wird leistungsfähiger.

Was bedeutet »fit sein«?

»Fitness bezeichnet allgemein die Lebenstauglichkeit des Menschen sowie dessen aktuelle Eignung für beabsichtigte Handlungen«. Wie so manche wissenschaftliche Definition, hört sich auch diese ziemlich geschwollen an. Doch wenn man sie näher betrachtet, kann man sich etwas mehr darunter vorstellen. Insbesondere der zweite Teil dieser Erklärung, *»... sich für eine beabsichtigte Handlung zu eignen«*, lässt erkennen, dass uns ein gewisser Grad an Fitness das Leben erleichtern kann, uns »tauglich« macht. Sie sind am Morgen mal wieder zu spät dran und müssen einen kurzen Sprint hinlegen, um den Bus zu erreichen (= beabsichtigte Handlung)? Mit genügend **Ausdauer** (= aktuelle Eignung) werden Sie das ohne Probleme schaffen. Sie müssen einen Träger Mineralwasser nach Hause transportieren (Sie wohnen im 3. Stock ohne Aufzug)? Mit ausreichend **Kraft** werden Sie auch dieses Hindernis spielend bewältigen. Die Münze, welche Ihnen vor einigen Tagen unter die Kommode gerollt ist, wollen Sie wieder hervorholen? Ein bisschen **Beweglichkeit** und

schon sind Sie um einen Euro reicher. Und auch die Vorhänge müssen nach dem Waschen wieder eingehängt werden. Mit einem Bein auf Ihrer Haushaltsleiter stehend und der nötigen **Balance** dürfte auch dies gleich erledigt sein.

Diese vier Aspekte, die einen großen Bereich der persönlichen Fitness abdecken, machen uns also ein Stück weit »lebenstauglich«. Doch dies ist noch lang nicht alles. Wer seine Ausdauer trainiert, erreicht nicht nur seinen Bus, sondern hält auch sein Herz gesund und verliert einige überschüssige Kilo. Wer seine Kraft trainiert, trainiert seine Muskeln. Und Muskeln formen unseren Körper, verleihen ihm ein attraktives Äußeres und verhelfen zu einer guten Haltung. Wer an seiner Beweglichkeit arbeitet, ist womöglich weniger verletzungsanfällig und bewegt sich graziöser. Und mit einer guten Balance vermeiden Sie Stürze und sind schlichtweg stabiler. Na, wenn das keine Gründe sind, um fit zu werden?

Fit sein ist auch eine Lebenseinstellung. Fit sein bedeutet auch, mit sich und seiner Umwelt im Reinen zu sein. Fit sein bedeutet Spaß am Leben zu haben und es mit all seinen Herausforderungen meistern zu können.

Fitness-Training

Das Training zur Verbesserung der *körperlichen* Fitness steht im Mittelpunkt dieses Buches. Es besteht quasi aus von uns beabsichtigten Maßnahmen zur Verbesserung oder Erhaltung der motorischen Eigenschaften Kraft, Ausdauer, Beweglichkeit und Balance (Gleichgewicht, Koordination). Diese vier unterschiedlichen Anforderungen werden wir deshalb im Laufe der Lektüre näher behandeln. Wir sollten sie als geschlossene Kette betrachten. Fehlt ein Glied, fehlt auch ein Stück Fitness. Ganzheitlich ausgerichtetes Training – man könnte es auch »Balanced Fitness« nennen – fordert uns vielseitig heraus und hat entsprechend umfassende positive Wirkungen. Sie sind sogar voneinander abhängig bzw. die unterschiedlich ausgeprägten Fähigkeiten, die wir uns mit dem Fitness-Training aneignen, profitieren gegenseitig voneinander. Nehmen wir das Beispiel von eben – die Kiste Mineralwasser, welche wir in das dritte Stockwerk tragen müssen. Einerseits brauchen wir genügend Kraft in den Oberarmen und in den Beinen, andererseits auch genügend Ausdauer, um bis in die entsprechende Etage zu gelangen. Viele andere Beispiele könnten verdeutlichen, dass ein ganzheitlich ausgerichtetes Training für den Gesundheits- und Fitness-Sportler von höherer Bedeutung ist, als ein einseitiges. Schließlich wollen wir fit für den Alltag werden, fit für das Leben und die unterschiedlichsten Aufgaben, die an uns gestellt werden. Wir wollen besser aussehen, Vitalität ausstrahlen, selbstbewusst sein und gesund bleiben. Da der Mensch motorisch äußerst vielseitig ist und eben auch die Anforderungen, auf die er täglich trifft, sollte also nicht nur *eine* Fähigkeit besonders trainiert werden. Wir sind keine Leistungssportler, die sich meist auf eine einzige Disziplin konzentrieren und in dieser Höchstleistungen vollbringen müssen.

Es ist sehr schwer eine allgemeine Empfehlung für das Fitness-Training auszusprechen, da die individuellen Voraussetzungen eines jeden Einzelnen zu unterschiedlich sind. Jeder hat einen anderen momentanen Leistungsstand, jeder hat ganz individuelle Trainingsziele, jeder hat spezifische Erwartungen. Man müsste sich schon persönlich treffen und alles genauestens besprechen. Die Erfahrungen und Ergebnisse von etlichen Studien zeigen jedoch, dass auf jeden Fall moderate Belastungen ausreichen, um Gesundheit und Wohlbefinden positiv zu beeinflussen. Maximale Höchstleistungen werden also von niemandem verlangt. Die Bereitschaft sich etwas herauszufordern, muss jedoch vorhanden sein. Auf der Couch ist noch niemand fit geworden.

> Gesundheitsexperten und Sportwissenschaftler empfehlen moderate Trainingsbelastungen. Der durchschnittliche Heimsportler ist mit 3 × 30 Minuten Ausdauertraining und 2 × 30 Minuten Gymnastik (Kraft, Beweglichkeit, Balance) bestens beraten.

Gesundheit checken

Ein Body-Check oder – weniger Neudeutsch ausgedrückt – eine sportmedizinische Untersuchung ist eigentlich für jederfrau und -mann sinnvoll, auch wenn diese insbesondere Sportein- und -wiedereinsteigern, älteren Menschen und Personen mit bereits diagnostizierten körperlichen Beschwerden empfohlen wird. Auch jüngere und offensichtlich gesunde Erwachsene erfahren bei einem Gesundheits-Check bzw. bei einer Sporttauglichkeitsuntersuchung jede Menge über ihren Körper, seine Schwächen und seine Stärken. Anhand der Ergebnisse und des daraus ermittelten Leistungsprofils lässt sich sehr gut ein individuelles Trainingsprogramm erstellen und auch ermitteln, mit welcher Intensität eine Person das Training beginnen sollte. Gehen Sie hierfür am besten zu einem Arzt Ihres Vertrauens und besprechen Sie alles Notwendige. Einen kleinen Fitness-Check für den Start finden Sie auch ab Seite 21. Er ersetzt jedoch keine medizinische Untersuchung!

Ziele setzen

Jeder Fitnessaktive hat ein bestimmtes Motiv, warum er mit dem Training beginnt. Über das Motiv definiert man sein persönliches Trainingsziel. Will man einfach nur leistungsfähiger werden und damit auch seiner Gesundheit etwas Gutes tun? Will man die täglichen einseitigen Belastungen (oder auch »Nichtbelastungen«) ausgleichen? Will man Rückenbeschwerden mindern oder sein Gewicht positiv beeinflussen? Ganz egal, was einem zum Hometraining geführt hat – man sollte sich im Klaren sein, *warum* oder auch *wohin* man trainieren will. Trainingsziele, wie man dies nennt, tragen erheblich zur Motivation bei, vor allem dann, wenn man spürt, dass man tatsächlich »besser« wird. Oft steckt man sich seine Ziele jedoch etwas zu hoch. Dann kann es schnell passieren, dass einem der Weg dorthin unendlich erscheint, Erfolge ausbleiben und man das Training aufgrund mangelnder Motivation wieder abbricht. Dagegen helfen Teilziele. Sie sind sehr wichtig, damit man in kleineren Etappen, eben über kleinere Ziele, ein größeres Ziel erreicht.

Sehr gut funktioniert das, wenn man sich beispielsweise wünscht, ein paar überflüssige Pfunde loszuwerden. 10 Kilogramm wären das Hauptziel in 6 Monaten, jeden Monat 1 bis 2 Kilogramm die Teilziele. Man muss jedoch realistisch bleiben. Auch wenn man eine Etappe nicht zufrieden stel-

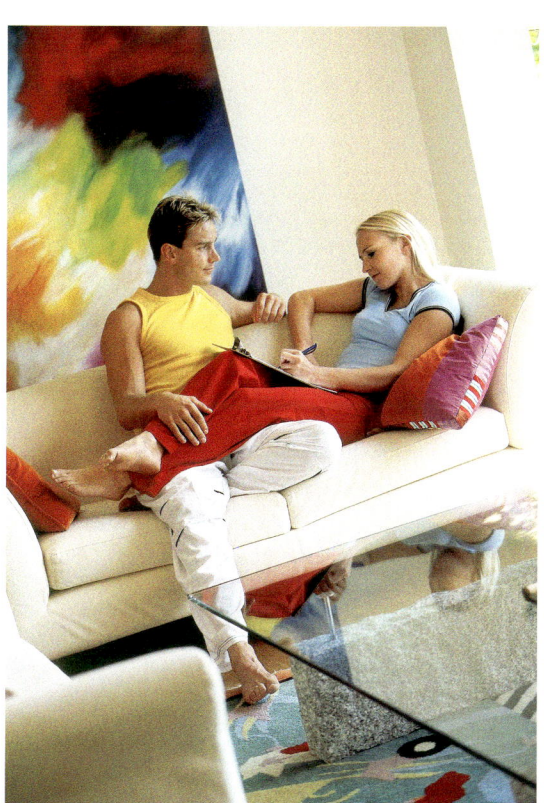

Auch das motiviert – mit dem Partner Ziele definieren und das Training planen

lend erreicht hat, ist dies noch lange keine Grund aufzugeben! Suchen Sie nach der Ursache und bestimmen Sie gegebenenfalls Ihre Ziele neu. Allein eine kleine Infektion kann zum Beispiel schon der Grund sein, dass das Training für eine Woche ausgesetzt wurde und man nicht das erreicht hat, was man sich vorgenommen hat. Seien Sie nicht zu streng mit sich selbst. Wie gesagt wollen wir keinen Wettkampf gewinnen und es gibt auch keinen Gegner, welchen wir besiegen müssen (außer unseren inneren Schweinehund).

Behutsam starten

Ich weiß genau, wie man darauf brennt, als motivierter Einsteiger endlich richtig mit dem Training zu starten. Am liebsten würde man sofort die Übungskataloge aufschlagen und alles nachtrainieren. Ich hoffe, Sie haben das noch nicht getan. Über die Hälfte der Fitness-Einsteiger kehrt dem Training nach kurzer Zeit wieder den Rücken. Dies hängt einerseits mit zu hohen Zielen zusammen, andererseits mit zu intensiven Belastungen und falschen Erwartungen. Vor allem Wiedereinsteiger sind gefährdet. Trainieren Sie deshalb am Anfang bitte nicht zu hart und nicht zu lang. Geben Sie Ihrem Körper genügend Zeit, sich anzupassen, auf das Training zu reagieren. Der Erfolg kommt schrittweise und nicht von heute auf morgen. Gehen Sie stets behutsam mit sich selbst um! Üben Sie dabei mit geringer Intensität und sehen Sie die ersten Trainingseinheiten als Orientierungs- und Gewöhnungsphase an. Auch hier kann man schon gewisse Leistungszuwächse spüren. Gewissenhafte und sorgfältige Kontinuität führt Sie sicher zum Ziel – Schritt für Schritt. Kurzfristige Trainingsattacken und Ungeduld sind fehl am Platz.

Belastung dosieren

Nur qualitativ und quantitativ angepasste Belastungen führen zum Erfolg. Ja, dass ich mich hiermit wiederhole ist mir klar, aber es ist eben so wichtig. Jede Belastung des Organismus hat eine Wirkung, welche positiv, neutral oder negativ sein kann. Ist die Belastung zu niedrig, bleiben Erfolge aus, ist die Belastung zu hoch, ebenso. Ist die Belastung genau unserem Leistungsstand entsprechend, dann halten wir ein bestimmtes Niveau. Eine Verbesserung der Leistungs- bzw. Funktions-

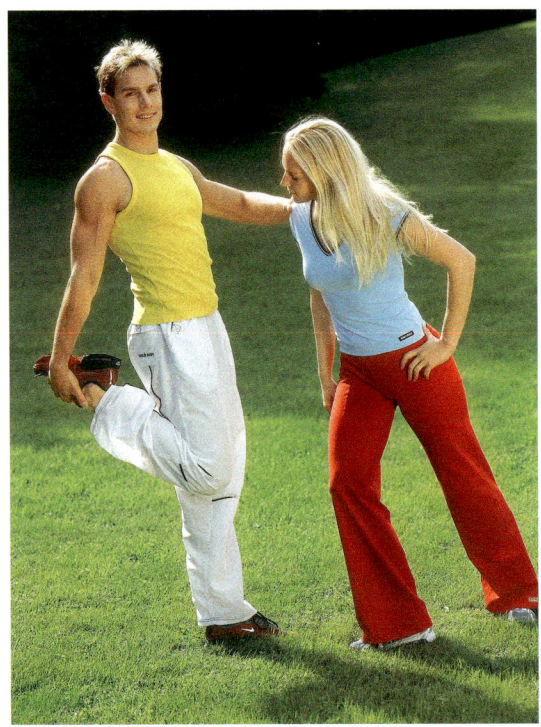

... zu zweit trainieren ...

türlich nicht erhalten, wenn wir uns nach einem Jahr fleißigem Trainieren wieder auf das Sofa legen und zur Chipstüte greifen. Man muss wissen, dass sich der Körper immer auf einen aktuell vorherrschenden Aktivitätsgrad einstellt. Die Couch bietet hier relativ wenig Bewegungsspielraum. Demnach bietet sie uns nur einen niedrigen Grad an Aktivität. »Am Ball bleiben« heißt die dringende Devise. Regelmäßigkeit und Kontinuität sind beim Sport deshalb Pflicht. Und Sie wissen ja bereits: Weniger ist mehr! Übermäßiger Ehrgeiz und Training bis zur völligen Erschöpfung sind also fehl am Platz. Wer seinem Körper zu viel abverlangt, sieht nach kurzer Zeit wesentlich schlechter aus als jemand, der es moderat und kontrolliert angeht.

Motivation ist alles

Ein langfristig durchgeführtes und somit erfolgreiches Fitness-Training ist nicht immer selbstverständlich, sondern eher die Ausnahme. Vielleicht sind auch Sie gerade dabei, Ihren zweiten oder dritten Anlauf zu starten. Viele Faktoren beeinflussen unser Training, halten uns davon ab, regelmäßig zu trainieren. Auch Berufssportler, die mit einer bestimmten Sportart und einem hohen Leistungsniveau ihren Lebensunterhalt verdienen müssen, haben des Öfteren einfach keine Lust. Uns kann das an manchen Tagen genauso ergehen. Ein Profi hat in solchen Situationen meist einen psychologischen Berater an seiner Seite, der ihn immer und immer wieder zu Höchstleistungen motiviert, insbesondere zu Wettkampfvorbereitungen. Natürlich trainieren wir für keinen Wettkampf und wir müssen keine Gegner besiegen, doch auch wir können von Motivationsstrategien profitieren. Der Literaturmarkt liefert dazu etliches. Einige kleine Tipps möchte ich Ihnen auf diesem Wege mitgeben, wenngleich Sie teilweise der Wiederholung dienen:
• Fragen Sie am besten gleich zu Beginn Ihrer Fitness-Karriere ein Familienmitglied, einen Freund oder guten Bekannten, ob er auch bereit ist, etwas für seine Gesundheit und sein Wohlbefinden zu tun. Gemeinsam trainiert es sich viel leichter!
• Planen Sie feste Zeiten für Ihr Training ein. Koordinieren Sie Ihre Termine so, dass das Training einen festen Platz in Ihrem Terminkalender einnimmt.

bereitschaft des Organismus erreichen wir, wenn wir uns kontrolliert über unser momentanes Niveau hinweg belasten. Man muss sich schon anstrengen, um eine Veränderung zu erwirken. Jedoch nicht überanstrengen, sonst knickt unsere Erfolgskurve wieder nach unten ab. Dieser Anstrengungsgrad ist immer individuell und wird sich stetig verändern, da auch wir bzw. unser Leistungsniveau sich durch das Training verändert. Wer nach einer Verletzung oder Krankheit trainieren will, um wieder »fit« zu werden, soll sich verständlicherweise weniger belasten. Wer dagegen als fortgeschrittener Heimathlet schon länger trainiert und noch fitter werden will, sollte etwas intensiver üben. Wer ein bestimmtes Fitness-Niveau erreicht hat und dieses lediglich halten will, trainiert weiter wie bisher; eine Belastungssteigerung ist nicht mehr notwendig. Die auf den Körper einwirkende Belastung richtet sich also stets nach der Belastbarkeit.

Am Ball bleiben

Wie gewonnen, so zerronnen! Die positiven Anpassungserscheinungen des Organismus bleiben na-

• Gestalten Sie sich ein Programm, das Ihnen Spaß bereitet (so wird es weniger zur Pflicht). Führen Sie ein Trainingsjournal, in das Sie alle Trainingsaktivitäten eintragen. So sehen Sie auf einen Blick, was Sie geschafft haben und können stolz auf sich sein. Fertigen Sie sich eine persönliche Zielliste an und hängen Sie diese an eine Stelle, die Sie oft sehen (Pinboard, Kühlschrank, Haustür etc.).

• Setzen Sie sich kleine Teilziele! Es ist viel leichter, den Weg zum großen Ziel in kleinen Etappen zurückzulegen. Seien Sie jedoch immer tolerant sich selbst gegenüber. Versuchen Sie niemals mit Gewalt, Gesundheit und Fitness in Perfektion zu erreichen. Bleiben Sie flexibel und realistisch. Verzeihen Sie sich natürlich auch gelegentliche Sünden.

• Das Gesundheitsbewusstsein und Ihr Training müssen Ihr Leben nicht von heute auf morgen grundlegend verändern, es genügen auch kleine Schritte. Ändern Sie gewohnte Verhaltensweisen behutsam, lassen Sie das neue Körpergefühl langsam wachsen.

• Vergleichen Sie sich niemals mit anderen! Jeder Mensch ist ein ganz besonderes Individuum mit eigenen Vorstellungen, Möglichkeiten und genetischen Veranlagungen. Keiner schreibt Ihnen vor, das erreichen zu müssen, was andere vielleicht schon geschafft haben.

• Für den persönlichen Fitness-Start wird es niemals zu spät sein. Auch ältere Einsteiger profitieren enorm von einem regelmäßigen Training. Heute ist einfach der beste Tag zu beginnen!

Leistung durch Pause

Übertragen Sie den Leistungsanspruch in Ihrem Alltag (Beruf, Familie, usw.) nicht auf Ihr Fitness-Training! Denn beim Sporttreiben kommt der Erfolg tatsächlich in der Pause, also zwischen den Trainingseinheiten und nicht durch ständiges und pausenloses Ackern. Wenn wir sportlich aktiv sind, schaffen wir die Voraussetzung dafür, dass unser Körper im Anschluss daran reagiert. Wir werden demnach nicht *während* des Trainings fit, sondern immer *danach*. Dies liegt daran, dass sich unser Organismus stets in einem Gleichgewicht, der so genannten Homöstase befindet, ganz egal ob wir sehr oder weniger fit sind. Wenn wir den Körper trainieren, den Organismus also belasten, fordern

wir ihn heraus und bringen sein allzu angenehmes Gleichgewicht ins Schwanken. Er »erschrickt« und denkt sich, dass dies zukünftig nun die normalen Anforderungen sein werden. Mit seinem instinktiven Überlebenswillen und dem absoluten Drang nach Gleichgewicht bleibt ihm nichts anderes übrig, als darauf zu reagieren, sich anzupassen. Die Trainingspausen dienen somit der Erholung, der Wiederauffüllung verbrauchter Energiespeicher, der Leistungssteigerung, der Anpassung des Organismus an vorangegangene Anforderungen und Belastungen.

Signale beachten

Wussten Sie schon? Der Körper hat eine innere Stimme, die nur Sie hören und verstehen können. Haben Sie deshalb stets ein Ohr für ihn und seien Sie aufmerksam. Er wird es sein, der sich als Erster meldet, wenn ihm das Training nicht bekommt. Gemeint ist damit vorwiegend das Wohlbefinden, das Befinden des Körper vor, während und nach dem Training. An einem Tag, an dem man sich nicht richtig fit fühlt und trotzdem den Drang zu etwas Bewegung verspürt, sollte ein nur leichtes Training angesagt sein. Ein bisschen Stretching würde hier schon genügen. Allgemein – und das auch an »guten« Tagen – dürfen niemals irgendwelche Schmerzen entstehen, weder im Warm-up noch im Haupttrainingsteil oder beim Abkühlen. Wählen Sie immer eine Intensität, bei der keinerlei Beschwerden auftreten und bei der sich Ihr Körper wohl fühlt. Anstrengung ja, Unwohlsein nein!

Wichtig!

Betrachten Sie Ihren Körper nicht als Maschine! Er unterliegt ganz normalen Tagesformen. An einem Tag läuft das Training prima, an einem anderen fällt es schwerer. Lernen Sie Ihren Körper mit der Zeit kennen, lernen Sie auf ihn zu hören, lernen Sie, was er mit verschiedenen Signalen ausdrücken will. Trainieren Sie nicht bei Verletzungen oder Entzündungen. Manche Beschwerden können unter Umständen verschlimmert oder chronisch werden und Sie langfristig an einem vernünftigen Training hindern.

Im Zweifelsfalle lieber eine niedrigere Intensität wählen, also weniger Gewicht beim Muskeltraining, langsamer treten beim Radfahren oder weniger weit in eine Stretching-Position hineingehen. Alle Übungen, die Sie absolvieren, sollten Ihnen Spaß bereiten und nicht ausschließlich Mittel zum Zweck sein. Nach dem Training sollten Sie sich einfach gut fühlen. Ein bisschen Müdigkeit ist ganz normal, jedoch dürfen Sie nicht vor Erschöpfung zusammenbrechen.

Das eigene Heim als Fitness-Oase

Der Drang nach Gesundheit und Vitalität wird immer populärer. Die Bücherregale im Fachhandel platzen aus allen Nähten und trotzdem halten sie nur einen Bruchteil dessen bereit, was es zum Thema Fitness, Bewegung, Wellness und artverwandten Themen auf dem Markt gibt. Zum Heimtraining gibt es bisher noch sehr wenige Publikationen. Umso mehr freut es mich, dass Sie sich für dieses Buch entschieden haben oder besser: dass Sie dieses Buch im Regal entdeckt haben.
Sie wollen also aktiv werden, streben sicher auch nach Gesundheit und Vitalität und – Sie wollen dies zu Hause beginnen, in den eigenen vier Wänden, in vertrauter Umgebung. Zu dieser Tatsache möchte ich Ihnen gratulieren. Sie sind voller Zuversicht und wahrscheinlich mit so viel Motivation beladen, dass Sie es nicht erwarten können endlich aktiv zu werden. Doch wie? Und mit was? Reicht ein einfaches Gummiband, welches jederzeit in einer Schublade verstaut werden kann oder muss man gar einen ganzen Raum zum heimischen Fitness-Studio umbauen, damit ein sinnvolles Training möglich wird? Häufig stellt sich noch eine Frage, nämlich die, ob das Heimtraining wirklich sinnvoll ist und in etwa so effektiv wie das Training in einem professionellen (und manchmal auch teuren) Studio. In diesem und allen weiteren Kapiteln werden Sie Ihre Antworten finden.

Die Vorausplanung
Wenn der Entschluss zu mehr sportlicher Aktivität einmal gefasst wurde, geht es im nächsten Schritt schon an die Planung, Organisation und den Auf-

bau der eigenen Fitness-Oase. Bevor man jedoch vorschnell den Weg ins Fachgeschäft wagt, muss man einige Überlegungen anstellen.

1. **Was will ich mit dem Training erreichen?**
2. **Was sagt mein Geldbeutel?**
3. **Wie viel Platz steht mir zur Verfügung?**

1. Die Frage nach dem Trainingsziel ist wohl eine der wichtigsten, da die Beantwortung darauf entscheidet, welches Equipment die eigenen vier Wände schmücken soll. Für alle Trainingsziele, die mit Ihren Muskeln zu tun haben, finden Sie ausführliche Informationen im Kapitel »Starke Muskeln« ab Seite 33. Wer also seinen Körper straffen oder durch Muskeln seinen Körper formen bzw. »stylen« will, wer mit Muskeltraining seinen Rücken fit machen oder Nackenschmerzen beseitigen will, benötigt Geräte, die einen entsprechenden Trainingswiderstand bieten.
Trainingsziele, welche mit Ihrer persönlichen Ausdauer zusammenhängen, werden im Kapitel »Training mit Herz« ab Seite 69 ausführlich besprochen. Mit Ausdauer ist hier die Herz-Kreislauf-Leistung gemeint. Viele Experten sehen das Ausdauertraining als den wichtigsten Baustein im Fitness-Training an. Es kräftigt das Herz, man bekommt mehr »Puste«, man verbessert seine Atmung und vieles mehr. Und wenn man es richtig macht, verliert man auch überschüssiges Gewicht, eines der Hauptziele vieler Fitness-Einsteiger. Ausdauergeräte, an denen man lange seine Freude hat, kosten zwar eine Kleinigkeit, Sie werden jedoch merken, wie viel Spaß das macht und die Investition nicht bereuen.
Wer sich steif und unbeweglich fühlt und denkt er könnte ein bisschen mehr Geschmeidigkeit vertragen, informiert sich im Kapitel »Mehr Flexibilität« ab Seite 89. Stretching nennt man dies und es benötigt wohl am wenigsten Equipment und Trainingszubehör im Vergleich zu den anderen Zielen. Eine Matte und ein Handtuch reichen schon aus.
Dem Balancetraining (Gleichgewicht), welches in den letzten Jahren und Jahrzehnten sehr stiefmütterlich behandelt wurde, wird von der Fitness- und Wellness-Industrie nun endlich gebührende Aufmerksamkeit geschenkt. Es ist mittlerweile richtig »schick«, im Fitness-Club beim Yoga minutenlang

auf einem Bein zu stehen oder auf wackeligen Brettern sein Gleichgewicht zu erproben. Balancetraining verleiht uns Stabilität, einen graziösen Gang, Sicherheit bei fast allen sportlichen und alltäglichen Bewegungen und schützt uns vor Stürzen mit manchmal schwerwiegenden Folgen. Meiner Meinung nach sollte es in jedes Fitnessprogramm, unabhängig vom spezifischen Trainingsziel, integriert werden. Ab Seite 105 im Kapitel »Body-Balance« erfahren Sie mehr.
Wer kein genau definiertes Ziel und den Wunsch hat »Ich will einfach fitter werden«, schafft sich eine Trainingskombination aus zwei, drei oder am besten aus allen vier Hauptkategorien und fordert seinen Körper damit umfassend, ganzheitlich. Aber keine Angst – auch wer in allen Bereichen trainieren will, muss keinen Jahreslohn für sein Equipment investieren. Jeder kann zu Hause trainieren, egal wie dick die Brieftasche ist. Somit sind wir bereits bei der Beantwortung der zweiten Frage »Was sagt mein Geldbeutel?«.

2. Wie viel ist Ihnen Ihre eigene Fitness-Oase wert? 10, 100 oder 1000 Euro? Was haben Sie gerade übrig und auf was wollen Sie eventuell sparen? Mein Tipp: Nehmen Sie sich 15 Euro, gehen Sie in das nächste Kaufhaus und besorgen Sie sich ein Theraband. Und schon kann das Heimtraining losgehen. So ein Theraband ist eine wirklich gute Anlage. Es kostet nicht viel und man kann es vielseitig einsetzen. Manche sprechen sogar vom »kleinsten Fitness-Studio der Welt«. Wenn Sie merken, dass das Training in den eigenen vier Wänden Spaß macht, können Sie sich mehr oder größere Geräte anschaffen. Wenn nicht, dann haben Sie wenig verloren. Wer felsenfest davon überzeugt ist, sein Aktivprogramm langfristig und zielorientiert zu Hause durchzuführen, kann gut und gerne einige tausend Euro für Equipment investieren. Wer dies vorhat, sollte unbedingt ein Fachgeschäft aufsuchen. Die Verkäufer dort sind meist nicht nur Verkäufer, sondern selbst aktive Sportler mit Trainingserfahrung und entsprechendem Know-how. Sie können deshalb auch entsprechend Ihrer persönlichen Trainingsziele das passende Gerät finden und professionell beraten.
Die Preise können von Geschäft zu Geschäft variieren, auch wenn der Handel oftmals einer Preisbin-

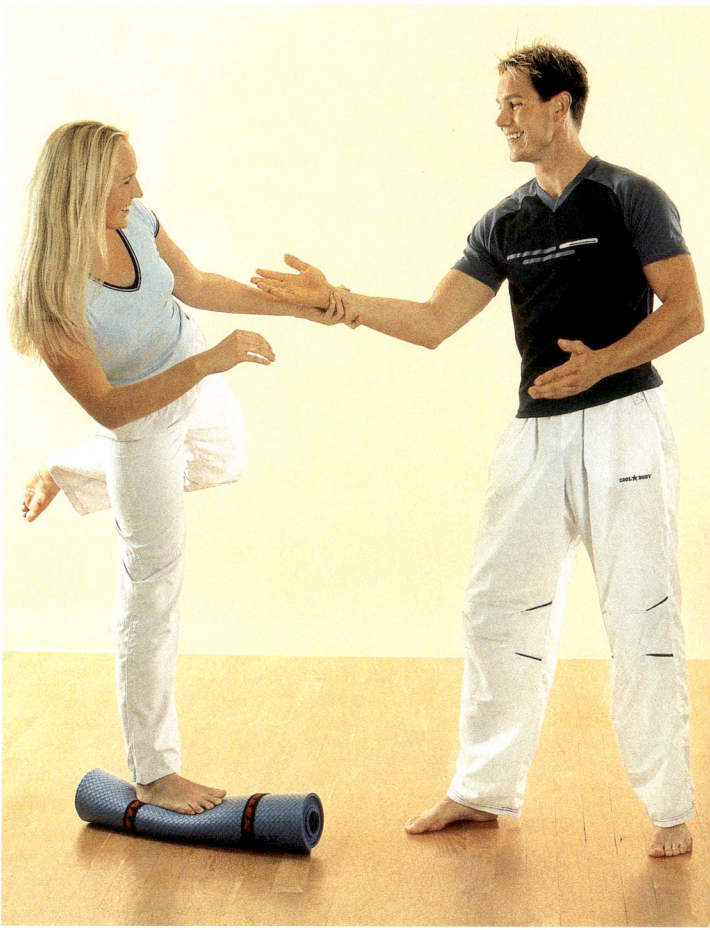

Zu einem ganzheitlichen Fitness-Training gehören auch klassische Gleichgewichtsübungen.

dung gegenüber den Lieferanten unterliegt. Manche Hersteller versenden auch direkt ohne Zwischenstation beim Fachhändler. Da kann man schon einige Hunderter sparen. Ein Anruf kann sich also lohnen. Wer ein Geschäft gefunden hat, bei dem er sich gut beraten fühlt, kann ohne Hemmungen nach Preisnachlässen fragen. Die Verkaufspreise sind meist so kalkuliert, dass nicht selten 10 Prozent Rabatt möglich sind. Vielleicht gibt's auch eine Gymnastikmatte kostenlos dazu.

3. Größere Geräte beanspruchen jedoch auch mehr Platz in Ihrer Wohnung. Ein Theraband verschwindet kurzerhand in der Schublade (wird jedoch auch gerne dort vergessen) und eine Matte ist zusammengerollt schnell unter dem Bett verstaut, wogegen Krafttrainingstationen oder Ausdauergeräte genügend Raum benötigen. Messen Sie also zuerst einmal aus. Ob nur eine Ecke oder sogar ein ganzer Raum zur Verfügung steht, ist zunächst egal. Machen Sie sich eine Skizze, zeichnen Sie alle Maße und auch Fenster, Türen oder Heizkörper ein und nehmen Sie die Zeichnung mit wenn Sie auf Beratungs- und Einkaufstour gehen. Bedenken Sie, dass multifunktionale Kraftgeräte nicht nur bestimmte Aufstellmaße (Länge, Breite und auch Höhe) haben, sondern auch zusätzlich Raum beanspruchen können, wenn man mit ihnen trainiert und verschiedene Hebel bewegt. Weitere spezifische Informationen über die verschiedenen Gerätschaften erfahren Sie in den jeweiligen Kapiteln unter *»Gerätekunde und Equipment«*.

Ministudio oder Luxusoase?

Selbst wer absolut keinen Platz zu Hause hat, denkt nur dass er keinen Platz hat. Wie schon gesagt: ein Theraband verschwindet leicht in einer Schublade (und auch im Reisekoffer für den Ur-

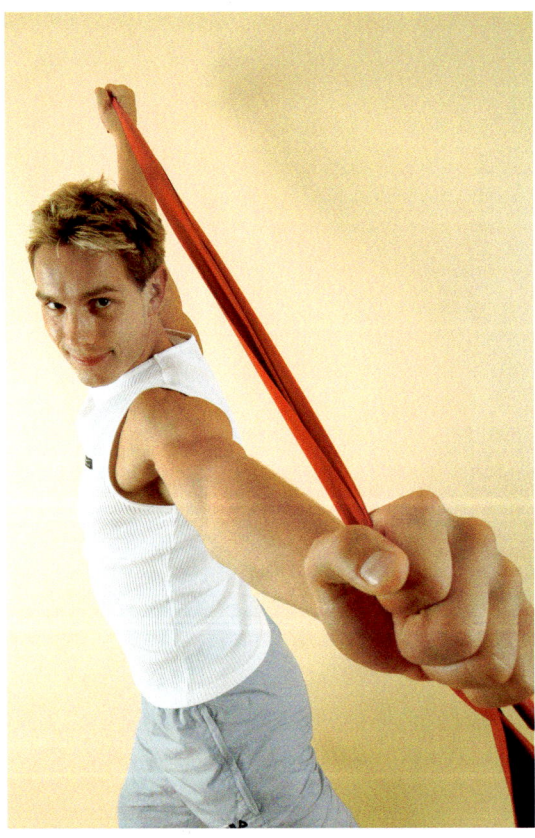

Das kleinste Fitness-Studio der Welt – ein Theraband – ist äußerst vielseitig.

laub), eine Matte ist schnell zusammengerollt. Und mit diesen beiden Dingen hätte man sich schon sein eigenes Ministudio geschaffen. Zusätzlich könnte eine Reckstange, welche zwischen einen Türrahmen gespannt wird, ein tolles Rücken-Workout ermöglichen. Liegestütz und Kniebeugen beispielsweise wären sogar ganz ohne zusätzliches Equipment möglich. Auch ein einfacher Stuhl aus dem Esszimmer bietet etliche Trainingsmöglichkeiten. Wer allerdings von sich behaupten kann, einen ganzen Raum zur Verfügung zu haben, kann sich schon eine Luxusausstattung anlegen und sich damit eine echte Fitness-Oase schaffen. Vorausgesetzt das nötige Kleingeld steht zur Verfügung. Eine sinnvolle Kombination an Gerätschaften wäre zum Beispiel ein Fahrrad für Ihre Ausdauer (am besten gleich einen Pulsmesser dazu), eine multifunktionale Kraftstation für etwa 5 bis 6 Übungen, einige Kurzhanteln mit auswechselbaren Scheiben und eine Matte für verschiedene Übungen, welche mit dem eigenen Körpergewicht durchgeführt werden und für Ihr Stretching-Programm. Ein spezielles Schaumstoffpolster oder Luftkissen für das Balancetraining würde Ihr Fitnessreich dann noch vervollständigen.

Wägen Sie also ab, was Sie investieren wollen und momentan können. Berücksichtigen Sie dabei Ihre Trainingsziele. Wenn Sie ausschließlich daran interessiert sind, Ihre Herz-Kreislaufleistung zu verbessern, ist es natürlich Unsinn, sich ein Hantelset für das Muskeltraining zuzulegen. Gehen Sie gezielt vor und fangen Sie ruhig klein an, denn der Wunsch nach mehr kommt von ganz allein.

Die schlimmsten Fitness-Lügen

Fitness-Sportler wollen aus dem Training natürlich einen gewissen Nutzen ziehen. Dabei ist nicht selten jeder Rat recht, der uns einen Erfolg verspricht. Hier ein Tipp in der Zeitschrift, dort ein Hinweis auf einem Plakat und am Abend die gut gemeinten Ratschläge selbst ernannter Fitness-Gurus im Fernsehen. Wer soll sich da noch auskennen? Man greift vieles auf in der heutigen Medienlandschaft und denkt sich, das muss schon stimmen, wenn es hier steht oder dort gesagt wird.

Natürlich wird dann vieles auch gleich ausprobiert und am Ende kann ein Trainings-Mix aus allem Möglichen entstehen. Die fehlerhaften bzw. für Laien nicht eindeutig zu verstehenden Aussagen vieler »Fachleute« geben den Rest dazu. Wer dann seine Fitness-Ziele nicht erreicht, gibt sich oft selbst die Schuld dafür. Denken Sie wirklich, dass der Rettungsring um die Hüften noch nicht verschwunden ist, weil Sie statt 30 Situps nur 15 schaffen? Räumen wir auf mit den schlimmsten Ammenmärchen und Halbwahrheiten, die immer noch hartnäckig ihre Geisterbahnen ziehen.

Aus Fett werden Muskeln

Man hört immer wieder, dass man sein Fett in Muskeln umwandeln kann. Kann man denn auch Holz in Metall verwandeln? Wohl nicht. So wie diese beiden unterschiedlichen Materialien nach spezifischen Werkzeugen zur Bearbeitung verlangen, benötigen auch Fett und Muskeln unterschiedliche Vorgehensweisen, wenn man sie »behandeln« will. Mit »Umwandeln« geht hier gar nichts. Ihrem Fett gehen Sie am besten mit einem vernünftigen Ausdauertraining an den Kragen. Der Körper verbrennt es praktisch zu Energie. Dabei können wir (leider) nicht entscheiden, wo es gezielt verschwinden soll, denn der Organismus betrachtet den Körper stets als *ganzes* Energiedepot. Bei den Muskeln verhält es sich etwas anders. Mit Krafttraining bringen wir sie auf Vordermann und zwar genau diejenigen Partien, welche wir im Training auch beanspruchen. Das leuchtet schnell ein, wenn man bedenkt, dass mit einem klassischen Armcurl (siehe Seite 62) sicher nicht der Po straffer wird. Wenn Ihnen also jemand erzählt, dass mit diesem »neuartigen Gerät« Ihr Fett zu Muskeln wird, machen Sie besser einen großen Bogen um ihn bzw. um das Gerät.

Fitness-Training ist nichts für »Alte«

Wenn ein »Fachmann« dies heute immer noch behauptet, ist er mit seinem Wissen wohl in den 1980er-Jahren stehen geblieben. Ich persönlich betreue teilweise 80-jährige Kunden, die einen Heidenspaß am Training haben. Manchmal muss ich Sie sogar etwas bremsen. Man sollte sich überlegen, was »alt« eigentlich bedeutet bzw. wer überhaupt als alt einzustufen ist. Wenn man sämtliche wissenschaftliche Definitionen beiseite lässt, könnte man sagen: Alt ist der, der sich alt fühlt. Und je nach persönlicher Entwicklung kann dies bereits mit 30 oder 40 Jahren sein. Oder aber mit 80 immer noch nicht. Früher dachte man tatsächlich, durch Schonung und Ruhigstellung die Gesundheit im Alter erhalten zu können. Dies hat sich mittlerweile als völlig falsch erwiesen. Gerade kalendarisch ältere Personen können mit einem individuell dosierten Fitness-Training enorm an (Lebens)Kraft und Leistungsfähigkeit gewinnen, gesund, mobil und selbstständig bleiben. Genügend Studien haben dies bewiesen. Fitness ist also keineswegs eine Frage des Alters, sondern eine Frage der persönlichen Einstellung. Ob 18 oder 80 – jeder kann vom Training profitieren!

Nur wer leidet, hat Erfolg

Viele unerfahrene Fitness-Sportler sind der Meinung, dass ein Training nur dann sinnvoll bzw. erfolgreich ist, wenn die Muskeln beim Workout heftig brennen und es von einem nachfolgenden deftigen Muskelkater begleitet wird. Falsch! Training bis an die Grenze des Machbaren ist nur etwas für Leistungssportler, nichts jedoch für Fitness- und Gesundheitssportler. Natürlich muss man sich fordern, das stimmt. Überforderung ist allerdings der falsche Weg, um fit zu werden, denn es bewirkt genau das Gegenteil von dem, was wir erreichen wollen, nämlich Gesundheit, Wohlbefinden – und natürlich einen gewissen Grad an Fitness. Muskelkater beispielsweise, dessen Schmerzen am zweiten Tag nach dem Training immer am schlimmsten sind, ist ein deutliches Zeichen einer Überforderung und entsteht durch mikroskopisch kleinste Risse im Muskelgewebe. Tritt er ständig auf, wird ein Muskel unelastischer und die Gefahr von Zerrungen bzw. Muskelfaserrissen nimmt zu. Natürlich ist man am Anfang etwas verkatert, doch nach einigen Trainingseinheiten sollte sich dieser Zustand kaum mehr einstellen.

Ohne Schweiß kein Preis

Ein leicht verändertes altes Sprichwort, dass allerdings nicht allzu wörtlich genommen werden darf. Hier ist es ähnlich wie mit der Meinung über den Muskelkater. Viele Freizeitsportler sind der Ansicht, dass ein Training erst dann effektiv ist, wenn einem der Schweiß am Rücken herunterläuft. Falsch. Es ist ein natürlicher biologischer Prozess, dass Schweiß zum Temperaturausgleich an die Hautoberfläche transportiert wird. Ob jemand allerdings viel oder wenig schwitzt, kommt auf die Umgebungsverhältnisse an und ist teilweise Veranlagungssache. Man kann also schon nach wenigen Minuten ins Schwitzen geraten, aber genauso nach einer halben Stunde Ausdauertraining noch keinen Tropfen produziert haben. Eine schnelle Schweißproduktion hat also nichts mit wirksamem Training zu tun und ist auch beileibe kein Zeichen dafür, dass jemand über eine schlechte Grundkondition verfügt.

Weiblichkeit ade

Viele Frauen meiden ein herausforderndes Fitness-Training (insbesondere das Muskel- und Krafttraining), da sie Angst vor zu dicken Oberarmen haben. Setzt man das Muskeltraining mit der gebräuchlichen Definition des Body-Buildings gleich und betrachtet man die »Damen« auf entsprechenden Meisterschaftsbühnen, bin ich auch der Meinung, dass Muskeln nicht gerade weiblich sind. Allerdings darf man nicht vergessen, dass diese Damen, die um Punkte und Platzierungen kämpfen, täglich stundenlanges und härtestes Training absolvieren, oftmals fragwürdige Hormone zu sich nehmen und praktisch ständig auf irgendeiner Diät sind. Für sie ist der Kraftraum das zweite Wohnzimmer. Für uns jedoch ist das Wohnzimmer eine kleine Fitness-Oase und kein Hardcore-Center. Der Typ Frau, der noch als Dame zu erkennen ist, hat im Vergleich zum männlichen Geschlecht einen so niedrigen Testosteronspiegel, dass er nur sehr schwer wirklich dicke Muskeln aufbaut. Bei ihm werden Muskeln durch ein entsprechendes Training eher schlanker, fester und gewinnen so an Qualität – nicht an Quantität. Der Blusenärmel bleibt also ganz. Bedenken unbegründet!

Fit in 20 Tagen

Setzt man Fitness mit einem wohl trainierten Körper, individuellem Optimalgewicht und grenzenloser Gesundheit gleich, wäre die Fitness-Indusirie auf der ganzen Welt in 20 Tagen pleite, jeder Club müsste auf Grund geringer Mitgliederzahlen schlie-

ßen, die Gerätehersteller würden nichts mehr verkaufen. Denn nach dieser Zeit wäre jeder fit. Seien wir jedoch ehrlich zu uns selbst, machen wir uns nichts vor. Wie lange hat es gedauert, bis sich unser heutiger Fitness- und Gesundheitszustand gebildet bzw. entwickelt hat? 20, 30 oder gar 50 Jahre? Und in 20 Tagen sollen wir all unsere Sünden wieder gut gemacht haben und vor Fitness und Gesundheit nur so strotzen? Leider nein. Man muss schon etwas länger am Ball bleiben und ein angepasstes, umfassendes und zielgerichtetes Fitness-Training absolvieren. Nur dann können wir die Art von Fitness erreichen, von der jeder spricht. Wenn man zur Definition von Fitness allerdings Lebensfreude, Ausstrahlung und Wohlbefinden hinzufügt, geht es etwas schneller. Tatsächlich spürt man bereits nach den ersten Trainingseinheiten eine gewisse Veränderung, vor allem bezüglich der Einstellung zu seinem eigenen Körper. Nach einigen Wochen haben Sie mehr Energie, Sie fühlen sich einfach besser, ausdauernder, kräftiger, leistungsfähiger.

Das Gerät für Ihre »totale Fitness«

»Drei Minuten am Tag und mein Bauch war bereits nach 4 Wochen vollkommen flach. Ich fühlte mich fitter als je zuvor, dieses Gerät ist einfach sensationell!«. Kennen Sie auch Sprüche dieser Art? Wahrscheinlich schon. Vor allem dann, wenn Sie beim Zappen bei einem der vielen Shopping-Sender hängen geblieben sind. Auch ich bleibe manchmal hängen und denke mir ‚die armen Menschen, die Ihr hart verdientes Geld für solche Produkte ausgeben'. Wie kann ein einziges Gerät all unsere Fitness-Sorgen beseitigen? Sogar Prominente, die für derartige Produkte werben bzw. geworben haben, geben hinter vorgehaltener Hand zu, dass diese totaler Quatsch sind. Ich will natürlich nicht behaupten, dass alles, was angepriesen wird, von minderer Qualität ist und uns falsche Versprechungen macht, aber man sollte als Kunde immer einen klaren Verstand behalten und sich im Zweifelsfalle vorher bei einer seriösen Stelle informieren. Selbst dann, wenn ein durchtrainierter und international bekannter Schauspieler oder etwa ein »Trainer for the stars« auf der Mattscheibe flimmert und uns die »totale Fitness« verspricht.

Wie fit sind Sie?

Könnten Sie Ihren Fitnesslevel mit einem Wort beschreiben? Egal wie hoch oder niedrig Sie sich einschätzen würden, ich bin mir ziemlich sicher, dass
Sie Ihr Niveau erhöhen wollen. Wer will das nicht?
Selbst langjährige »Fitnesshasen« hätten nichts
dagegen, noch ein bisschen fitter zu sein. Natürlich könnten Sie in ein Leistungsdiagnostik-Zent-
rum gehen und sich auf Herz und Nieren prüfen
lassen. Das käme allerdings ganz schön teuer. Einfacher geht es mit wenigen Tests für den Hausgebrauch. Sie reichen aus, um festzustellen, wo man
sich gerade befindet. Mit ihnen ermittelt man den
so genannten »Ist-Zustand«. Er ist eine relativ
wichtige Größe, wenn man bestimmen möchte,
wohin man reisen will. Kennt man seinen Aus-
gangspunkt, lassen sich nämlich wesentlich leichter individuelle Trainingsziele festlegen bzw. ein
»Soll-Zustand« bestimmen. Haben Sie keine Angst
vor diesen Tests! Es handelt sich nicht um eine
Diplomprüfung, niemand kann durchfallen. Ein
Fitness-Check gibt Ihnen lediglich Auskunft darüber, in welcher körperlichen Verfassung Sie sich
gerade befinden. Man erhält wertvolle Informationen über seinen Pulsschlag, sein Körperfett, sein
Kraftniveau und seine Beweglichkeit. Mit unseren
Tests ermitteln wir nur die wichtigsten Eckdaten.
Die Ergebnisse haben wir dann schwarz auf weiß
und wir können mit Re-Tests (Wiederholungstests
unter gleichen Bedingungen) unseren Trainingserfolg besser überprüfen. Legen Sie also los!

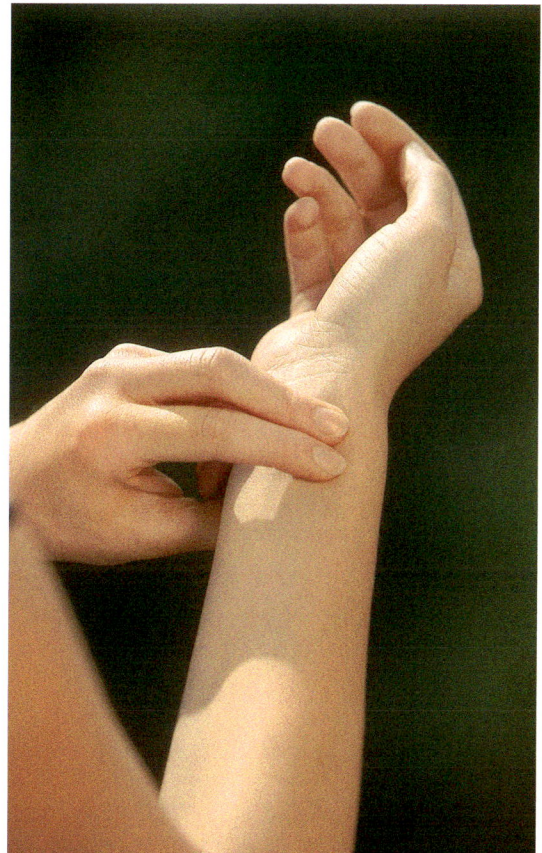

**Zur händischen Bestimmung des Ruhepulses
legen Sie die Fingerkuppen von Zeige- und Mittel-
finger auf die Radialarterie.**

Ihr Ruhepuls

Der Puls zeigt an, wie oft das Herz pro Minute
schlägt. Der Ruhepuls ist infolgedessen die Anzahl
der Herzschläge bei vollkommener Ruhe. Am
besten würde man ihn kurz nach dem Aufwachen
messen. Sie können sich jedoch auch mindestens
10 Minuten ruhig und bequem hinsetzen oder auf
die Couch legen. Wie gesagt, während dieser Zeit
ist Ruhe angesagt. Schon leises Reden würde das
Ergebnis verfälschen. Atmen Sie gleichmäßig und
versuchen Sie etwas zu entspannen. Wenn Sie
eine Pulsuhr besitzen, legen Sie sie vorher an und
lesen Sie nach dieser Ruhephase den Pulswert ab.
Haben Sie (noch) kein elektronisches Messgerät,

legen Sie einfach Hand an und zwar an Ihrer Radialarterie. Legen Sie dazu Mittel- und Zeigefinger
auf das Handgelenk des anderen Armes unterhalb
der Verlängerung des Daumens. Bei vielen Menschen schimmert diese Arterie leicht bläulich
durch die Haut.
Zählen Sie genau 30 Sekunden die Schläge und
multiplizieren Sie das Ergebnis mit zwei. Im Ideal-
fall erhalten Sie einen Wert zwischen 60 und 80.
Dies ist Ihr Ruhepuls. Er kann niedriger sein, wenn
Sie schon länger sportlich aktiv oder genetisch vor-
belastet sind. Ein niedriger Ruhepuls auf Grund
sportlicher Betätigung ist im Normalfall immer positiv zu bewerten. Sind Sie allerdings gerade etwas
nervös oder aufgekratzt, nehmen Sie bestimmte
Medikamente oder haben Sie kürzlich einen Kaffee
getrunken, kann er auch über dem oberen Wert
liegen. Machen Sie einige Stunden später am bes-

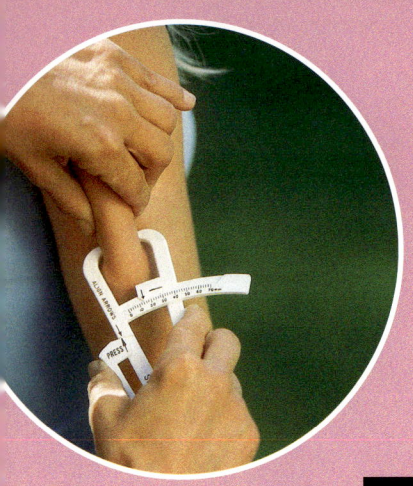

Tipp

Denken Sie nicht, dass alles, was Sie über Fitness und Gesundheit lesen oder hören, das Nonplusultra sein muss. Natürlich ist nicht alles falsch, aber es ist auch nicht alles richtig, was uns an Meinungen und »Fakten« serviert wird. Niemand muss jedoch erst ein Fachmann werden, um sich ein neutrales Bild machen zu können. Sprechen Sie mit Bekannten, Freunden oder mit den Gesundheitsbeauftragten Ihrer Krankenkasse, unterhalten Sie sich mit einem Trainer oder einem Fachverkäufer über das, was Sie zum Thema Fitness beschäftigt. Mit der Zeit werden Sie selbst so viel wissen, dass Sie alles richtig einschätzen können.

ten noch einmal eine Gegenmessung. Wer regelmäßig über mehrere Monate ausdauerbetonten Sport treibt, kann seinen Ruhepuls senken. Dies ist ein gutes Zeichen und der beste Beweis dafür, dass Ihr Fitnessprogramm Wirkung zeigt. Obwohl Ihr Herz also weniger schnell schlägt, ist es kräftiger geworden und arbeitet ökonomischer, kann also mit *weniger* Schlägen pro Minute die für Ihren Organismus notwendige Blutmenge durch die Blutbahn pumpen.

Empfehlung!

Auch der Blutdruck hängt zu einem großen Teil mit Ihrer persönlichen Fitness und auch mit der Herzfrequenz zusammen. Lassen Sie ihn am besten bei einem Ihrer nächsten Arztbesuche messen, da viele Heimgeräte oft ungenau arbeiten. Ein qualifizierter Fachmann ist hier die bessere Wahl. Gesundheitsexperten und Sportwissenschaftler empfehlen moderate Trainingsbelastungen. Der durchschnittliche Heimsportler ist mit 3 x 30 Minuten Ausdauertraining und 2 x 30 Minuten Gymnastik (Kraft, Beweglichkeit, Balance) bestens beraten.

Ihr Gewicht

Viele Menschen stellen sich täglich auf die Waage und beurteilen dann, ob es Ihnen heute gut geht oder nicht. Natürlich sollte jeder selbst entscheiden, bei welchem Körpergewicht er sich am wohlsten fühlt, doch viel zu oft werden als Maßstab die heutigen Models auf den Laufstegen oder auf den Titelseiten der Hochglanzmagazine herangezogen. Denken Sie tatsächlich, dass dies gesund ist? Ganz bestimmt nicht! Was meinen Sie: Sind diese Frauen so dünn, weil sie sich derart gertenschlank wohl fühlen, oder eher, weil dann ihre Auftragslage einfach besser ist? Wenn man sie nach dem BMI (Body-Mass-Index) beurteilen würde, hätten wahrscheinlich alle Untergewicht, teilweise würde man das Gewicht sogar als gesundheitsschädlich einstufen müssen. Man kann nur froh sein, dass die Branche, die uns diktiert wie Schönheit auszusehen hat, langsam umdenkt. Auf den großen Werbeplakaten in den Städten sieht man endlich wieder »Frauen« und nicht mehr nur Knochengerüste.

Wenn wir die reinen Kilos betrachten, welche jeder von uns mehr oder weniger mit sich herumträgt, gilt der Body-Mass-Index heutzutage als anerkannte Größe, um das persönliche Normal- bzw. Idealgewicht zu bestimmen. Man stellt sich also nicht nur auf die Waage, sondern bezieht in einer kleinen Formel seine Körpergröße mit ein und bestimmt in einer Altersspalte seinen individuellen BMI-Wert. Rechnen Sie folgendermaßen:

Körpergewicht in kg :
(Körpergröße in Meter × Körpergröße in Meter)
= BMI

Wiegen Sie beispielsweise 65 kg und sind 1,60 m groß, lautet die Formel:

$$65 : (1{,}60 \times 1{,}60) = 25{,}4$$

Wären Sie 40 Jahre alt, könnten Sie sich noch in die Kategorie »Normalgewicht« einordnen. Sehen Sie einfach in die entsprechende Spalte der unten stehenden Tabelle.

Trotz des Normalgewichts kann es nun sein, dass man sich nicht so richtig wohl fühlt in seiner Haut. Dies kann daran liegen, dass man mit den Proportionen seines Körpers nicht ganz zufrieden ist, oder daran, dass, obwohl man noch kein Übergewicht hat, trotzdem der Körperfettanteil insgesamt zu hoch ist. Der Body-Mass-Index deckt im Grunde genommen nur die halbe Wahrheit auf. Wer es ganz genau wissen will, muss in seinen Körper hineinsehen. Dies ist natürlich nicht möglich. Wir können uns jedoch verschiedener Messmethoden bedienen. Zwei einfache, von vielen und teilweise komplizierten Möglichkeiten, möchte ich Ihnen im nächsten Abschnitt vorstellen. Eine von diesen sollten Sie in den Fitness-Check mit aufnehmen.

Ihr Körperfett

Wer im Rahmen seines Fitness-Programms abnehmen will, bei dem sollte es primär nicht nur darum gehen, sein Gewicht zu reduzieren. Gewicht ist nämlich nicht gleich Gewicht. Viel mehr sollte daran gedacht werden, das Körperfett abzubauen, da dies der Teil der gesamten Körpermasse ist, der uns das Leben »schwer« macht.

Aha!
Fett ist einfach nur da, macht sich einen faulen Tag und wartet auf schlechte Zeiten. Muskeln dagegen arbeiten fast ständig und verbrauchen einen Großteil der von uns zugeführten Kalorien. Wer mehr Muskeln hat, verbrennt automatisch mehr. Wer mehr verbrennt, optimiert seine Energiebilanz und nimmt weniger schnell zu.

Es muss also darum gehen, den Stoffwechsel so richtig auf Touren zu bringen und dadurch die Fettverbrennung einzuleiten. Wie wir bereits wissen, eignet sich das Ausdauertraining hierfür sehr gut. Nur dann haben wir ein reelle Chance dauerhaft und nicht bloß kurzfristig abzunehmen. Passend hierzu auch einige Worte zu Diäten.

Gewichtskategorien nach dem Body-Mass-Index			
Alter	BMI unter	BMI zwischen	BMI über
25–34 Jahre	20	20–25	25
35–44 Jahre	21	21–26	26
45–54 Jahre	22	22–27	27
55–64 Jahre	23	23–28	28
65 + Jahre	24	24–29	29
Das bedeutet:	**Untergewicht**	**Normalgewicht**	**Übergewicht**

Zum Thema Diät

Wer Diäten macht, begibt sich in einen Teufelskreis! Man erzielt zwar kurzfristig Erfolge, meist nimmt man aber genauso viel wieder zu. Manchmal wiegt man sogar mehr als vorher. Leider haben viel zu viele Menschen damit reichlich Erfahrung. Woran liegt es eigentlich, dass man nach einer Diät so schnell wieder zunimmt?

Bei 99 Prozent aller Diäten geht es darum, die Kalorienzufuhr zu reduzieren. Der Körper zieht nach kurzer Zeit die Energie-Notbremse. Er spart Energie, denn er weiß nicht, wie lange diese »magere Zeit« anhalten wird. Bei einer reinen Ernährungs-Diät bewegen wir uns meist genauso wenig oder gar weniger als vorher, sind langsamer und inaktiver. Da die Muskeln nun weniger gefordert werden, sagt die Natur dem Körper, dass er auf die Muskelmasse als benötigte Energiequelle zurückgreifen kann. Das Fett muss er sich ja zum größten Teil für eventuelle schlechte Zeiten aufheben. Wer den Erfolg einer Diät nur auf der Waage kontrolliert, wird den Erfolg haben, den er sich wünscht, nämlich einen Gewichtsverlust. Allerdings nicht durch die Reduzierung von Fett, sondern durch den Abbau von Muskelmasse und meist auch durch Wasserverlust. Da die eingeschränkte Kalorienzufuhr während einer Diät unseren Stoffwechsel um bis zu 20 Prozent sinken lässt und wir nach Beendigung wieder normal essen, greift nun das Prinzip des so genannten Jo-Jo-Effektes. Dies bedeutet, dass der auf Sparflamme geschaltete Stoffwechsel nicht alle zugeführten Kalorien verwerten kann (und vielleicht auch nicht will) und diese erst einmal in unsere Depots Bauch, Hüften, Beine und Po schickt. Wie gesagt – für schlechte Zeiten. Man weiß ja schließlich nie, wann die nächste Hungerzeit (Diät)

kommt. Und die Moral von der Geschicht ist wieder viel Gewicht.

Kommen wir zurück zum Fitness-Check und beschäftigen wir uns mit der Fettmessung. Zwei Methoden, die für uns zu Hause leicht durchzuführen sind, heißen *Bio-Impedanz-Analyse* und *Caliper-Methode*. Sie sind im Folgenden näher erläutert. Neben diesen beiden gibt es noch die *Fotooptische Methode* wobei ein Infrarotmessfühler an den Körper gehalten wird. Durch die Reflexion des auf den Körper treffenden IR-Strahls kann die Menge der Fettzellen bestimmt werden. Für den Hausgebrauch sind diese Geräte jedoch viel zu teuer (etwa 3000 €). Man findet sie meist in gut ausgestatteten Fitness-Studios oder Kliniken. Auch manche Apotheke bietet diesen Service gegen eine kleine Aufwandsentschädigung an. Wer die Chance hat diesen Service wahrzunehmen, sollte sie etwa zwei Mal jährlich nutzen. Bei allen Messungen wichtig: Stets das gleiche Gerät verwenden!

Bio-Impedanz-Analyse (BIA)

Die Bio-Impedanz-Analyse lässt sich durch Fettmesswaagen, die man mittlerweile in jedem Kaufhaus erstehen kann, leicht durchführen. Diese Geräte ähneln gewöhnlichen Waagen, welche früher in jedem Badezimmer standen. Sie wiegen uns nicht nur und zeigen ein Gewicht an, sondern schicken zusätzlich ein bisschen Elektrizität durch unsere Glieder und messen so die elektrische Fließgeschwindigkeit des Stroms. Keine Angst, es tut nicht weh! Dazu stellt man sich, wenn man vorher einige persönliche Daten eingegeben hat, barfuß auf zwei (je nach Gerät auch vier) Metallplatten. Anschließend fließt ein nicht spürbarer Schwachstrom durch den Körper. Auf Grund der unterschiedlichen Leitfähigkeit von Muskeln, Fett und Wasser errechnet die Waage die prozentualen Anteile des Gesamtkörpergewichts. Nebenher zeigt sie uns natürlich auch noch unser »normales« Gewicht in Kilogramm an. Die BI-Analyse mittels Waage misst eher den Fettgehalt des unteren Körpers. Es gibt auch Messgeräte, die man vor dem Körper in beiden Händen hält. Sie messen eher den Anteil des Oberkörpers und wiegen uns nicht insgesamt. Anhand der Tabellen auf Seite 25 können Sie sich beurteilen.

Aha!

Wenn Sie Ihr Körperfett mittels einer Waage kontrollieren wollen, dann verwenden Sie immer die gleiche Waage bei sich zu Hause und messen Sie stets unter gleichen Bedingungen. Unterschiedliche Geräte ergeben nämlich meist auch etwas unterschiedliche Ergebnisse und können daher schlecht zum Vergleich herangezogen werden.

Auswertung Körperfett nach BIA für Frauen				
30–39 Jahre	40–49 Jahre	50–59 Jahre	60 + Jahre	Auswertung
17–19 %	19–21 %	22–24 %	25–27 %	exzellent
20–21 %	22–24 %	25–27 %	28–30 %	sehr gut
22–24 %	25–27 %	28–30 %	31–33 %	gut
25–27 %	28–30 %	31–33 %	34–36 %	mittel
28–30 %	31–33 %	34–36 %	37–39 %	mäßig
> 30 %	> 33 %	> 36 %	> 39 %	unbedingt ändern

Auswertung Körperfett nach BIA für Männer				
30–39 Jahre	40–49 Jahre	50–59 Jahre	60 + Jahre	Auswertung
11–13 %	13–15 %	15–17 %	17–19 %	exzellent
14–16 %	16–18 %	18–20 %	20–22 %	sehr gut
17–19 %	19–21 %	21–23 %	23–25 %	gut
20–22 %	22–24 %	24–26 %	26–28 %	mittel
23–25 %	25–27 %	27–29 %	29–30 %	mäßig
> 25 %	> 27 %	> 29 %	> 30 %	unbedingt ändern

Caliper-Methode

Die Fat-Caliper-Messung dient dazu, Ihre Hautfaltendicke zu messen. Sie beschränkt sich also auf
das Unterhautfettgewebe (im Gegensatz zum Or-
ganfettgewebe bei der BIA). Aus verschiedenen
wissenschaftlichen Studien weiß man, dass man
durch die Ergebnisse auf den gesamten Körperfettanteil schließen kann. Sie ist eine der ältesten,
aber immer noch aktuellen und in der praktischen
Sportmedizin anerkannten Messmethoden. Zur
Durchführung benötigt man lediglich eine Fett-
messzange (Caliper) und einen guten Freund, der
beim korrekten Anlegen des Gerätes an drei oder
vier festgelegten Stellen behilflich ist. Die einzelnen
Hautfalten addiert man und kann dann an einer
Tabelle einen altersbezogenen Wert in % Körperfett ablesen. Im Anhang finden Sie eine Bezugs-
adresse für solche Caliper-Messzangen. Jedem
Neugerät ist gewöhnlich eine ausführliche Gebrauchsanleitung und eine entsprechende Aus-
wertungstabelle beigefügt, bei der sich die Hersteller zwischen geschlechtsunabhängigen oder
-abhängigen Messmethoden und zwischen drei
oder vier Messstellen am Körper entscheiden.

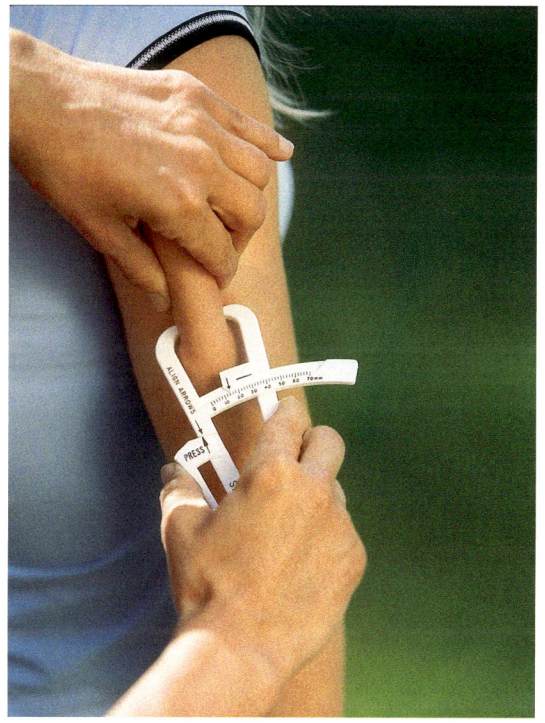

**Messung der Hautfaltendicke an der Rückseite
des Oberarms, einer von vier möglichen Messstellen**

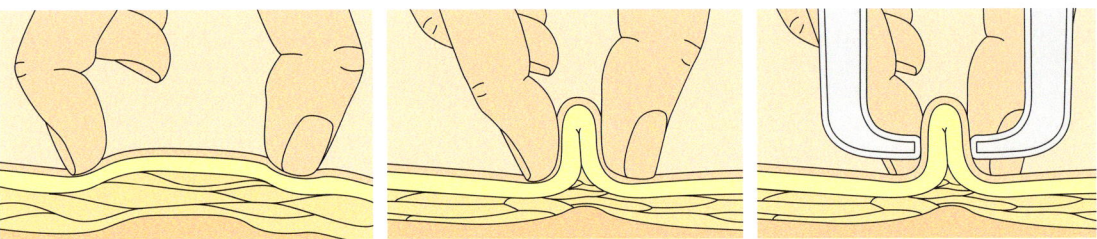

Greiftechnik mit Daumen und Zeigefinger für die Fat-Caliper-Messung

Damit man stets korrekte Messergebnisse erhält, sollte man einige Richtlinien einhalten:
• Halten Sie bei jeder Messung die in der Gebrauchsanleitung angegebenen Messpunkte am Körper genau ein. Das Gleiche gilt für die Faltenrichtungen (quer, längs oder diagonal fassen).
• Fassen Sie die Haut etwa 3 daumenbreit mit Ihrem Daumen und Zeigefinger und ziehen Sie dann die Haut zusammen (siehe Grafik). Legen Sie die Messzange etwa 1 cm neben Ihren Fingern an und halten Sie die Hautfalte beim Messen fest (siehe Bild auf Seite 25).
• Messen Sie nicht unmittelbar nach dem Muskeltraining. Auf Grund des erhöhten Muskeltonus

(Spannungszustand der Muskulatur) ist die darüber liegende Hautschicht sonst eventuell schlechter zu fassen.
• Lassen Sie die Messungen nach Möglichkeit immer von derselben Person durchführen, da Routine und Erfahrung optimale Messergebnisse garantieren.

Ihre Kraft

Auch beim Testen Ihrer Muskelkraft besteht kein Anlass, vorher schon ins »Schwitzen« zu geraten. Bleiben Sie ganz cool, auch wenn das Schwerste, was Sie in letzter Zeit gehoben haben, ein Korb mit nasser Wäsche oder eine Kiste Mineralwasser war. Wie jeder andere der hier vorgestellten Tests, dienen Krafttests lediglich dazu, herauszufinden, in welcher körperlichen Verfassung Sie sich befinden. Wenn Sie nach einigen Wochen regelmäßigen Muskeltrainings diese Tests erneut durchführen, werden Sie merken, um wie viel Sie sich verbessert haben. Alle Tests dienen somit auch der Erfolgskontrolle und letztendlich der eigenen Motivation. Zwei Möglichkeiten, Ihre Kraft in Verbindung mit dem Fitness-Check zu beurteilen, möchte ich vorstellen.

Kraft im Oberkörper

Die Kraft der Rumpfmuskulatur testet man am besten mit den Liegestützen. Beweisen Sie »Mumm in den Knochen« und beißen Sie sich durch! Mit diesem Test wird auch das Selbstvertrauen mindestens eine Treppenstufe weiter nach oben steigen. Sie finden die Übung sehr ausführlich auf Seite 56 beschrieben. Frauen wählen die Grundübung mit abgelegten Knien (Bild ①), Männer stellen die Beine auf den Füßen ab (Bild ③). Anhand der Tabelle können Sie im Anschluss Ihr Ergebnis auswerten.

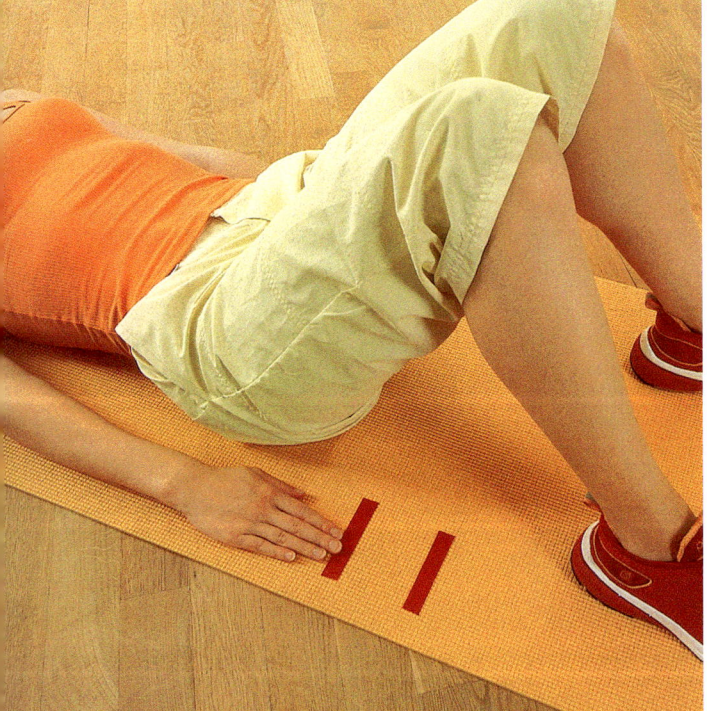

Befestigte Klebestreifen zum Test der Kraft der Bauchmuskulatur

Auswertung der Kraft (Liegestütz) für Frauen

30–39 Jahre	40–49 Jahre	50–59 Jahre	60 + Jahre	Auswertung
> 48	> 41	> 30	> 17	exzellent
36–48	30–41	22–30	11–17	sehr gut
23–35	18–29	13–21	6–10	gut
12–22	8–17	6–12	3–5	mittel
4–11	3–7	2–5	1–2	etwas schwach
< 4	< 3	< 2	< 1	unbedingt ändern

Auswertung der Kraft (Liegestütz) für Männer

30–39 Jahre	40–49 Jahre	50–59 Jahre	60 + Jahre	Auswertung
> 56	> 45	> 36	> 26	exzellent
44–56	33–45	26–36	18–26	sehr gut
31–43	22–32	17–25	11–17	gut
20–30	14–21	10–16	6–10	mittel
11–19	8–13	6–9	3–5	etwas schwach
< 11	< 8	< 6	< 3	unbedingt ändern

Auswertung der Kraft (Crunches) für Frauen

30–39 Jahre	40–49 Jahre	50–59 Jahre	60 + Jahre	Auswertung
> 60	> 50	> 40	> 30	exzellent
43–60	36–50	26–40	20–30	sehr gut
28–42	21–35	15–25	11–19	gut
13–27	10–20	7–14	5–10	mittel
4–12	3–9	2–6	1–4	etwas schwach
< 4	< 3	< 2	< 1	unbedingt ändern

Auswertung der Kraft (Crunches) für Männer

30–39 Jahre	40–49 Jahre	50–59 Jahre	60 + Jahre	Auswertung
> 70	> 60	> 50	> 40	exzellent
53–70	45–60	35–50	26–40	sehr gut
36–52	30–44	22–34	14–25	gut
19–35	15–29	11–21	7–13	mittel
9–18	7–14	5–10	3–6	etwas schwach
< 9	< 7	< 5	< 3	unbedingt ändern

Kraft im Bauch

Die Kraft Ihrer Bauchmuskulatur testen Sie mit Hilfe der Bauchpressen, auch »Crunches« genannt. Die Übung ist auf Seite 47 erklärt (Bild 1). Damit im Test weniger gemogelt werden kann, müssen wir die Übung etwas modifizieren. Legen Sie sich auf den Rücken, stellen Sie die Beine auf, Arme eng am Rumpf und Handflächen nach *unten*. Befestigen Sie links und rechts je einen Streifen Klebeband in Höhe der Fingerspitzen auf der Matte; 6 cm weiter in Richtung Ferse jeweils einen zweiten. Heben Sie nun Kopf, Nacken, Schultern und so weit wie nötig den Brustkorb, bis Sie mit den Fingerspitzen die Klebestreifen erreichen, welche näher in Richtung Ihrer Fersen auf der Matte kleben. Anschließend wieder tief gehen, nicht ganz ablegen und erneut versuchen. Machen Sie so viele vollständige und korrekte Wiederholungen, wie Sie schaffen. Die Tabellen helfen Ihnen bei der Auswertung und Beurteilung Ihrer Bauchkraft.

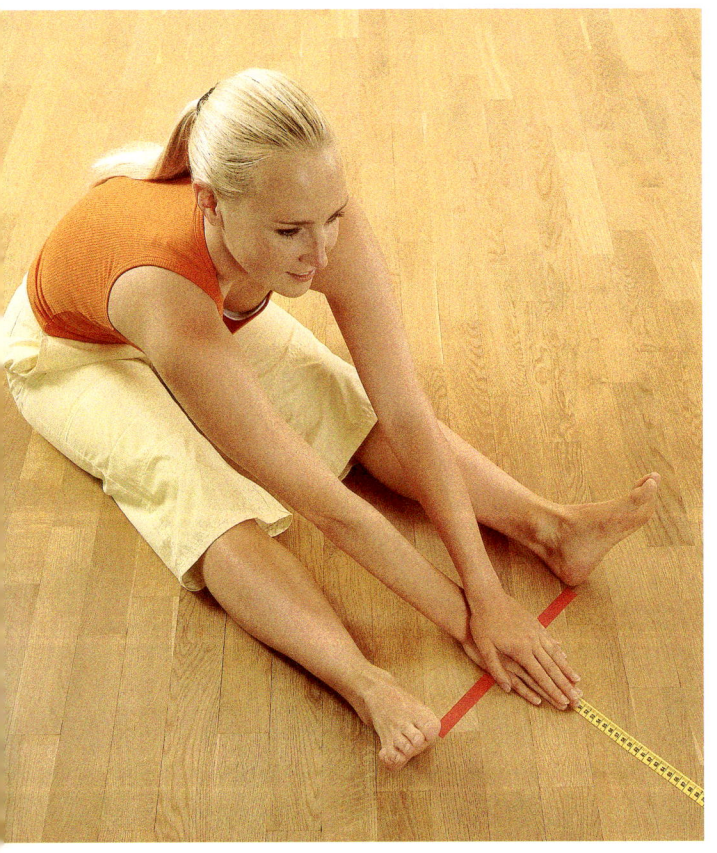

Ausführung des Tests zur Beweglichkeit der Hüfte und der rückwärtigen Oberschenkelmuskulatur

Ihre Beweglichkeit

Wie bei den Krafttests kann man auch seine Flexibilität (Beweglichkeit) auf unterschiedliche Weise testen. Sie dienen dazu einerseits die Gelenkbeweglichkeit zu prüfen, andererseits geben Sie Aufschluss über die Muskeldehnfähigkeit.
Was denken Sie? Gehören Sie eher zu den »steifen« Menschen oder mehr zu den Verrenkungskünstlern vom chinesischen Staatszirkus? Finden Sie es heraus! Der bekannteste unter den Tests zur Beurteilung der Beweglichkeit ist die Rumpfbeuge. Wir wählen die Variante im Sitzen.

Beweglichkeit in der Hüfte

Sie benötigen für diesen Test lediglich ein Maßband aus dem Nähkästchen oder einen Zollstock aus dem Werkzeugkasten und ein Stück Klebeband. Legen Sie das Maßband auf den Boden und befestigen Sie es an der 38-cm-Markierung. Setzen Sie sich ohne Schuhe so hin, dass sich die 0-cm-Markierung zwischen den Beinen befindet. Die Fersen sind an der 38-cm-Marke, die Füße etwa hüftbreit geöffnet.
Strecken Sie die Beine komplett durch und legen Sie die Hände mit gestreckten Armen auf den Boden links und rechts neben das Maßband oder übereinander. Beugen Sie nun Ihren Oberkörper langsam so weit nach vorne, wie Sie können. Beine gestreckt halten!
Wie weit kommen die Fingerspitzen nach vorne? Lesen Sie die Zentimeter ab und beurteilen Sie die Hüft- und rückwärtige Oberschenkelmuskelbeweglichkeit anhand der Tabelle.

> **Achtung!**
> Führen Sie diesen Test bei Rückenbeschwerden bzw. Wirbelsäulenproblemen nicht durch.

Ihre Balance

Sportwissenschaftlich betrachtet zählt die Balance, auch Gleichgewichtsfähigkeit genannt, zur Bewegungskoordination, da sich viele kleine und große Muskeln »koordinieren« (in ihrer Aktivität absprechen) müssen, um eine bestimmte Position möglichst ruhig und lange halten zu können.

Auswertung der Beweglichkeit für Frauen				
30–39 Jahre	40–49 Jahre	50–59 Jahre	60 + Jahre	Auswertung
> 50 cm	> 47 cm	> 45 cm	> 42 cm	exzellent
43–50 cm	40–47 cm	37–45 cm	35–42 cm	sehr gut
38–42 cm	35–39 cm	32–36 cm	30–34 cm	gut
32–37 cm	30–34 cm	27–31 cm	25–29 cm	mittel
16–31 cm	15–29 cm	13–26 cm	10–24 cm	etwas schwach
< 16 cm	< 15 cm	< 13 cm	< 10 cm	unbedingt ändern

Auswertung der Beweglichkeit für Männer				
30–39 Jahre	40–49 Jahre	50–59 Jahre	60 + Jahre	Auswertung
> 43 cm	> 40 cm	> 38 cm	> 35 cm	exzellent
36–43 cm	33–40 cm	30–38 cm	28-35 cm	sehr gut
31–35 cm	28–32 cm	25–29 cm	23–27 cm	gut
25–30 cm	23–27 cm	20–24 cm	18–22 cm	mittel
12–24 cm	11–22 cm	10–19 cm	9–17 cm	etwas schwach
< 12	< 10 cm	< 9 cm	< 8 cm	unbedingt ändern

Um Ihre Balance auszutesten, versuchen wir etwas relativ Einfaches – den Einbeinstand mit geöffneten Augen.

Stellen Sie sich dazu barfuß auf den Boden (auf einer dicken Matte ist es schwieriger), die Füße stehen zusammen, die Arme hängen entspannt. Beruhigen Sie Ihren Atem und spüren Sie den festen Kontakt der Fußsohlen zur Erde. Verlagern Sie nun langsam das Gewicht auf ein Bein, heben Sie das andere konzentriert an und legen Sie die Innenseite des Fußes an die Innenseite des Knies vom Standbein. Zur besseren Balance können die Arme seitlich angehoben werden. Lassen Sie sich Zeit, diese Position einzunehmen. Beginnen Sie die Zeit erst zu stoppen, wenn der angehobene Fuß am Knie angelegt ist.

Wiederholen Sie den Einbeinstand anschließend mit dem anderen Bein. Die Standdauer beträgt auf jeder Seite maximal 60 Sekunden, die bessere Seite wird gewertet. Sehen Sie sich dazu die Tabelle auf Seite 30 an und tragen Sie den erhaltenen Wert in Ihren Fitnesscheck-Bogen auf Seite 30 ein.

Nicht verzweifeln!

Wenn der Balancetest anfangs nicht so gut funktioniert, dürfen Sie nicht den Mut verlieren. Sorgen Sie für die nötige innere Ruhe und Gelassenheit und wiederholen Sie diesen Test ruhig wöchentlich. Wenn Sie Ihre stabilisierenden Muskeln mit den Balanceübungen ab Seite 110 regelmäßig trainieren, werden Sie sehen, wie sicher Sie bald auf einem Bein stehen können.

Ihr Gesamtprofil

Nachdem Sie nun alle oder auch nur einige der vorgestellten Tests für Ihren Fitness-Check durchgeführt und die jeweiligen Werte in Ihr Formular eingetragen haben, erhalten Sie Ihr persönliches Fitness-Profil und somit einen ersten Eindruck über Ihren Gesamtzustand.

Noch können Sie die Werte nicht vergleichen. Wenn Sie allerdings die Checks in 6 bis 8 Wochen wiederholen, können Sie alle Daten gegenüberstellen und schnell erkennen, ob Ihr Training eine

Auswertung der Standzeit beim Balancetest (m+w)				
30–39 Jahre	40–49 Jahre	50–59 Jahre	60 + Jahre	Auswertung
> 60 s	> 60 s	> 60 s	> 60 s	exzellent
60 s	57–60 s	55–60 s	53–60 s	sehr gut
57–59 s	50–56 s	48–54 s	46–52 s	gut
37–56 s	34–49 s	32–47 s	30–45 s	mittel
17–36 s	13–33 s	11–31 s	9–29 s	etwas schwach
< 17 s	< 13 s	< 11 s	< 9 s	unbedingt ändern

Veränderung gebracht hat. Die Ergebnisse, die Sie mit den ersten Tests erhalten, geben jedenfalls keinen Anlass zu irgendwelchen Bedenken, auch wenn Sie des Öfteren »mäßig« oder gar »unbedingt verändern« als Auswertungsergebnis erhalten. Ganz im Gegenteil, denn das Verbesserungspotenzial ist somit wesentlich größer als bei schon guten oder sehr guten Ergebnissen. Nehmen Sie also diese Herausforderung an!

Das Fitnesscheck-Formular auf dieser Seite können Sie sich kopieren, am besten gleich mehrfach. Vielleicht hat sogar ein Familienmitglied oder eine gute Freundin oder Freund den nötigen Mut, Sie bei diesem Test zu begleiten und mitzumachen. Zu zweit oder in einer kleinen Gruppe macht so etwas einen Riesenspaß! Zusätzlich hat man einen Vergleich zu anderen Personen.

Wenn Sie niemanden von Ihrem Vorhaben begeistern können, dann haben Sie auf jeden Fall genügend Vorlagen für Ihre Wiederholungstests in den nächsten Monaten.

In das »Ist-Wert«-Feld tragen Sie das aktuelle Ergebnis Ihres Tests ein. Das zweite Feld für den neuen »Soll-Wert« dient dazu, Ihre nächsten Teilziele zu fixieren.

Mein Fitness-Check		
Name	heutiges Testdatum	neuer Re-Test am
	Ergebnis (Ist-Wert)	neues Ziel beim Re-Test
1. Ruhepuls		
2. Gewicht in kg		
3. BMI (Wert des Body-Mass-Index)		
4. Körperfett in % nach BIA		
5. Summe der Hautfalten in mm nach Caliper-Methode		
6. Kraft 1 – Anzahl der Liegestütze		
7. Kraft 2 – Anzahl der Crunches		
8. Beweglichkeit – Rumpfbeuge in cm		
9. Balance – Einbeinstand in s		

Stecken Sie die neuen Ziele jedoch nicht zu hoch, bleiben Sie dabei unbedingt realistisch. Es ist wesentlich motivierender in einem der kommenden Tests ein besseres Ergebnis zu erzielen, als Sie sich eingetragen haben, als anders herum.

Und so geht's weiter

Sie haben nun alle Ergebnisse, mit denen Sie mehr, manchmal vielleicht aber auch weniger, zufrieden sind. Wie gesagt, es ist alles nur eine erste Standortanalyse. Da die Tests auf die vier großen Säulen Ihrer Fitness abgestimmt sind, also Ihre Ausdauer, Kraft, Beweglichkeit und Balance berücksichtigen, können Sie nun ganz gezielt vorgehen. Wenn Ihr Ruhepuls zu hoch ist, dann ist Ausdauertraining das Mittel ihn langfristig auf eine gesunde Größe zu senken. Haben Sie bei den Crunches nicht zu Ihrer Zufriedenheit abgeschlossen, dann nichts wie ran an das Muskeltraining. Das Gleiche würde für die Beweglichkeit und Balance gelten. Jede Säule hat sein eigenes Kapitel in diesem Buch. Blättern Sie einfach dorthin und informieren Sie sich ausführlicher über das passende Training bei Ihnen zu Hause.

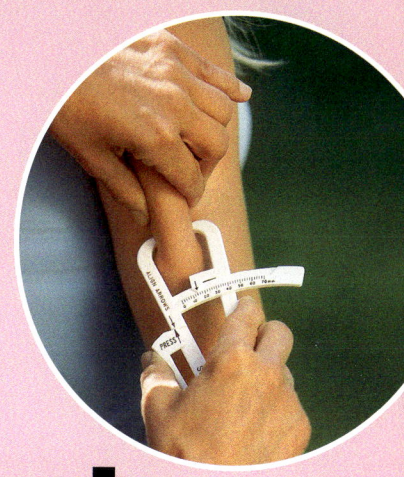

Hinweis

Wiederholungstests sind nur dann aussagekräftig, wenn sie unter gleichen Bedingungen stattfinden wie vorangegangene Tests, mit denen man die Werte vergleichen will. Achten Sie darauf, dass Sie stets zur gleichen Uhrzeit, zum Beispiel am Nachmittag testen, dass in etwa gleiche Temperaturverhältnisse vorherrschen, dass Sie nicht mit vollem Magen testen oder sich einmal topfit fühlen und bei einem Re-Test müde und schlapp. Testen Sie ungefähr alle 6 bis 8 Wochen, nicht in wesentlich kürzeren und nicht in wesentlich längeren Abständen. Setzen Sie sich nach jedem Test kleine neue Ziele. Step by Step kommt der Erfolg!

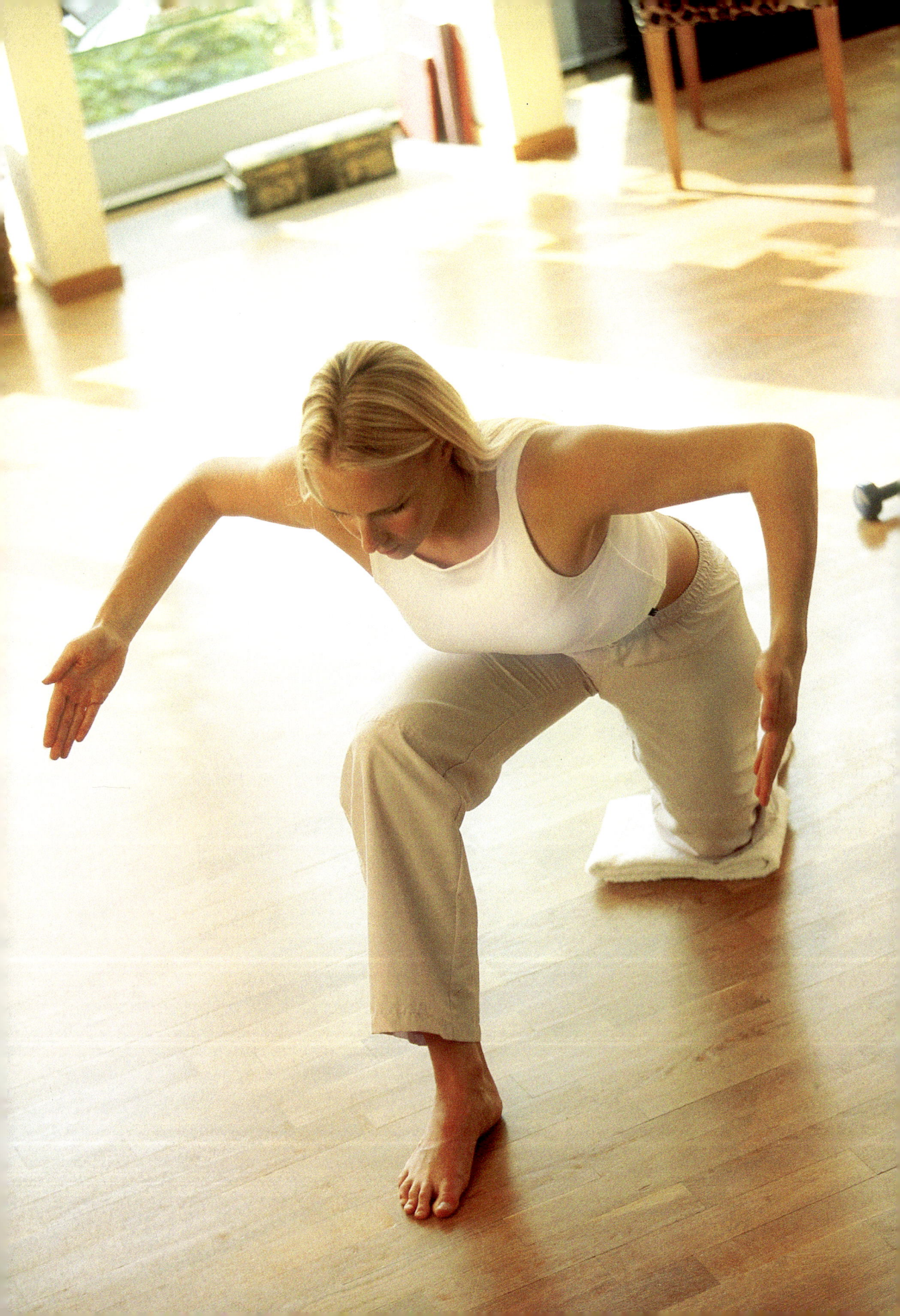

Starke Muskeln

Erschrecken Sie nicht! »Starke Muskeln« bedeuten nicht immer, dass man aussehen muss wie Popeye. Das Training mit Gewichten bzw. gegen Widerstände, was allgemein als Kraft- oder Muskeltraining definiert wird, macht Ihre Muskeln zwar stark, jedoch nicht zwingend groß oder dick. Auch ein schlanker und definierter Muskel kann stark sein und ein attraktives und »aufrechtes« Aussehen verleihen. Viel wichtiger noch: Ein trainiertes Muskelsystem entlastet unseren Knochenapparat, hält unsere Wirbelsäule in Form und verbraucht eine Menge Kalorien.

Warum Muskeltraining?

Die Gründe für ein ausgewogenes Muskeltraining sind so vielfältig, dass man ohne weiteres ein ganzes Kapitel zur Beantwortung der Frage »Wozu Muskeltraining?« verwenden könnte. Bestimmt haben Sie auch schon einiges über Kraft und Muskeln gehört oder gelesen. Man könnte fast behaupten, dass das Thema die Nation spaltet. Doch dies liegt im Grunde genommen nur daran, dass immer noch viele Halbwahrheiten bezüglich des Muskeltrainings eisern ihre Bahnen ziehen und für Verwirrung und Vorurteile sorgen. Würde man statt des Begriffes »Krafttraining« oder »Body-Building« den Begriff »Body-Styling« verwenden, könnte man sich schon eher damit anfreunden, oder? Doch worin liegt der Unterschied? Beides ist Muskeltraining, bei beiden »Varianten« muss man gegen Widerstände arbeiten, sei es eine kiloschwere Hantel oder nur das eigene Körpergewicht. Auch die Übungen an sich unterscheiden sich nicht wesentlich. Was ist also anders? Der Unterschied beginnt bei uns selbst, bei unseren Zielen, bei unseren Intensionen. Wollen wir unsere Muskeln trainieren,

um eine Verletzung zu kurieren, um unseren Körper zu formen oder wollen wir aktiv werden, damit wir uns einfach fitter fühlen? Durch unsere verschiedenen Trainingsziele, wird auch das Training ganz unterschiedlich in die Praxis umgesetzt. Wer tatsächlich Muskeln aufbauen will, wird intensiver trainieren müssen, als die- bzw. derjenige, der vorwiegend an einer Straffung des Gewebes interessiert ist. Die Vorteile eines kontinuierlich betriebenen und auf den gesamten Körper ausgerichteten Muskeltrainings allerdings sind je nach Ausführung des Trainings für uns alle gleich. Die wichtigsten möchte ich deshalb skizzieren.

1. Präventive Bedeutung
• Erhaltung und Steigerung der allgemeinen körperlichen Leistungsfähigkeit sowie der Belastbarkeit des Stütz- und Bewegungsapparates,
• Vorbeugung von Haltungsschwächen,
• Erhöhung der Knochendichte und somit der Osteoporose entgegenwirkend,
• ein trainiertes Muskelkorsett schützt uns vor Verletzungen und Verschleißerscheinungen,
• Ausgleich von einseitigen und immer wiederkehrenden Belastungen im Beruf und Alltag,

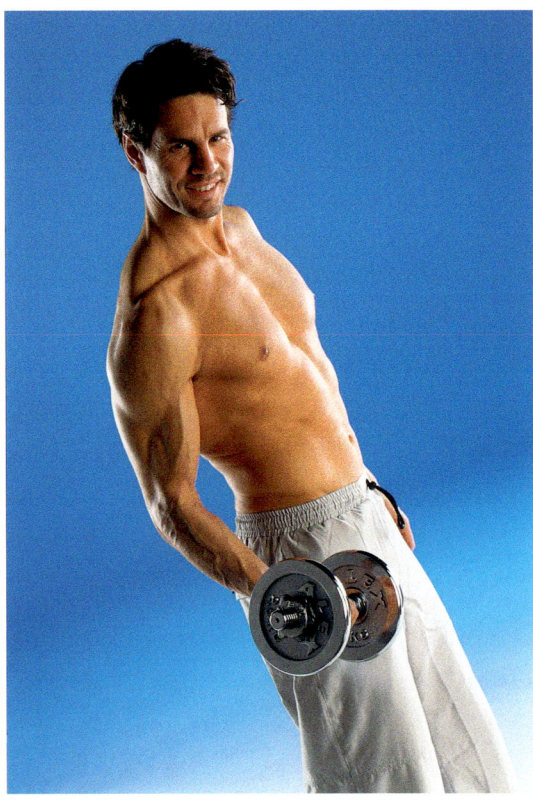

Wenn ein straffer wohl geformter Körper auch zu Ihren Zielen gehört, sollten Sie etwas für Ihre Muskeln tun.

Ausgleich von einseitigen muskulären Belastungen in anderen Sportarten wie Tennis, Badminton oder auch Golf,
• Entgegenwirken eines altersbedingten Muskelabbaus.

2. Rehabilitative Bedeutung
• Wiederherstellung der muskulären Leistungsfähigkeit nach Verletzungen,
• Beseitigung von Beschwerdebildern am Körper auf Grund schwach ausgebildeter Muskelgruppen (z. B. Rückenbeschwerden),
• Beseitigung von Haltungsschwächen und anderen muskulären Dysbalancen.

3. Psychische Bedeutung
• Erhöhung des Selbstbewusstseins und des Selbstwertgefühls,
• Steigerung der Körpersensibilität,
• Verbesserung der Körperwahrnehmung,

• angepasstes und wohl dosiertes Muskeltraining macht einfach gute Laune, es verbessert die Stimmung und das Wohlbefinden.

4. Physische Bedeutung
• Erhöhung der Muskelqualität, Straffung des Gewebes,
• Erhöhung der Muskelquantität, gezielte Profilierung und Formung des Körpers,
• Reduzierung des Körperfettanteils,
• Verbesserung der Haltung, Verbesserung des Aussehens,
• trainierte Muskeln dienen als Grundlage für viele weitere Sportarten.

Wie Sie an dieser stichpunktartigen Aufzählung der wichtigsten Vorteile des Muskeltrainings erkennen können, spielen trainierte, kräftige und ausdauernde Muskeln eine größere Rolle, als man vielleicht zuerst denken mag. Ein dicker Oberarm ist also nicht alles, was das »Training gegen Widerstände« hervorruft. Das gezielte Training der Muskulatur – oder auch: ein individuelles Krafttraining – kann im Rahmen eines ganzheitlich ausgerichteten Fitnessprogramms demnach eine wesentliche Bedeutung zugesprochen werden. Straffe und wohl geformte Muskeln sind nicht nur schön und wichtig, sie geben uns auch mehr Power und Kraft für unser Leben mit all seinen Aufgaben bzw. Anforderungen.

Wie trainiert man seine Muskeln?

Das Muskeltraining steht im Mittelpunkt dieses Kapitels. Doch wie funktioniert es eigentlich? Bestimmt kann diese Frage jeder beantworten, selbst derjenige, der bisher noch niemals ein gezieltes Muskeltraining absolviert hat. Es ist recht einfach – Sie müssen nur gegen Widerstände arbeiten. Wer hat das nicht schon einmal in Form einer Rückenschule oder bei einem Volkshochschulkurs getan? Unser Ziel ist es jedoch, dass das Training systematisch erfolgt, überlegt und langfristig gezielt. Letztendlich trainiert nur der erfolgreich, der bestimmte Regeln einhält und nicht »ins Blaue hinein« sein Trainingsprogramm startet. Es genügt also nicht einfach »nur gegen Widerstände« zu arbeiten.

In erster Linie geht es darum, gezielt *überschwellige,* aber dennoch individuell angepasste Belastungsreize zu setzen. Weiterhin sollte man auf ein ausgewogenes Training Wert legen, also nicht nur seine persönlichen Schwachpunkte oder Problemzonen »behandeln«, sondern seinen Körper stets als Ganzes sehen. Überschwellig bedeutet in unserem Fall: Die Belastung, die durch das Training gegen Widerstände (Muskeltraining) auf unseren Körper einwirkt, muss *über* der normalen Alltagsbelastung liegen. Da wir den alltäglichen Kraftbelastungen (Treppen steigen, Einkaufstüten tragen, Auto beladen, wiederkehrende Belastungen in der Arbeit, usw.) schon gewachsen sind, also sich unser Körper diesen Anforderungen bereits angepasst hat, wird er auf kein Training reagieren, welches unterhalb dieser Alltagsschwelle liegt. Erst wenn wir die Schwelle darüber legen, verändert der Muskel seine Struktur und somit seine Leistungsfähigkeit, er reagiert auf das Muskeltraining, wird ausdauernder und kräftiger. Wer also behauptet, er tue schon den ganzen Tag genug bei seiner Arbeit, mag sicher Recht haben, nicht jedoch in Bezug auf seine Muskeln.

Die Trainingsbelastung wird fachspezifisch korrekt *Belastungsintensität* genannt und sie ist eine von vielen Komponenten im Bereich der unterschiedlichen Belastungsfaktoren im Muskeltraining. Welche Möglichkeiten haben wir, unsere persönliche Intensität herauszufinden und das Training letztendlich erfolgreich zu machen? Dazu möchte ich eine Methode vorstellen, die für Sie als Heim-

sportler geradezu prädestiniert ist. Man nennt sie *Methode des subjektiven Belastungsempfindens.*

Die gefühlte Belastung

Zur Beschreibung des subjektiven Belastungsempfindens möchte ich Ihnen gleich eine Skala vorstellen, die ein spezifisches persönliches Empfinden mit einem bestimmten Anstrengungsgrad gleichsetzt. Wie Sie erkennen können, reicht diese von 0 bis 8, entsprechend »keiner« bis »maximaler« Anstrengung.

RPE-Skala in Anlehnung an Borg

Anstrengungsgrad	persönliches Empfinden
0	keine Anstrengung
1	extrem leicht
2	sehr leicht, geringe Anstrengung
3	leicht oder mäßig anstrengend
4	etwas schwer, etwas anstrengend
5	schwer, anstrengend
6	sehr schwer, sehr anstrengend
7	extrem schwer, extrem anstrengend
8	maximale Anstrengung, »mehr geht nicht«

Gesundheitsorientiertes Krafttraining zu Hause muss niemals bei maximalen Belastungen stattfinden. Die Intensität wird so gesteuert, dass ein Muskel oder eine Muskelgruppe, die gerade trainiert wird, nicht bis zur absoluten Erschöpfung belastet wird. Nach einem anstrengenden und ereignisreichen Tag würden wir unseren Körper damit nur weiterem Stress aussetzen. Training soll für uns doch ausgleichend wirken, also stressfrei sein, ohne Leistungsdruck stattfinden und lange Spaß machen. Oder wollen Sie auf die Showbühne und sich mit anderen Sportlern in Wettkämpfen messen?

Sie als Heimsportler sollten einen mittleren Anstrengungsgrad bevorzugen. Als Einsteiger ist ein Anstrengungsgrad von etwa 2 bis 3 ratsam, um dem Körper überhaupt die Chance zu geben, sich an neue Bewegungen zu gewöhnen. Man kann dies auch als *Orientierungsphase* bezeichnen. Wer schon einige Wochen regelmäßig trainiert, kann sich auf 4 steigern. Geübte gehen auf 5 bis 6 und Fortgeschrittene trainieren höchstens »extrem anstrengend«, entsprechend dem Anstrengungsgrad 7. Natürlich sind dies nur Empfehlungen. Jeder sollte selbst entscheiden, wie intensiv er bereit ist, sich zu fordern, ohne sich dabei zu überfordern. Zu berücksichtigen sind dabei, die persönliche gesundheitliche Verfassung, die eigene Motivation und wie schon erwähnt der Grad der körperlichen Trainiertheit. Es ist auf jeden Fall ratsam, klein bzw. mit geringer Anstrengung zu beginnen und bei Steigerungen der Intensität sehr behutsam vorzugehen. So hat auch der Körper die Möglichkeit, auf das Training zu reagieren und sich bei uns zu melden, wenn ihm die Intensität zu hoch ist.

In der Übungspraxis kann die Intensitätsabstimmung über die RPE-Skala (»scale for ratings of perceived exertion«, Skala zur Einstufung des Belastungsempfindens) sehr einfach angewendet werden: Für Muskelstraffung (Body-Styling) finden Sie eine Übungsausführung, bei der Sie zwischen 15 bis 30 Wiederholungen schaffen. Hierbei sollten Sie eine persönliche Anstrengung empfinden, die je nach Könnerstufe zwischen 2 und 5 liegt, also »gering« bis »anstrengend«. Sind Sie eher daran interessiert, dass Ihre Muskeln wachsen, also im Querschnitt zulegen, erhöhen Sie allgemein das Gewicht bzw. den Trainingswiderstand, trainieren mit 8–12 Wiederholungen bei einem persönlichen Empfinden von 3 bis 6, entsprechend »mäßig anstrengend« bis »sehr anstrengend«. Wer sich richtig fordern will, kann nach etwa vier bis sechs Monaten regelmäßigen Trainings die Belastung bis zum Faktor 7, »extrem anstrengend«, erhöhen. Voraussetzung dafür ist eine uneingeschränkte körperliche Gesundheit, eine perfekte Übungstechnik und letztendlich der eiserne Wille, seine persönliche Leistungsfähigkeit langfristig zu steigern. Um diese Vorgehensweise für die Praxis noch deutlicher zu machen, will ich zwei Beispiele näher erläutern.

1. Belastungsintensität für Figurformung

Wer schon einmal einen klassischen Bauch-Beine-Po- oder Body-Styling-Kurs besucht hat, wird festgestellt haben, dass man dort generell mit wenig Gewicht und vielen Wiederholungen übt. Man nennt dies *Kraftausdauertraining*. Der Muskel lernt also, widerstandsfähiger gegen lang anhaltende Belastungen zu werden, die auf ihn einwirken. Der Muskelaufbau tritt hier verstärkt in den Hintergrund, unser Körper soll eher straffer und fester werden. Bedienen wir uns einer Übung, die ohne Zusatzlast (z. B. Hanteln) bzw. Widerstand (z. B.

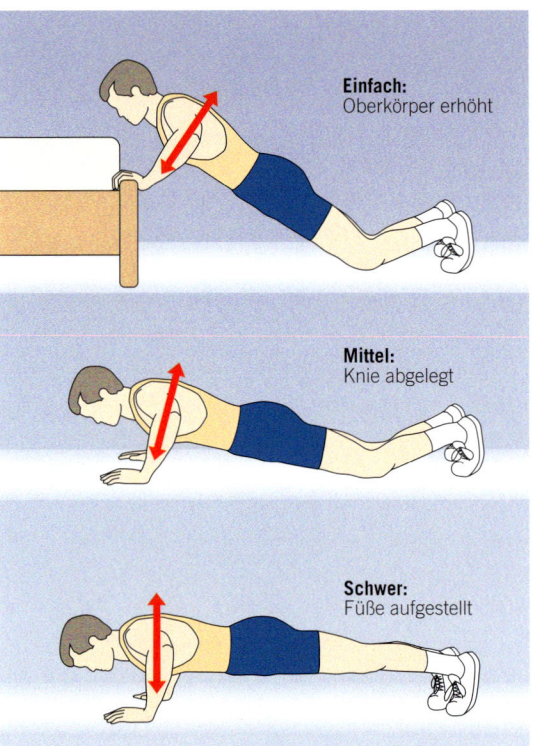

Einfach: Oberkörper erhöht

Mittel: Knie abgelegt

Schwer: Füße aufgestellt

Erhöhung der Trainingsintensität durch Veränderung der Körperposition am Beispiel der Übung Liegestütz

ein Tube) durchgeführt wird. Der »Liegestütz« (Seite 56) fällt in diese Kategorie, da wir außer unserem eigenen Körpergewicht keine weiteren Lasten bewältigen müssen. Zur Intensitätsermittlung über das Empfinden schlage ich Ihnen drei unterschiedliche Übungsvariationen vor, bei denen jeweils die Rumpfposition und somit der Hebel bzw. die Gewichtsverhältnisse verändert werden. Bei Variation »einfach« erhöhen Sie Ihren Rumpf durch Abstützen an einer Bettkante und legen die Knie ab. Dies ist eine relativ leichte Ausführung. Etwas schwieriger wird es, wenn wir bei Variation »mittel« die Hände auf dem Boden abstützen. Das Gewicht des Rumpfes, das wir hierbei nach oben drücken müssen, wird nun höher. Im dritten Beispiel sind die Knie vom Boden gelöst und die Füße abgestützt. Da wir hier nicht nur den Oberkörper, sondern den ganzen Körper als Gewicht bewältigen müssen, ist dies die schwierigste Variation. Sie suchen sich nun diejenige Variante aus, bei der Sie zu Beginn Ihrer Fitnesskarriere bei etwa

15 Wiederholungen eine Anstrengung mittleren Grades empfinden. Im Laufe der Zeit erhöhen Sie die Trainingsintensität schrittweise zuerst über die Wiederholungen (bis etwa 30) und dann, vielleicht nach mehreren Wochen, über eine schwierigere Variation, bei der Sie wieder mit 15 Wieder- holungen beginnen und sich wiederum in kleinen Schritten steigern. Somit haben Sie die Möglich- keit, mit ein und derselben Übung, nämlich dem »Liegestütz ohne Zusatzgewicht«, entsprechend Ihrem Leistungsniveau unterschiedliche Anstren- gungsgrade durchzuführen.

Ein weiteres Übungsbeispiel gibt Ihnen die klassi- sche »Abduktion« (Übungsbeschreibung siehe

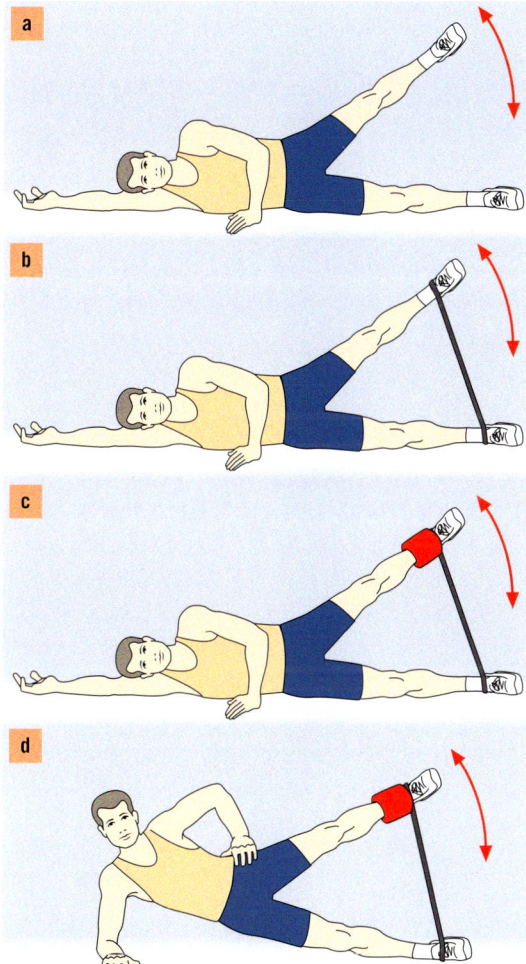

Die Übung Abduktion in verschiedenen Variationen:
a) ohne Zusatzgewicht
b) mit Tube
c) mit Tube und Gewichtsmanschette
d) zusätzlich auf dem Unterarm abgestützt

Seite 65) mit vier in der Grafik dargestellten Schwierigkeitsgraden.

2. Belastungsintensität für Muskelzuwachs

Die Steuerung der Intensität über das subjektive Empfinden funktioniert auch für Sportler, die sich vorrangig zum Ziel gesetzt haben, ihre Muskeln tatsächlich wachsen zu lassen. Dazu soll vorab er- wähnt werden, dass wir beim Muskelaufbautrai- ning natürlich die gleichen Übungen verwenden können, wie beim Muskelausdauertraining, also beim »Body-Styling«, diesmal jedoch üben wir mit höherer Intensität, also mit mehr Gewicht und weniger Wiederholungen. Das Muskelaufbautrai- ning fällt deshalb in die sportwissenschaftlich kor- rekt definierte Kategorie des *Maximalkrafttrai- nings*. Generell gilt die Empfehlung, dass sich der beste Muskelzuwachs bei etwa 8–12 Wiederholun- gen pro Übung mit einer Intensität von etwa 5 bis 7 erzielen lässt. Das Training soll demnach »an- strengend« bis »extrem anstrengend« sein. Auch hier ist wichtig: Beginnen Sie mit niedriger Belas- tung, steigern Sie die Intensität nach einigen Wochen zuerst über die Wiederholungen und erst später über die Erhöhung des Gewichtes bzw. den Widerstand.

Wählen wir ein Übungsbeispiel mit Kurzhanteln, einer Übung also, bei der wir mit Zusatzlast trainie- ren. Für den klassischen »Armcurl« (näher auf Seite 62 beschrieben) wählen Sie ein Gewicht, mit dem Sie schätzungsweise oder bereits aus Er- fahrung etwa 10 Wiederholungen in einer saube- ren Technik ausführen können. Wenn Sie das passende Gewicht verwendet haben, sollte die gefühlte Belastung ungefähr »anstrengend« sein. War die Belastung zu hoch oder niedrig, passen Sie das Gewicht der Hanteln durch Wechseln der Gewichtsscheiben entsprechend an. Als Trainings- einsteiger ist es für den Körper in jedem Fall besser, wenn Sie das Gewicht vorerst etwas nied- riger ansetzen.

Belastung erhöhen

Grundsätzlich passt sich der Organismus jeder neuen Belastung, die auf ihn einwirkt nach einer gewissen Zeit an. Ein ehemals schweres Gewicht, wird demnach leicht (die gefühlte Belastung sinkt), da wir an Kraft gewonnen haben. Für eine weitere

So kann ich den Schwierigkeits- bzw. Intensitätsgrad erhöhen	
Kategorie	Erhöhung der Intensität durch
Übungen ohne Zusatzlast bzw. Übungen mit dem eigenen Körpergewicht	• langsamere Bewegungsgeschwindigkeit bei gleicher Wiederholungszahl • Erweiterung des Hebels • größerer Bewegungsradius • Hinzunahme von kleinen Gewichten • wenn möglich Veränderung der Körperposition
Übungen mit einem Gummiband (Tubes, Theraband, o. Ä.)	• langsamere Bewegungsgeschwindigkeit • Gummiband doppelt legen • Gummiband enger fassen bzw. wickeln • Gummiband mit höherem Zugwiderstand verwenden • größeren Bewegungsradius
Übungen mit Gewichten (Hanteln, Sack Kartoffeln, Wasserflaschen, o. Ä.)	• langsamere Bewegungsgeschwindigkeit • schwerere Hanteln, mehr Kartoffeln, Wasserflaschen mit mehr Flüssigkeit füllen • größeren Bewegungsradius

Verbesserung unserer Kraftleistungen bzw. eine Verbesserung unserer Muskelqualität müssen wir in kleinen Schritten die Intensität unserer Übungen erhöhen. Im Vorfeld haben Sie dazu schon einige Möglichkeiten kennen gelernt. Die oben stehende Tabelle vervollständigt diese Informationen und gibt Ihnen einen erweiterten Überblick über die Möglichkeiten, die zur Verfügung stehen, eine einzelne Übung intensiver zu gestalten.

Sogar wenn Sie nur eine einzige Übung in ihrer Intensität erhöhen würden, hat dies Auswirkungen auf das komplette Trainingsprogramm, welches Sie absolvieren. Es wird insgesamt anstrengender, wenn auch nur gering. Für jede Belastungssteigerung gelten bestimmte Regeln, die eingehalten werden sollten.

In der Trainingspraxis sieht dies so aus: Sie absolvieren verschiedene Übungen und machen jede Übung zum Beispiel zwei Mal, also zwei *Sätze*. Erhöhen Sie nach einigen Wochen die Belastung, indem Sie die Wiederholungszahl langsam erhöhen. Beim Body-Styling beispielsweise von 15 auf 17. Dann auf 20, 22, usw. Sie müssen nicht gleich alle Übungen erhöhen. Wie gesagt, kleine Schritte sind besser als große Sprünge! Suchen Sie sich doch zuerst zwei oder drei Ihrer Lieblingsübungen heraus und erhöhen Sie deren Wiederholungen. Wenn Sie nach wiederum einigen Wochen die maximale Wiederholungszahl von 30 erreicht haben, erhöhen Sie die Satzzahl beispielsweise von zwei auf drei und beginnen wieder bei etwas weniger Wiederholungen. Schaffen Sie beim Body-Styling drei Sätze einer Übung mit jeweils etwa 25 bis 30 Wiederholungen problemlos, dann erhöhen Sie die Intensität weiter, indem Sie das Gewicht steigern. Denken Sie bei jeder Steigerung der Intensität stets an die »gefühlte Belastung«.

Erhöhen Sie die Belastungen im Training in folgender Reihenfolge:
1. Schritt: Dauer erhöhen – machen Sie einige Wiederholungen innerhalb der Übung mehr.
2. Schritt: Häufigkeit erhöhen – machen Sie nun eine Übung ein Mal mehr (z. B. 3 statt 2 Sätze).
3. Schritt: Intensität erhöhen – gestalten Sie die Übung schwieriger durch Erhöhung des Widerstands (siehe Tabelle oben).

Organisation des Muskeltrainings

Im ersten Moment hört sich der Begriff »Trainings-organisation« recht simpel an. Was soll man schon organisieren? Rein in die Sportklamotten, kurz auf-wärmen, eine Übung nach der anderen absolvie-ren, danach ein bisschen dehnen, fertig. Das ist natürlich nicht grundsätzlich falsch, doch unter Or-ganisation wird im Fitness-Training etwas anderes verstanden. Schließlich wollen wir systematisch vor-gehen und nicht unüberlegt wild loslegen. Mit der Trainingsorganisation legen wir fest, wie bzw. in wel-cher Reihenfolge die von uns ausgesuchten Übun-gen aneinander gereiht und aufgebaut werden. Folgende Systeme kommen für uns in Betracht.

Stationstraining

Das Stationstraining ist die am weitesten verbrei-tete Organisationsform im Muskeltraining und sie kann in jedem Leistungsstadium, ob Anfänger oder Profi, ob im Kraftausdauer- oder im Muskelaufbau-Training angewendet werden. Hierbei führt man an einer vorgesehenen Station (= Übung) alle im Trai-ningsplan vorgegebenen Sätze und Wiederholun-gen nacheinander durch. Jeweils zwischen den Sätzen macht man eine kleine Pause, damit sich der soeben belastete Muskel etwas erholen kann. Die nächste Station bzw. Übung folgt erst dann, wenn alle Sätze absolviert wurden.

Kreistraining

Beim Kreistraining stellt man sich einen so ge-nannten Übungszirkel zusammen. Dieser besteht aus 6 bis 12 verschiedenen Stationen bzw. Übun-

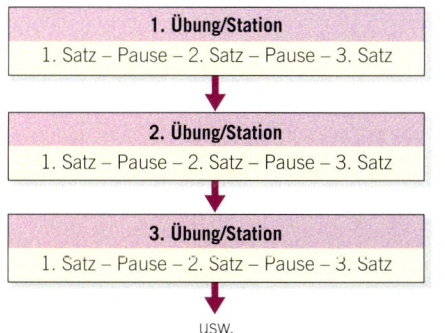

Schematische Darstellung des Stationstrainings

gen. Man beginnt mit der ersten, absolviert seine Wiederholungen und wechselt ohne nennenswerte Erholungspause zur nächsten. Sind alle Stationen durchlaufen, beginnt man wieder bei der ersten. In diesem Rhythmus kann man 2 bis 4 Durchläufe machen, je nachdem wie viel Zeit man hat oder welchem Leistungsniveau man angehört.

Zur Figurformung wählt man 15 bis 30 Wiederho-lungen pro Übung, zum Muskelaufbau erhöht man das Gewicht und senkt die Wiederholungszahl auf 8 bis 12. Wer sich richtig fordern will, erhöht die Intensität von Durchgang zu Durchgang entweder über das Gewicht, über einen höheren Widerstand oder mittels einer schwierigeren Übungsvariation. Diese Gewichtserhöhung findet auch im *Pyrami-dentraining* Anwendung.

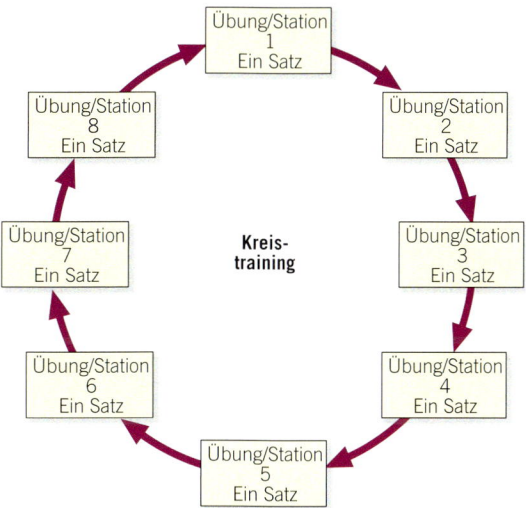

Schematische Darstellung des Kreistrainings

Pyramidentraining

Beim Pyramidentraining ist eine Gewichts- bzw. Intensitätserhöhung bei gleichzeitiger Abnahme der Wiederholungszahl kennzeichnend. Angenommen eine bestimmte Übung wird mit drei Sätzen hinter-einander trainiert, wobei der erste Satz mit zwölf Wiederholungen und einer subjektiven Intensität von »mäßig anstrengend« (Anstrengungsgrad 3) absolviert wird. Beim zweiten Satz erhöht man das Gewicht, macht zum Beispiel nur noch zehn Wiederholungen mit einer gefühlten Intensität von »anstrengend« (Anstrengungsgrad 5). Im dritten Satz wird die Intensität nochmals erhöht (also mehr

Gewicht oder eine schwierigere Ausführung, wie bereits im Vorfeld besprochen) und die Wiederholungen verringert. Dies könnte »sehr anstrengend« bzw. Anstrengungsgrad 6 oder auch eine Stufe höher bei nur noch acht Wiederholungen sein. Die Grafik unten macht das Pyramidenprinzip deutlich.

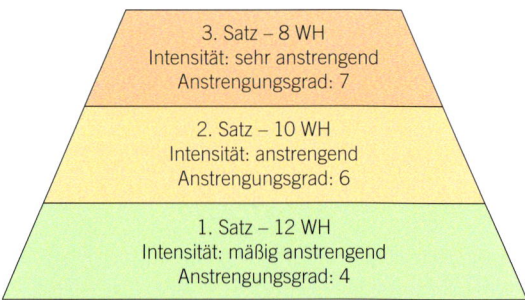

Schematische Darstellung des Pyramidentrainings

Das Training nach dem Pyramidenprinzip ist sehr fordernd und muskelerschöpfend. Es ist deshalb für Geübte und Fortgeschrittene die geeignete Organisationsform, um das Leistungsniveau weiter zu steigern und den Muskel richtig wachsen zu lassen. Man kann alle Übungen des Trainingsplans nach diesem Prinzip gestalten oder nur einige von ihnen. Beginnen Sie am besten mit ein oder zwei Übungen, bei den restlichen erhöhen Sie das Gewicht noch nicht. Auf diese Weise lernen Sie bzw. Ihr Körper, auf eine neue Art des Trainings zu reagieren und eine Überforderung wird vermieden. In diesem Fall kann ich mich nur wiederholen: Eine Treppe hat stets viele Stufen. Versuchen Sie nicht mit Gewalt alle auf einmal zu erklimmen.

Ganzkörpertraining

Beim Ganzkörpertraining werden, wie es der Name schon verrät, sämtliche Hauptmuskelgruppen innerhalb einer Trainingseinheit beansprucht, also trainiert. Einsteiger sollten stets mit diesem System beginnen, egal ob das Ziel Muskelstraffung oder Muskelaufbau lautet. Nach mehreren Wochen regelmäßigen Trainings kann man zum Split-Training wechseln. Wer nur ein oder zwei Mal in der Woche trainiert, sollte jedoch stets das Ganzkörpertraining bevorzugen.

Split-Training

Beim Split-Training wird quasi das Ganzkörpertraining in kleinere Portionen auf mehrere Tage aufgeteilt (engl.: to split = teilen). Dies erscheint vor allem dann sinnvoll, wenn mindestens vier Mal pro Woche trainiert wird. Man teilt den Körper in verschiedene Segmente auf, wobei dann an aufeinander folgenden Trainingstagen unterschiedliche Segmente belastet werden. Ein gleicher Muskel bzw. eine gleiche Muskelgruppe wird demnach nicht an aufeinander folgenden Trainingseinheiten trainiert, sondern hat mindestens einen Tag Zeit sich zu erholen. Der Vorteil besteht darin, dass das Training kürzer wird, weil weniger Muskeln belastet werden. Diese wenigen Muskeln kann man dann auch intensiver trainieren, was besonders im Muskelaufbautraining für Fortgeschrittene notwendig ist. Ein Beispiel eines Split-Programms gibt die unten stehende Tabelle. Neben diesem so genannten 2er-Split (2 verschiedene Traingspläne) kann man natürlich auch 3er-Split-Programme (3 Trainingspläne) erstellen.

Montag Muskelgruppe A	Dienstag Muskelgruppe B	Mittwoch Trainingspause	Donnerstag Muskelgruppe A	Freitag Muskelgruppe B	Samstag Trainingspause	Sonntag Trainingspause
Rücken	Brust		Rücken	Brust		
Bizeps	Trizeps		Bizeps	Trizeps		
Oberschenkel	Schulter		Oberschenkel	Schulter		
Gesäß	Nacken		Gesäß	Nacken		
Bauch	Waden		Bauch	Waden		
	Bauch*			Bauch*		

* die Bauchmuskulatur können Sie jeden Tag trainieren

Könnerstufe / Organisation	Einsteiger (0 bis 8 Wochen Trainingserfahrung)	Geübter (2 bis 6 Monate Trainingserfahrung)	Fortgeschrittener (ab 6 Monate regelmäßigem Muskeltraining)
Stationstraining	✓✓✓	✓✓✓	✓✓✓
Kreistraining	✓✓✓	✓✓	✓✓
Pyramidentraining	✓	✓✓	✓✓✓
Ganzkörpertraining	✓✓✓	✓✓	✓✓
Split-Training	✓	✓✓	✓✓✓

✓ nicht geeignet   ✓✓ bedingt geeignet   ✓✓✓ gut geeignet

Die oben stehende Übersicht fasst für Sie alle auf den vorhergehenden Seiten besprochenen Punkte zusammen und zeigt Ihnen bei welchem Trainingsziel und in welchem Könnerstadium Sie Ihr Training in der Belastung dosieren und die Übungen organisieren können.

Gerätekunde und Equipment

Die Möglichkeiten für das häusliche Training sind schier unbegrenzt. Der Markt für das eigene Equipment ist in den letzten Jahren so rasant gewachsen, dass man leicht den Überblick verliert. Die Briefkästen sind voll mit Werbung, in etlichen Magazinen wird um die Gunst der Kunden geworben, TV-Shoppingsender preisen ihre Erfolg versprechenden Waren an und jedes größere Kaufhaus hält eine ansehnliche Auswahl an Gerätschaften bereit. Dazu kommt die immer größer werdende Anzahl an Fitness-Fachgeschäften in unseren Städten. Wo und womit fange ich also an, mein eigenes Home-Studio aufzubauen? Um diese Frage bezüglich des Muskeltrainings zu beantworten, beginnen wir am besten bei uns selbst – dem eigenen Körper als Trainingsgewicht, als Widerstand, den es zu »überwinden« gilt und beenden die Aufzählung mit den großen Maschinen, wie sie ähnlich auch in professionellen Fitness-Studios anzutreffen sind. Sie werden sehen, dass man also nicht unbedingt einen eigenen Raum für das Training einrichten muss. Platz gibt es in der kleinsten Wohnung.

Der eigene Körper als Widerstand

Unser Körper ist das ideale »Trainingsgerät«. Man nimmt es überall mit hin und es steht praktisch immer zur Verfügung, man muss es nach dem Training nicht wegräumen und es steht einem nie im Wege herum. Auf Grund der Tatsache, dass wir unseren Körper bzw. Teile von ihm heben, senken, beugen, aufrichten, drehen oder zusammenziehen können, bietet er uns – richtig eingesetzt – eine unglaublich breite Übungspalette. Damit wir bei einigen dieser Übungen unsere Knochen und Gelenke schonen, benötigen wir nichts außer einer Decke oder Gymnastikmatte. Sie könnten demnach sofort mit Ihrem Training starten!

Kleingeräte

Zu den Kleingeräten zählt man im Grunde genommen alles, was klein und handlich ist. Dazu gehören Tubes bzw. Gummibänder in allen möglichen Variationen, Gymnastikhanteln, Gewichtsmanschetten, Fitbälle und vieles mehr. Wenn Sie so wollen, kann man sogar gefüllte Wasserflaschen, Konservendosen, mit Kartoffeln gefüllte Stoffsäcke, den altbewährten Besenstiel und andere Gegenstände in der Wohnung als zusätzlichen Widerstand für das Muskeltraining einsetzen. Für jedes dieser Kleingeräte könnte man einen 200-seitigen Übungskatalog vorstellen. Im Rahmen dieser Lektüre ist dies allerdings nicht möglich.

Wer sich zu den Einsteigern zählt, ist mit einem Fitband (Theraband, Physiotube) sehr gut beraten. Wie alle Gummibänder, gibt es sie in unterschiedlichen Stärken und teilweise auch Längen. Da sie

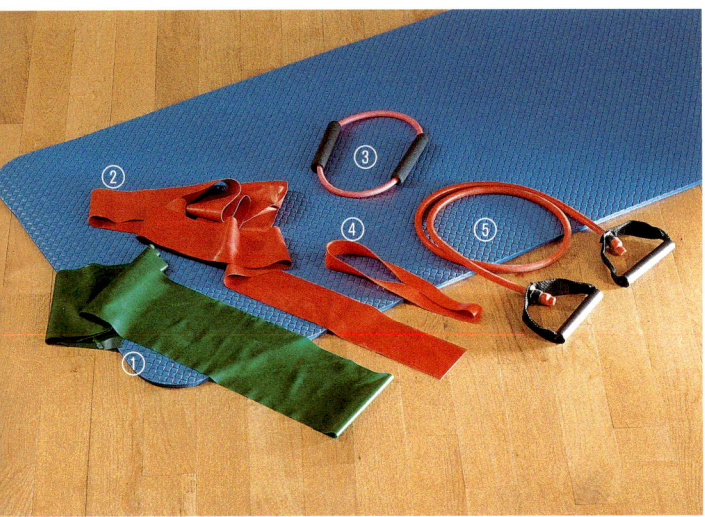

Verschiedene Tubes bieten ein abwechslungsrei-
ches Muskeltraining: 1 Theraband, 2 Physioband,
3 Physiotube, 4 Rubberband, 5 Exertube

nicht die Welt kosten, könnte man sich auch zwei
Bänder mit verschiedenen Widerständen zulegen.
So hat man für die verschiedensten Übungen stets
das Passende parat. Mit einem speziellen Clip
kann man sie auch zu einem Ring zusammen-
heften, was das Übungsspektrum wesentlich erweitert. Sie ähneln dann dem Rubberband bzw.
dem Physiotube. Einige Übungen mit dem Fitband
finden Sie im Übungskatalog ab Seite 47.
Im Gegensatz zu den vielen Zugbändern, die den
Trainingswiderstand erhöhen, kann man auch mit
Gewichten die Intensität steigern. Gymnastikhanteln unterschiedlichster Ausführungen, auch
»Heavy hands« genannt, und Gewichtsmanschetten für Arme oder Beine gibt es ab einem Gewicht
von etwa 500 Gramm. Hier kann man am besten
improvisieren. Statt Hanteln kann man auch kleine
Konservendosen verwenden. Auch Stofftaschen,
die mit Kartoffeln gefüllt werden, eignen sich für
etliche Übungen. Was soll's, sieht doch eh niemand! Und dem Muskel ist es völlig gleichgültig,
was er heben muss, Hauptsache er hat es etwas
zu tun.

Scheibenhanteln

Der Gewichtsübergang von den meist leichteren
Gymnastikhanteln zu den klassischen Scheiben-
hanteln ist fließend. Der wesentliche Unterschied

besteht darin, dass man Gymnastikhanteln vom
Gewicht her nicht verändern kann, sofern sie aus
einem Guss gefertigt sind. Hanteln größeren For-
mats, auch »freie Gewichte« genannt, sind stets
mit einzeln abnehmbaren Scheiben bestückt. Auf
dem Foto unten sehen Sie zwei so genannte *Kurzhanteln*. Man bezeichnet sie deshalb so, weil die
Scheiben einen kurzen Abstand zueinander haben.
Das Gewicht ist mit Scheiben unterschiedlichen
Gewichts individuell veränderbar. Die Übungsvielfalt ist immens. Einen kleinen Teil finden Sie im
Übungskatalog. Bei den *Langhanteln* sind die
Scheiben weiter auseinander und ebenso auswech-
selbar. Wer also höhere Gewichte für sein Training
benötigt oder wer daran interessiert ist, etwas leis-
tungsorientierter zu trainieren, ist mit einem Satz
Kurzhanteln und einer Langhantel bestens beraten.

Trainingsbänke, Seilzüge und Maschinen

Ambitionierte Heimsportler, die das nötige Kleingeld und gleichzeitig genügend Platz zur Verfügung haben, finden eine große Auswahl an
einfachen Trainingsbänken bis hin zu multifunktio-
nalen Kraftstationen. Sie sind quasi die Krönung
des eigenen Studios. Vor dem Kauf sollten Sie sich
die Zeit nehmen, unterschiedliche Fachhändler zu
besuchen, sich ausführlich beraten zu lassen und
zu testen, »was das Zeug hält«. Schließlich sind
solche Gerätschaften keine kurzfristige Anschaf-

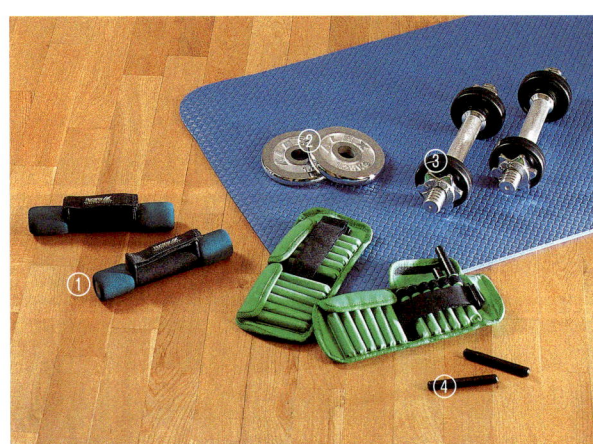

Gewichte für das Hometraining: 1 Gymnastikhanteln, 2 Hantelscheiben, 3 Kurzhanteln mit
wechselbaren Scheiben, 4 Gewichtsmanschetten
mit wechselbaren Eisenstangen

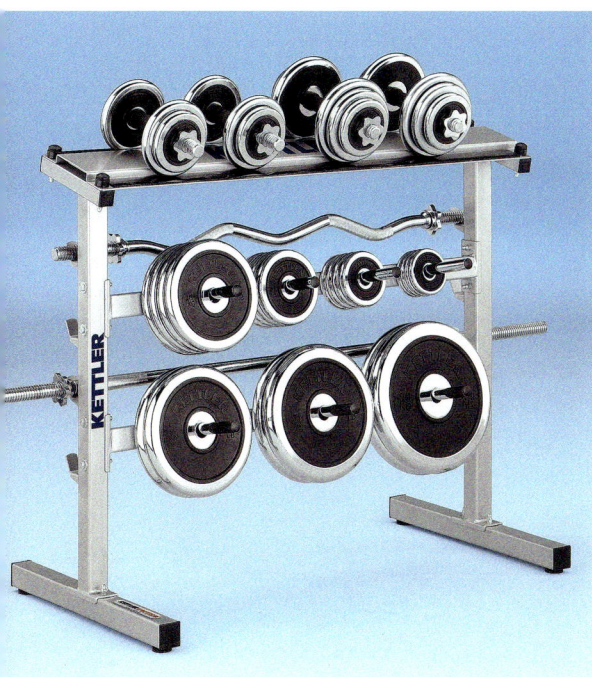

Fast schon professionell – ein Set aus Kurz-hanteln, Langhantelstangen und Scheiben zum Auswechseln

im Preis widerspiegeln. Sitzen Sie auf jeden Fall Probe! Sehr große oder besonders kleine Personen werden, auf Grund der Gerätekonstruktion seitens der Hersteller für eine Durchschnittsgröße (trotz individueller Verstellmöglichkeiten der Sitz- und/oder Lehnenflächen), womöglich Probleme bekommen. Bei ihnen kann es sein, dass sich die vorgegebenen Bewegungskurven nicht gut anfühlen und den Bewegungsapparat unphysiologisch belasten. Wenn Sie im Gerät sitzen, dann lassen Sie sich sämtliche Übungen zeigen. Beurteilen Sie die Gängigkeit der vielen sich bewegenden Hebel und Gelenke des Gerätes, alles sollte rund laufen und nirgends bremsen oder ins Stocken geraten. Der Bewegungsfluss sollte harmonisch sein. Achten Sie bei der Gerätevorführung auch darauf, wie lange es dauert und wie umständlich es eventuell ist, die Maschine von einer Übung zur anderen zu verstellen. Wenn hier bereits der Händler Probleme hat, sollten Sie schnell ein anderes Gerät in Betracht ziehen.

fungen. Eine endgültige Entscheidung will gut überlegt sein. Einige Möglichkeiten möchte ich Ihnen deshalb genauer vorstellen.

Eine **multifunktionelle Trainingsbank**, deren Rückenlehne und Sitzfläche verstellbar ist, bietet Ihnen die nötige Trainingsvielfalt, Stabilität und Sicherheit, die für ein professionelles Hanteltraining erforderlich ist. Sie ist die Basis für ein intensiveres Muskel- und Krafttraining. Wer »Bankdrücken« und »Kniebeugen« regelmäßig praktizieren will, sollte zusätzlich in eine passende **Langhantel-ablage** investieren. Sie ermöglicht ein sicheres und verletzungsfreies Annehmen und Ablegen der Gewichtsstange. Ein zusätzlicher **Hantel- und Scheibenständer** ist schon wahrer Luxus (Foto oben). Hier kann man auch erst im Nachhinein investieren.

Multifunktionale Kraftstationen sind wie kleine Fitness-Studios für den Hausgebrauch (Bild Seite 44). Auch hier gibt es verschiedene »Klassen«, deren Unterschiede sich in der Übungsvielfalt, Verarbeitung/Qualität, Größenordnung und letztendlich

Quick-Check für Kraftstationen
- *Länge, Breite und Höhe der Kraftstation* – reicht der Platz zum Aufstellen für zu Hause?
- *Übungsvielfalt* – sind die möglichen Übungen für meine persönlichen Trainingsziele ausreichend? Ist die Station durch Zubehör noch erweiterbar?
- *Verstellmöglichkeiten* – kann die Station auf meine Körpergröße eingestellt werden?
- *Qualität* – genügt die allgemeine Qualität meinen Ansprüchen? Welchen offiziellen DIN-Qualitätsstandard erfüllt das Gerät? Ist ein TÜV- bzw. GS-Siegel vorhanden?
- *Gewichte* – reichen die Gewichte für meinen Einsatz und wie fein ist die Gewichtsabstufung?
- *Lieferung und Aufbau* – ist die Lieferung und der professionelle Aufbau/Montage der Maschine durch einen Fachmann im Preis inbegriffen (hier kann man ruhig mit dem Verkäufer verhandeln, das lohnt fast immer)?
- *Garantie* – wer ist der Ansprechpartner in Garantiefällen? Wie lange sind Ersatzteile lieferbar und gibt es darüber eine Sicherheit seitens des Herstellers?

Ein gut sortiertes Sportfachgeschäft hält noch eine Reihe weiterer **Trainingsbänke** unterschiedlicher Art bereit. Die gängigsten sind Bauch- und Rückentrainingsbänke. Beim hier abgebildeten Bauchtrainer (Bild rechte Seite) lässt sich beispielsweise die Beinauflage in der Höhe und Neigung verstellen, sodass man weitere Übungsmöglichkeiten hat. Der Rückentrainer (ohne Abbildung) ist nur für eine einzige Übung gut, allerdings für eine sehr wichtige, die vor allem die untere Rückenstreckmuskulatur und die Gesäßmuskeln trainiert. Die besondere Konstruktion, bei der man im Kniestand übt, reduziert in Verbindung mit dem verstellbaren Fußbrett die Beanspruchung der Oberschenkelrückseiten und optimiert somit den Bewegungsablauf. Für Personen, die beruflich viel sitzen müssen, ist das eine empfehlenswerte Investition. Informieren Sie sich am besten beim Fachhändler.

Sonstiges Equipment

Neben den bereits vorgestellten Hauptgruppen gibt es noch allerlei weiteres Equipment, was teilweise durchaus sinnvoll erscheint. Von den »viel versprechenden« TV-Angeboten rate ich jedoch generell ab. Meist ist die Qualität dieser Fitness-Geräte minderwertig, die Verarbeitung schlecht und der Preis viel zu hoch angesetzt. Eine qualifizierte Beratung fehlt ohnehin und die Einsatzmöglichkeiten eines »In-5-Minuten-Speck-weg«-Gerätes sind sehr begrenzt. Bei den Zusatzgeräten greift man besser zu Bewährtem.

Eine **Reckstange**, die zwischen einem Türstock montiert wird, ermöglicht ein intensives Training des breiten Rückenmuskels und der Armbeugemuskulatur. Wer eine V-förmige, muskulöse Rückenansicht und einen starken Bizeps anstrebt, sollte sich eifrig an Klimmzügen probieren!

Auch den **Bauchtrainer** kann man zu den nützlichen Dingen zählen. Jeder Hersteller bezeichnet dieses Gerät individuell. So findet man z. B. Power-Roller, Abdominal-Trainer oder schlicht Abroller im Handel. Alle haben eines gemein: Sie ermöglichen ein wirbelsäulenschonendes, einfaches und zugleich wirkungsvolles Training der geraden und

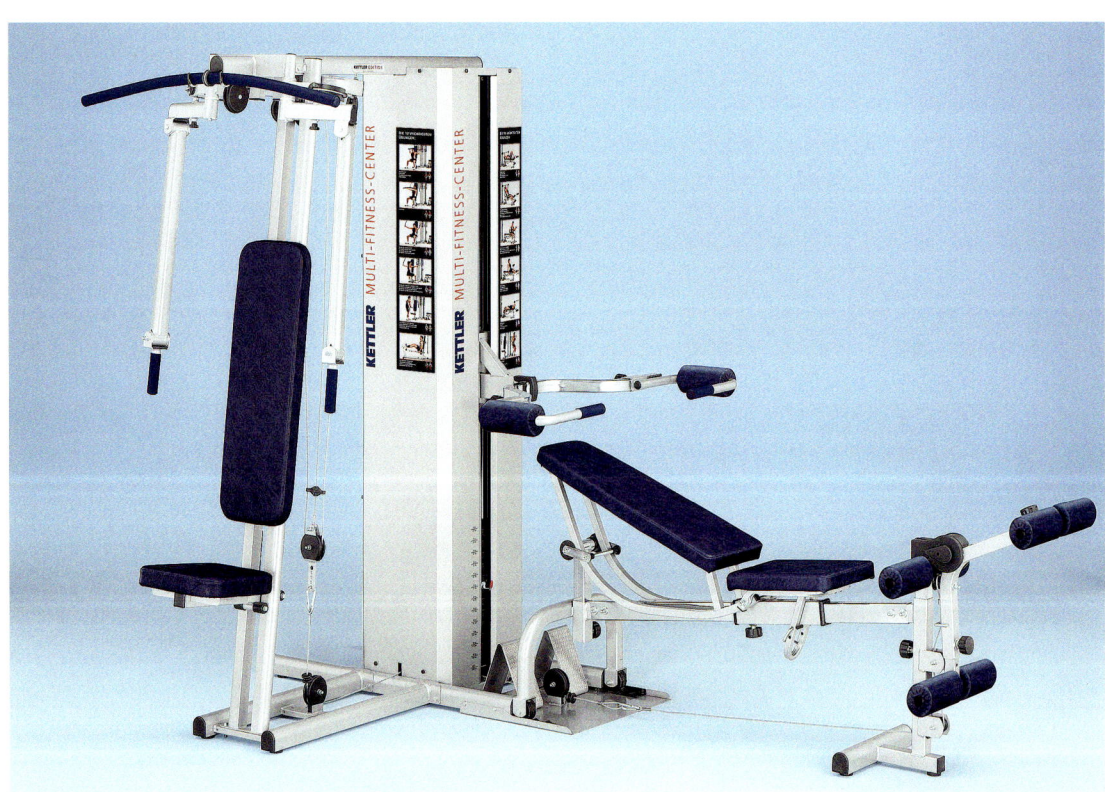

Multifunktionale Kraftstationen namhafter Hersteller entsprechen heutzutage einem hohen Qualitäts- und Sicherheitsstandard.

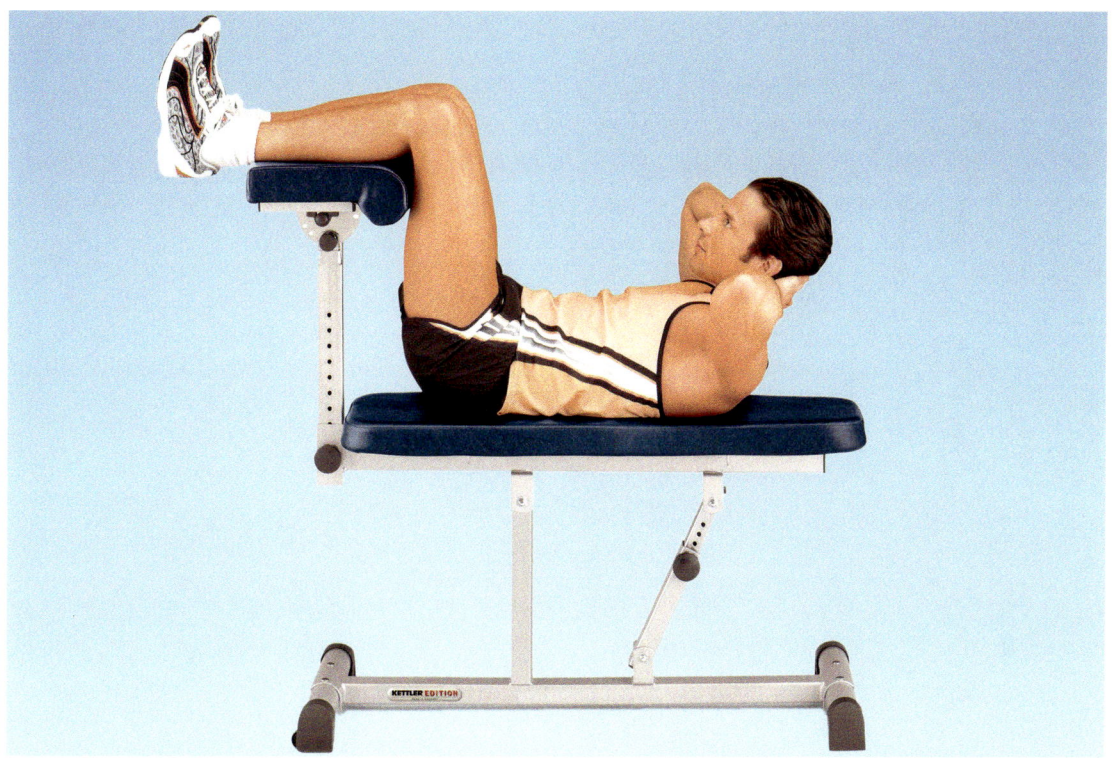

Mehrfach verstellbare Bauchtrainingsbänke ermöglichen ein intensives Training und sind vielseitig verwendbar.

schrägen Bauchmuskeln. Eine ausführliche Trainingsanleitung sollte mindestens dabei sein. Am besten wäre natürlich eine Videoanleitung, die den Übungsablauf anschaulich verdeutlicht und auf mögliche Fehlerquellen hinweist.

Übungskatalog

Nachdem Sie nun allerhand über Trainingsequipment und verschiedenes Zubehör erfahren haben, wollen Sie sicher gleich loslegen. Nur zu, denn der folgende Übungskatalog zeigt Ihnen eine solide Auswahl an Muskelübungen, die Sie ohne größeren Aufwand und ohne »exotische« Trainingsgeräte durchführen können. Welchen Bereich des Körpers eine jeweilige Übung hauptsächlich beansprucht, erkennen Sie am Muskelmännchen, dessen trainierte Muskeln jeweils farbig markiert sind. Das jeweilige Foto mit der Nummer ☐ zeigt die unter *Übungsbeschreibung* ausführlich beschriebene »Hauptübung«. Unter *Tipps und ergänzende Hinweise* finden Sie nützliche Informationen zur

Hauptübung und hilfreiche »Variationen«, die das Training entweder intensiver oder weniger anstrengend machen. Dieser Begleittext ist demnach sinnvolles Beiwerk für alle Trainierenden und jeder findet so die Möglichkeit, die passende Übung für sich zu absolvieren.

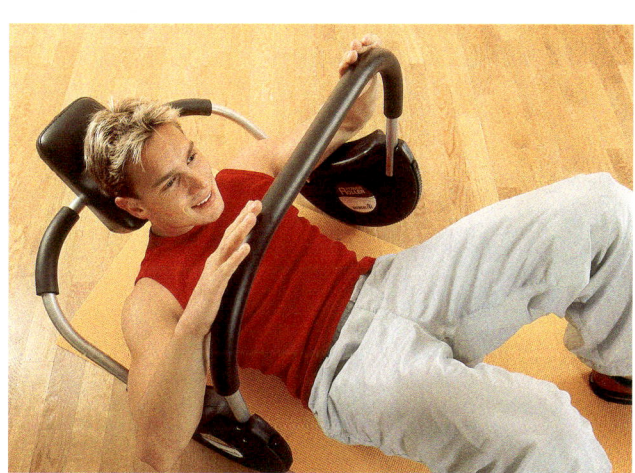

Entlastet die Wirbelsäule und trainiert die Bauchmuskeln zielgerichtet – der Abroller.

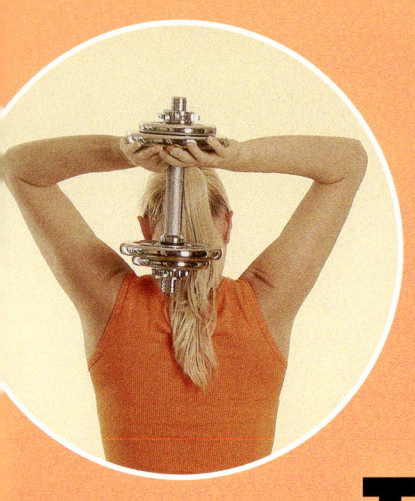

Tipp

Eine Trainingseinheit zur Verbesserung der Kraft- und Muskelleistung wird ähnlich aufgebaut wie beim Ausdauertraining. Zu Beginn steht ein etwa 10-minütiges Aufwärmtraining. Dann absolviert man seine Übungen nach einer gewählten Organisationsform. Am Ende folgt das Cool-down. Dazu am besten noch einmal für 5 Minuten auf das Rad steigen, das Herz-Kreislauf-System etwas auf Touren bringen und danach ein ausklingendes Dehnprogramm durchführen. Wollen Sie innerhalb einer Trainingseinheit Ihre Kraft und Ausdauer fordern, dann folgt das Herz-Kreislauf-Training stets dem Muskeltraining. Gedehnt wird immer ganz am Schluss.

Eventuell kennen Sie die ein oder andere Übung bereits aus früheren Trainingstagen, oder es fehlen Ihnen ganz bestimmte Übungen, die Sie schon irgendwo einmal gesehen haben. Es sei erwähnt, dass es selbstverständlich viele hundert Übungen mehr gibt, als hier dargestellt werden können. Ich habe mich bewusst dazu entschlossen, keine Übungen an größeren Geräten vorzustellen, da beim Erwerb einer Maschine meist ein ausführlicher spezifischer Übungskatalog beigefügt ist. Bei der Vielfalt an multifunktionellen Trainingsgeräten wäre dies ohnehin ein unmögliches Unterfangen.

Hinweise

• Lesen Sie jede Übung vor der Durchführung aufmerksam durch. Auch als Geübter erhalten Sie sicher noch nützliche Hinweise.

• Während des Übens sollten Sie niemals die Luft anhalten. Atmen Sie regelmäßig im Fluss der Bewegung. Oder anders herum: Bewegen Sie sich nur so schnell, wie Sie tief und gleichmäßig atmen. Lassen Sie sich nicht hetzen. Mit einer bewussten Atmung verbessern Sie zudem die Sauerstoffversorgung des Muskels, Sie werden leistungsfähiger. Der allgemein gebräuchliche Hinweis, dass man beim Überwinden eines Widerstandes (Heben eines Gewichtes) stets ausatmen soll, greift natürlich auch beim Hometraining. Bei manchen Übungen kann es jedoch vorkommen, dass Sie sich einfach wohler fühlen und fließender trainieren können, wenn Sie beim Heben eines Gewichtes einatmen. Entscheiden Sie dies nach Ihrem persönlichen Empfinden. Die Hauptsache ist, dass Sie gleichmäßig atmen!

• Legen Sie Ihre Aufmerksamkeit immer auf den zu trainierenden Muskelbereich. Vernachlässigen Sie jedoch niemals die korrekte Haltung des gesamten Körpers. Gerade Übungen, die im Stand durchgeführt werden, benötigen eine hohe Kontrolle der Haltung. Dies geschieht am besten über die so genannte *Kernstabilität*, also über eine stabile Körpermitte. Spannen Sie hierfür stets die Beckenbodenmuskeln an und versuchen Sie beim Ausatmen den Bauchnabel nach innen/oben zu ziehen. Etwas ungewöhnlich, aber mit genügend Übung wird Ihnen das gelingen. Sie werden den Unterschied in der Standfestigkeit und Stabilität des Körpers spüren.

Basic Crunch

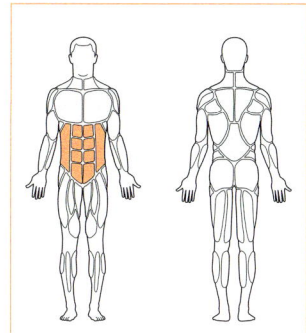

Trainierte Muskeln:
• gerader Bauch-
  muskel
• innere und
  äußere schräge
  Bauchmuskeln

intensiv haben will, streckt, wie in der Abbildung, die Beine nach oben zur Decke, hält die Füße fest zusammen und zieht die Zehenspitzen zu den Schienbeinen hin an. Die Füße können jedoch auch am Boden abgestellt bleiben.

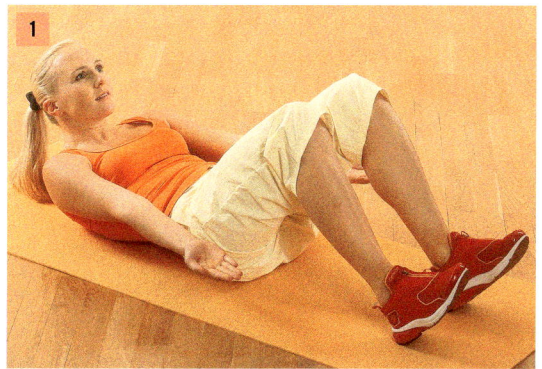

Übungsbeschreibung

1 In Rückenlage stellen Sie die Beine rechtwinklig auf den Fersen auf. Halten Sie die Arme eng am Körper, leicht vom Boden abgehoben und drehen Sie die Handflächen nach oben. Heben Sie den Kopf, drücken Sie die Fersen in den Boden und somit die Lendenwirbelsäule auf die Matte. Ziehen Sie das Kinn leicht heran.
Heben Sie nun mit dem Ausatmen kontrolliert Ihren Kopf und die Schultern weiter an und schieben Sie dabei Ihr Brustbein nach oben zur Decke. Entwickeln Sie das Gefühl, als würde Sie jemand an den Armen ziehen. Atmen Sie ein und senken Sie den Oberkörper zurück, ohne dass die Schultern den Boden berühren.

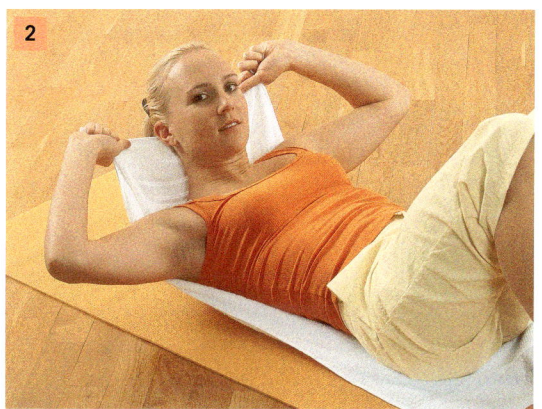

Tipps und ergänzende Hinweise

• Halten Sie während der gesamten Übung, sowohl in der Aufwärts- als auch in der Abwärtsbewegung, die Spannung in den Bauchmuskeln aufrecht und lassen Sie die Lendenwirbelsäule fest auf der Matte.
• Bei Beschwerden im Hals-Nacken-Bereich stützen Sie den Hinterkopf mit Ihren Händen, die Ellbogen sollen hierbei weit geöffnet bleiben. Ziehen Sie nicht mit den Armen, sondern bewegen Sie den Rumpf ausschließlich mit der Kraft Ihrer Buchmuskeln.
• Eine weitere Möglichkeit, das Gewicht des Kopfes zu verringern, ist das Üben mit Unterstützung eines Handtuches 2. Legen Sie dies längs unter Rücken, Nacken und Kopf und fassen Sie die Spitzen fest mit beiden Händen.
• Für Geübte eignet sich die Variation mit gestreckten Armen hinter dem Kopf 3. Wer es richtig

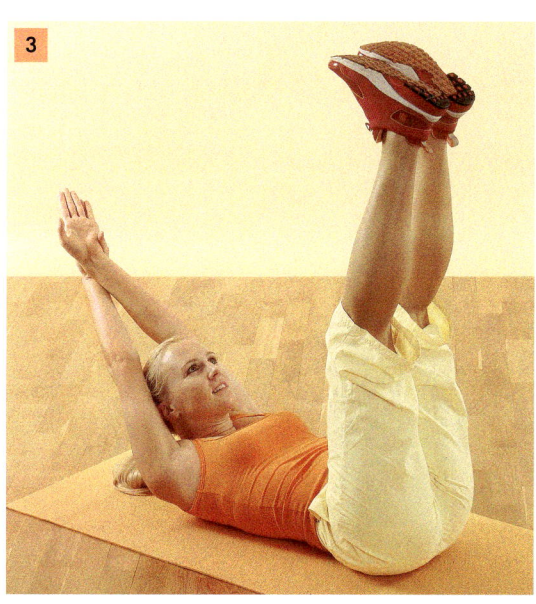

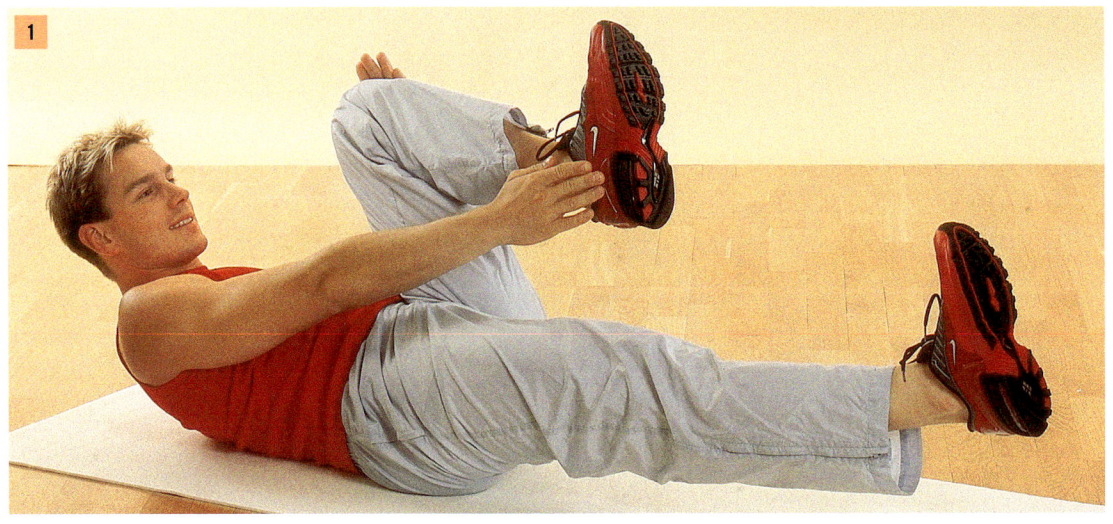

Beetle Crunch

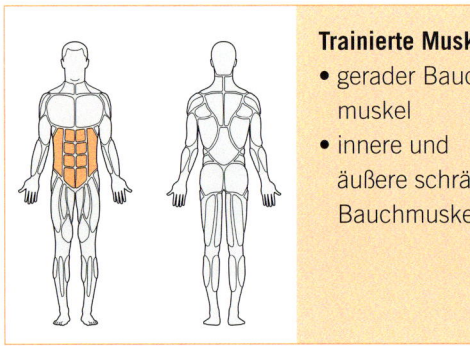

Trainierte Muskeln:
• gerader Bauch-
  muskel
• innere und
  äußere schräge
  Bauchmuskeln

Übungsbeschreibung

1 In Rückenlage heben Sie beide Knie angewinkelt über das Becken. Kopf und Schultern sind angehoben, das Kinn leicht angezogen. Die Hände
befinden sich an den Außenseiten der Knie. Die
Bauchmuskeln sind jetzt schon unter leichter
Spannung.

Mit dem Ausatmen schieben Sie nun das rechte
Bein weit nach vorne. Gleichzeitig heben Sie den
Oberkörper weiter an, sodass Sie mit der rechten
Hand den linken Fuß berühren können. Anschließend bewegen Sie Arm und Bein zurück in
die Startstellung (einatmen) und führen mit dem
nächsten Ausatmen die gleiche Bewegung gegen-
gleich durch.

Tipps und ergänzende Hinweise

• Halten Sie während der gesamten Übungsausführung mit dem unteren Rücken Kontakt zum Boden.
• Die Übung wird etwas einfacher, wenn Sie anfangs die Arme nicht in die Bewegung mit einbeziehen 2. Heben Sie also nur den Rumpf und
lassen Sie die Arme fest auf dem Boden liegen.
• Die Übung wird wesentlich schwieriger, wenn
das vom Körper weg gestreckte Bein tiefer und der
gegengleiche Arm rückwärts gestreckt in Richtung
Boden geführt wird 3.

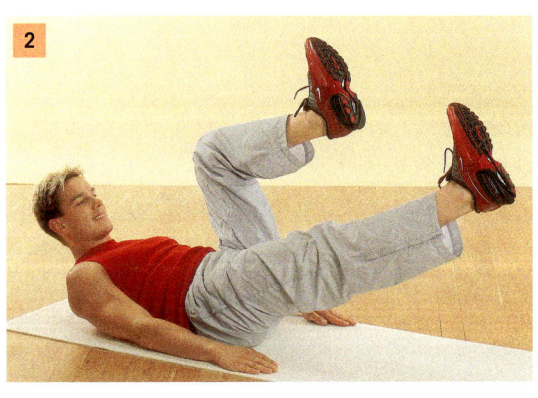

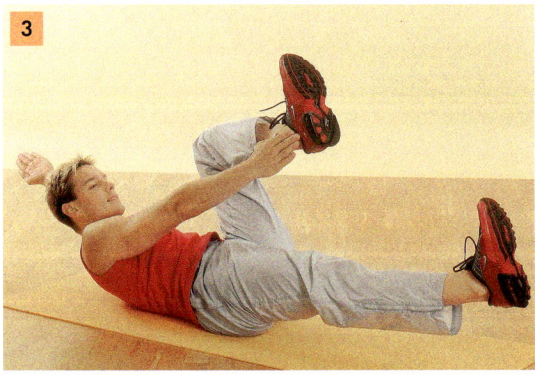

Rumpfheben

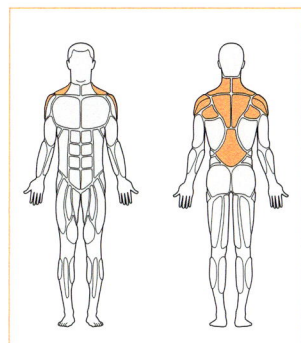

Trainierte Muskeln:
• Rückenstrecker
• Nackenmuskeln
• hintere Schulter-
  muskulatur

Übungsbeschreibung

☐ In Bauchlage nehmen Sie beide Arme in die U-Halte, heben Ihre Stirn, richten den Blick zum Boden und halten den Nacken in Verlängerung des Rückens. Ziehen Sie ein wenig Ihr Kinn ein. Schultern und Arme sind vom Boden leicht abgehoben, die Schulterblätter wollen sich hinten

Tipps und ergänzende Hinweise

• Während der Übung sollten Sie das Gefühl eines »langen Rückens« beibehalten. In der Grundübung wie auch bei den Variationen drücken Sie stets Ihr Schambein in den Boden.
• Je weiter Sie die Ellbogen geöffnet, also hinter dem Rücken halten, desto mehr wird zusätzlich die obere Rückenmuskulatur beansprucht und trainiert.
• Wenn Sie einen unangenehmen Druck in der Lendenwirbelsäule spüren, konzentrieren Sie sich eher auf die Länge des Rückens, als zu sehr auf die Höhe beim Heben des Rumpfes. Niemals die Bewegung »reißen«, sondern stets behutsam »führen«! Sie können zusätzlich den unteren Bauch mit einem Handtuch unterlagern. Die Übung wird etwas einfacher, wenn die Arme seitlich am Rumpf gehalten werden ☐.
• Geübte können mit gestreckten Armen bzw. mit zusätzlichen kleinen Handgewichten trainieren.

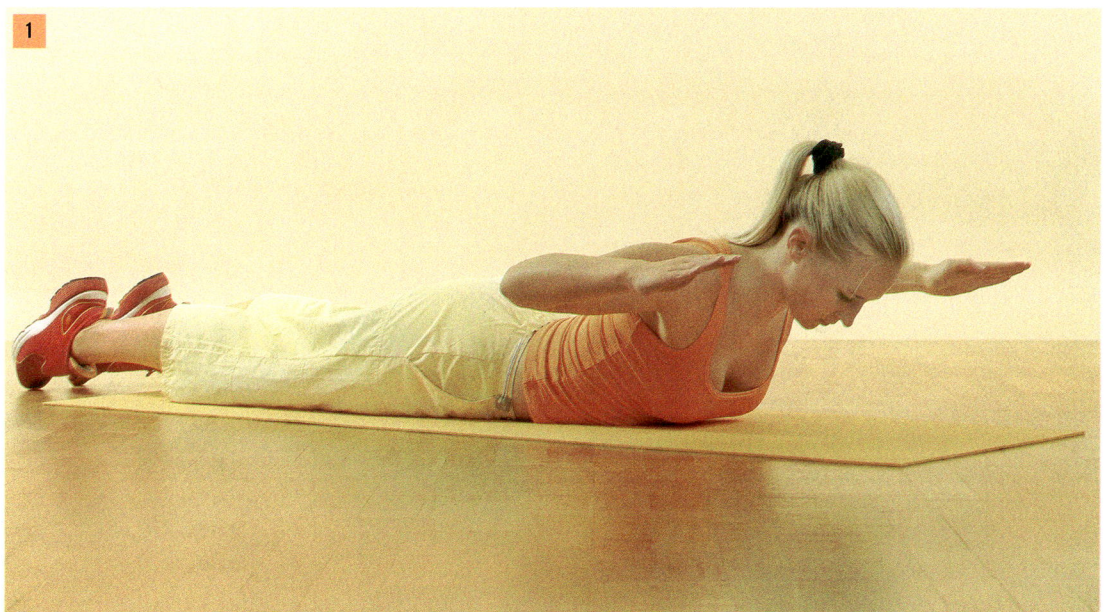

einander nähern. Halten Sie die Beine eng und gestreckt und das Gesäß leicht angespannt.
Mit dem Ausatmen heben Sie das Brustbein weiter nach oben. Hierbei bleiben die Schultern weit weg von den Ohren und der Hinterkopf lang. Anschließend senken Sie den Rumpf, ohne ihn ganz abzulegen und die Muskelspannung im Rücken und Gesäß zu verlieren.

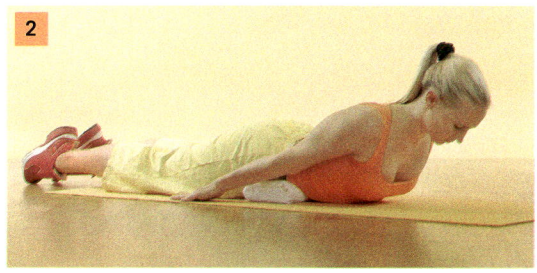

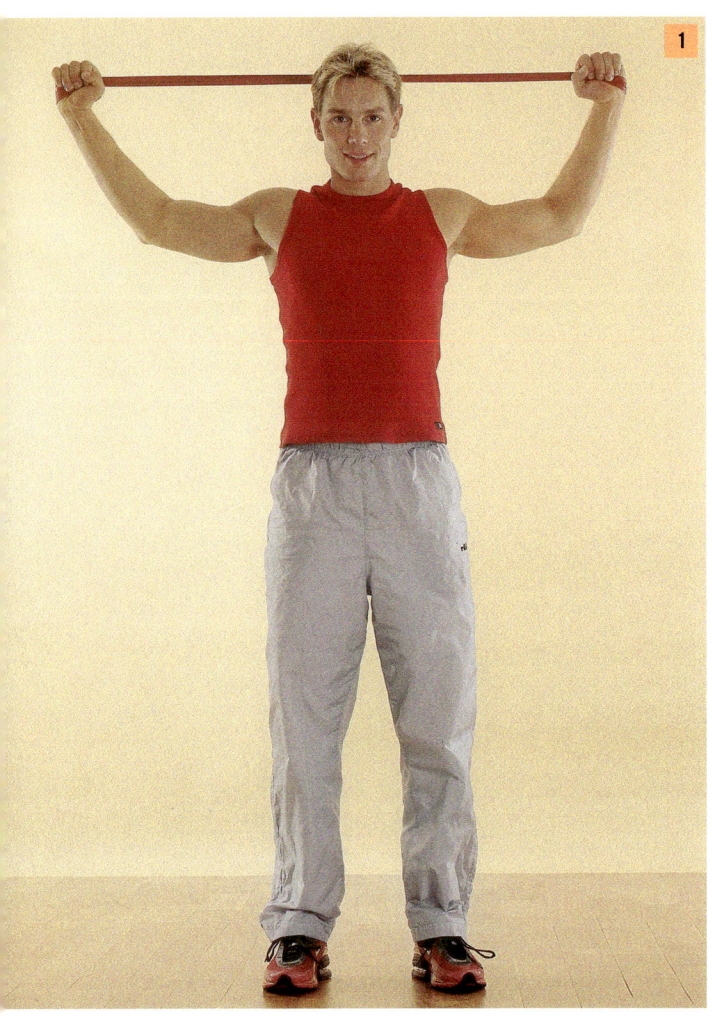

Latziehen mit Tube

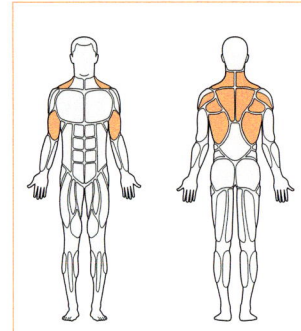

Trainierte Muskeln:
- breiter Rücken-
  muskel
- Nacken-
  und Schulter-
  muskulatur

Übungsbeschreibung

1 Fassen Sie ein Theraband doppellagig und wickeln Sie die Enden um Ihre Hände. Wie in der Abbildung halten Sie das Band mit den Armen in der U-Halte über Kopf. Das Band hat in der Startposition leichte Spannung und hängt nicht durch. Mit dem Ausatmen ziehen Sie nun das Band gleichmäßig und ruckfrei mit den Händen auseinander. Bewegen Sie gleichzeitig die Ellbogen nach unten/außen in Richtung Becken, bis sich das Theraband im Nacken befindet. Dabei ziehen Sie auch die Schultern etwas nach hinten.

Tipps und ergänzende Hinweise

- Halten Sie während dieser Übung die Rumpfspannung aufrecht und den Kopf gerade. Das Band sollte vor allem in der Hochhalte nicht an Spannung verlieren.
- Die Übung können Sie etwas variieren, indem Sie nur einen Arm nach unten ziehen und mit dem anderen in der Hochhalte dagegen halten. Handgelenke stabil und fest in Verlängerung der Unterarme lassen.
- Geübte können den gleichen Bewegungsablauf der Arme auch in Bauchlage mit leicht angehobenem Rumpf durchführen.
- Eine weitere interessante und herausfordernde Variation ist die sitzende Ausführung. Das Band in eine Türklinke einhängen, die Beine leicht öffnen und den Rumpf mit geradem Rücken nach vorne neigen 2. Aus der U-Halte mit weit geöffneten Ellbogen die Arme wie in der Grundübung gleichmäßig bewegen. Durch die vorgebeugte Sitzposition werden zusätzlich die unteren Rückenmuskeln statisch beansprucht.

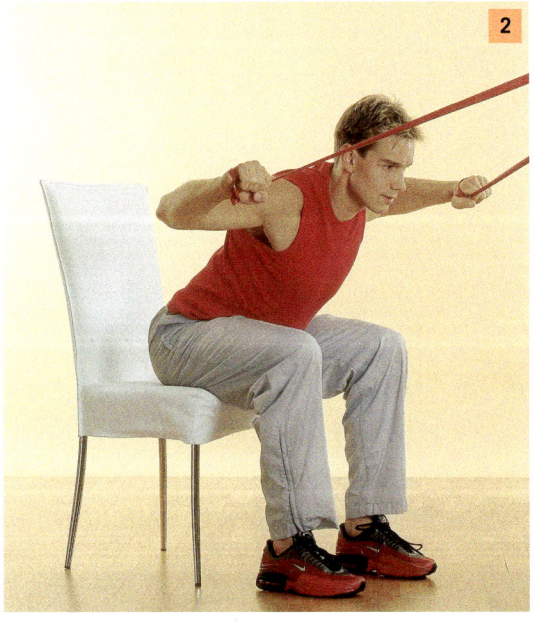

Bankstellung rücklings

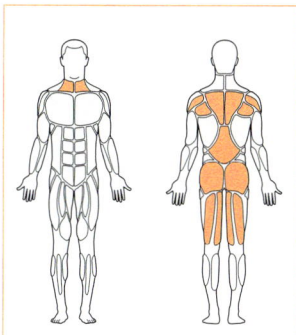

Trainierte Muskeln:
- Rückenstrecker
- Schultermuskeln
- Gesäß- und hintere Oberschenkelmuskulatur

Übungsbeschreibung

⬛ Setzen Sie sich auf den Boden, stellen Sie die Beine nebeneinander und im Kniegelenk mit 90 Grad gebeugt auf. Stützen Sie sich mit den Armen hinten ab. Die Hände befinden sich genau unter den Schultern, die Finger zeigen jeweils nach außen und die Arme sind leicht gebeugt. Heben Sie das Brustbein an, atmen Sie ein und halten Sie den Kopf in gerader Verlängerung des Rückens.
Atmen Sie aus und heben Sie das Gesäß langsam nach oben in Richtung Decke, bis der Rücken und die Oberschenkel eine gerade Linie bilden. Ziehen Sie gleichzeitig die Schulterblätter hinten zusammen und spannen Sie die Gesäßmuskeln an. Verteilen Sie das Körpergewicht gleichmäßig »auf alle viere«. Führen Sie diese Übung statisch durch (5 bis 15 Sekunden halten) oder dynamisch, indem Sie einige Male das Becken heben und anschließend bis knapp über den Boden absenken.

Tipps und ergänzende Hinweise

- Gestalten Sie die Übung mit Hilfe zweier Stühle einfacher ⬛. Sichern Sie sie gegen Wegrutschen am besten gegen eine Wand oder stehen Sie auf einer Matte.
- Geübte können intensiver trainieren, indem Sie in der Grundübung ⬛ ein Gewicht auf die Hüften legen. Hierzu eignen sich viele Möglichkeiten, zum Beispiel ein Sack Kartoffeln oder ein Beutel Erde. Natürlich tut es auch eine Hantelscheibe.
- Die Grundübung und deren Variation können Sie mit beiden Füßen am Boden oder mit einem Bein angehoben üben.
- Üben Sie ohne Schwung und nur so hoch, dass sich kein Hohlkreuz bildet.

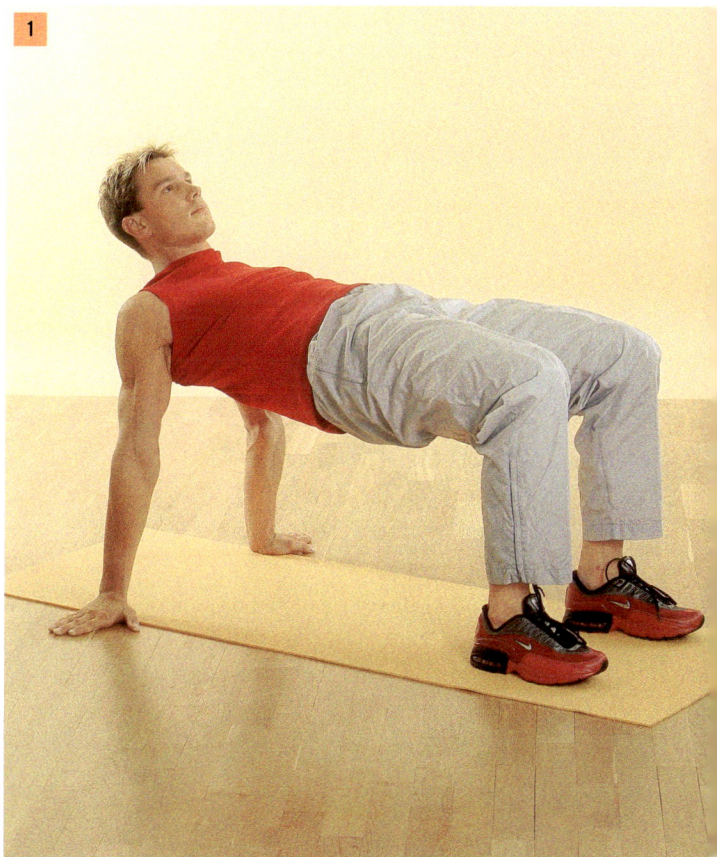

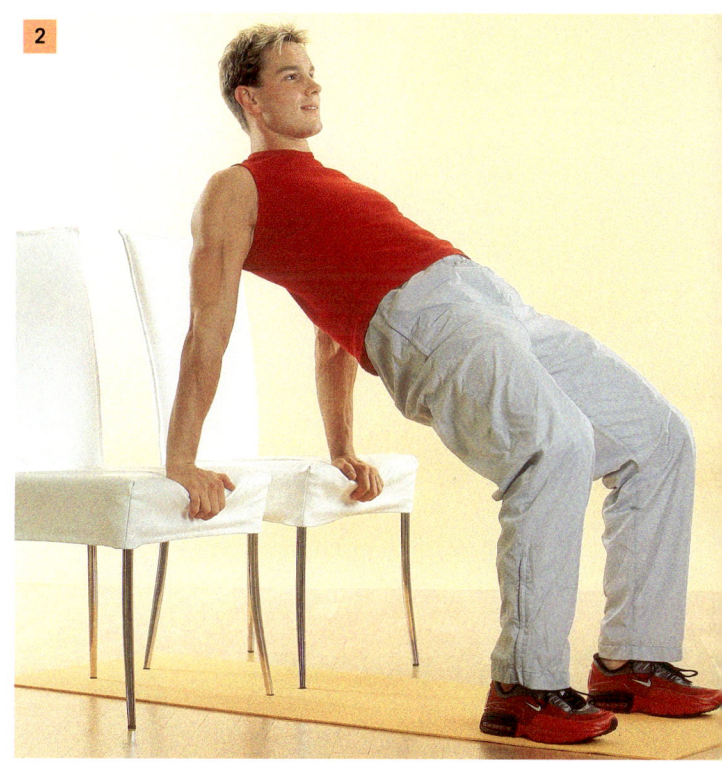

Bankstellung vorwärts

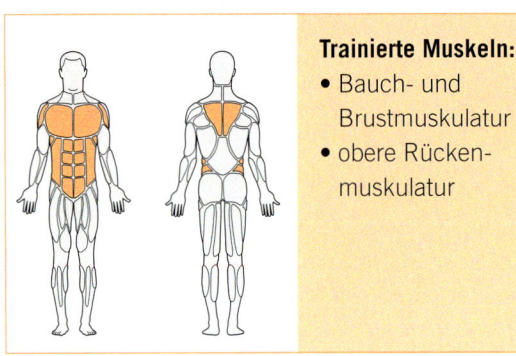

Trainierte Muskeln:
• Bauch- und Brustmuskulatur
• obere Rücken-muskulatur

Übungsbeschreibung

① Positionieren Sie sich im Vierfüßlerstand. Die Zehen sind aufgestellt, die Knie befinden sich unterhalb der Hüftgelenke, die Hände in einer Linie genau unter den Schultern. Ziehen Sie beide Schultern von den Ohren weg. Die Wirbelsäule befindet sich in Ihrer neutralen Doppel-S-Schwingung, also kein Hohlreuz (»Pferderücken«) oder Rundrücken (»Katzenbuckel«) machen! Der Hinterkopf ist in Verlängerung des Nackens. Atmen Sie nun aus und spannen Sie den Bauch an. Ohne die Statik im Rumpf zu verlieren, heben Sie gleichzeitig beide Knie etwas vom Boden ab. Einatmen und wieder senken.

Tipps und weiterführende Hinweise

• Sie können die Übung erweitern, indem Sie das Gesäß höher nach oben in Richtung Decke ziehen ②. Hierbei sollten Sie das Gefühl haben, dass die Sitzbeinhöcker die Bewegung anführen und nach oben streben. Vorrangiges Ziel ist es dabei nicht, dass die Beine komplett durchgestreckt werden, sondern dass der Rücken lang und gerade gehalten wird! Drücken Sie die Arme fest in den Boden und entwickeln Sie das Gefühl, sich aus den Schultern herauszuheben. Erst wenn die rückwärtige Beinmuskulatur durch regelmäßiges Stretching dehnfähig genug ist, können Sie daran arbeiten, die Beine komplett durchzustrecken und die Fersen langsam nach unten auf die Matte zu bringen.

• Probieren Sie auch die Startposition mit abgelegten Ellbogen ③ und spüren Sie die veränderte Belastung in den Schultern und im Rumpf. Heben und senken Sie dann nur die Knie oder intensivieren Sie die Übung durch weiteres Anheben des Pos in Richtung Decke wie bei Abbildung ②.

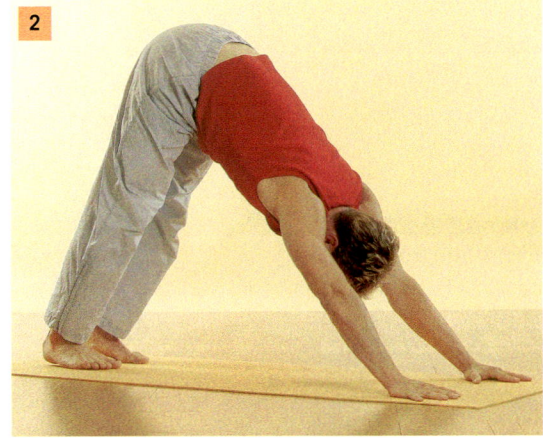

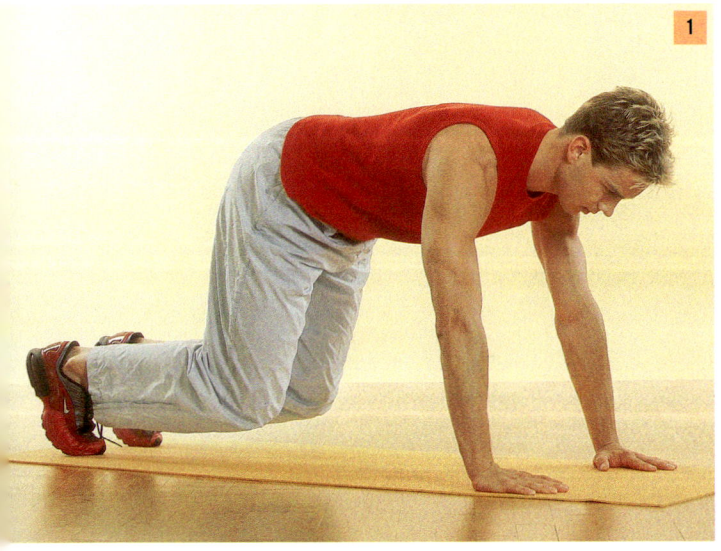

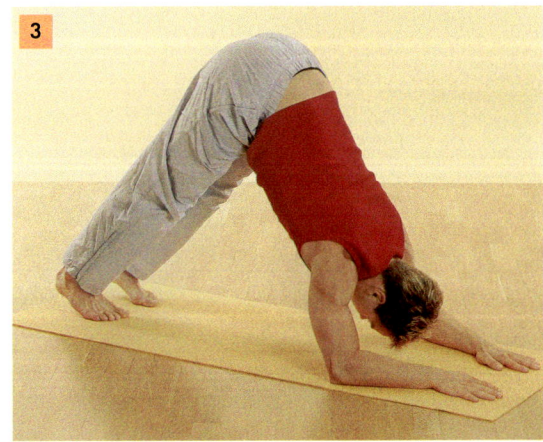

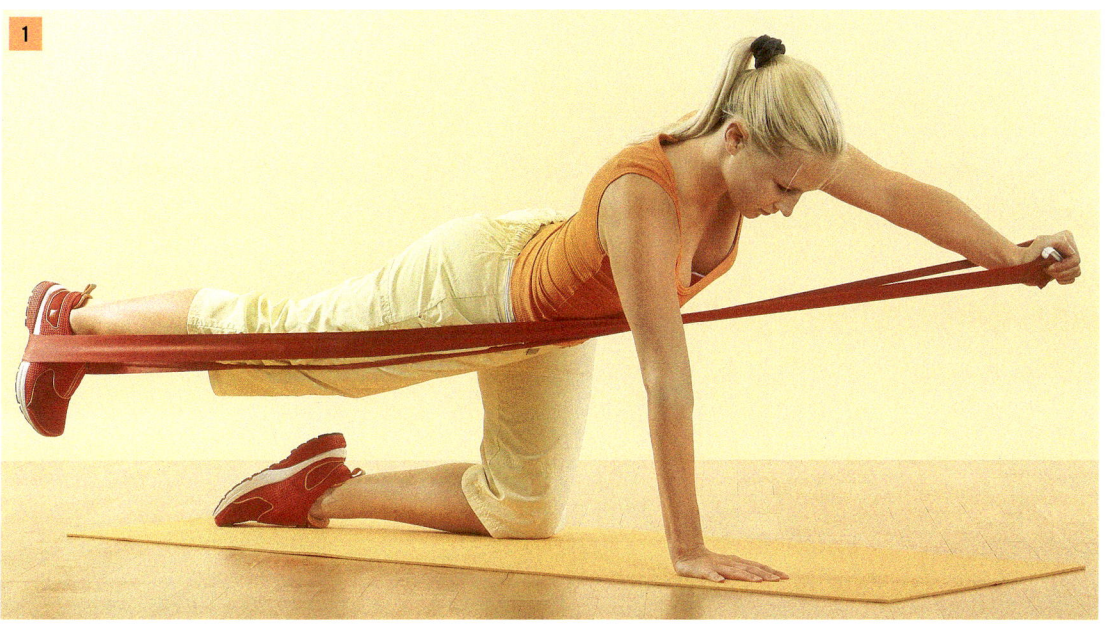

Diagonalzug im Vierfüßler

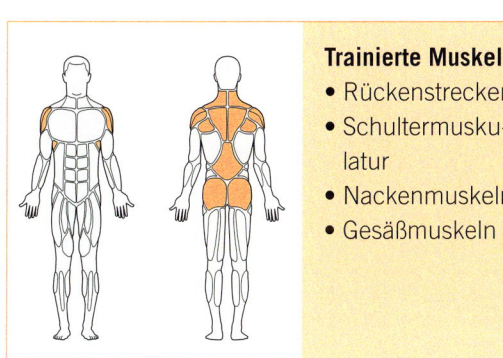

Trainierte Muskeln:
- Rückenstrecker
- Schultermusku-
  latur
- Nackenmuskeln
- Gesäßmuskeln

Übungsbeschreibung

1 Beginnen Sie diese Übung im Vierfüßlerstand. Knie und Zehen sind hüftbreit, die Hände schulterbreit aufgestellt. Die Finger sind leicht gespreizt und zeigen nach vorne. Verschließen Sie ein mindestens 1,80 m langes Band mit dem dazugehörigen Clip oder verknoten Sie es. Wickeln Sie es um die rechte Fußsohle und greifen Sie es mit der linken Hand. Heben Sie nun das rechte Bein und den linken Arm leicht an. Halten Sie dabei Spannung im Rumpf und ziehen Sie den Bauchnabel nach innen.
Halten Sie Ihr Gleichgewicht und atmen Sie aus. Gleichzeitig strecken Sie das rechte Bein nach hinten und den linken Arm nach vorne aus. Das Band ist nun maximal gedehnt. Kein Hohlkreuz machen,

auf die Länge des gesamten Körpers konzentrieren! Einatmen und zur Startposition zurück, das Band dabei nicht ganz durchhängen lassen. Vergessen Sie nicht, auch die andere Seite zu trainieren.

Tipps und ergänzende Hinweise

- Auch ohne zusätzlichen Widerstand durch das Gummiband ist die Übung für Einsteiger eine hervorragende Übung zur Verbesserung des Gleichgewichtsgefühls und zur Kräftigung des gesamten Rumpfes. Probieren Sie es!
- Als Variation können Sie auch nur ein Bein oder nur einen Arm vom Körper wegstrecken. Probieren Sie die Übung auch, indem Sie sich auf den Unterarmen, statt auf den Händen abstützen 2.
- Wenn Sie kein Band haben, verwenden Sie für die Hand eine kleine Hantel oder anderes Gewicht und für den Fuß eine Gewichtsmanschette.

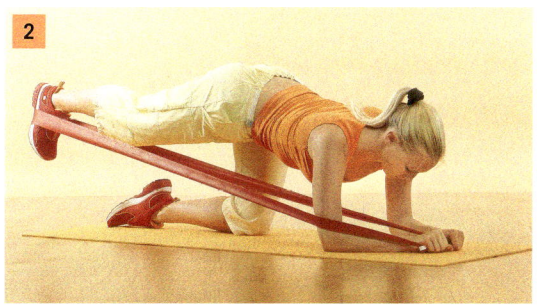

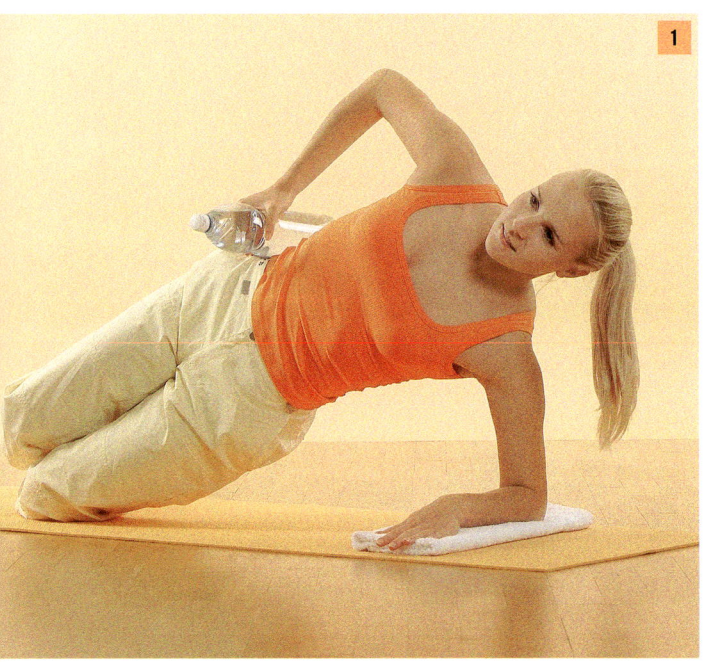

Seitstütz

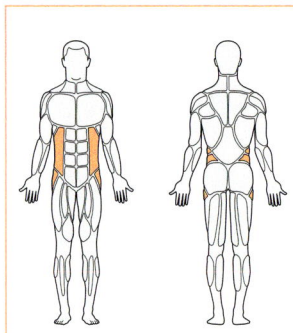

Trainierte Muskeln:
- seitliche Rumpf-muskulatur
- seitliche Bauch-muskeln

Übungsbeschreibung

1 Legen Sie sich auf die Seite und winkeln Sie die Beine mit den Füßen nach hinten ab, sodass Oberschenkel und Rumpf eine gerade Linie bilden. Stützen Sie sich auf dem Unterarm ab, der Ellbogen wird genau unter der Schulter platziert. Der freie Arm hält ein zusätzliches Gewicht (Hantel, Gewichtsmanschette, Sack Kartoffeln oder Wasserflasche) auf dem Becken. Den Kopf halten Sie in Verlängerung der Wirbelsäule.
Halten Sie beide Knie und beide Füße übereinander, atmen Sie aus und heben Sie das Becken nach oben. Anschließend wieder senken, jedoch ohne sich ganz auf dem Boden abzulegen. Trainieren Sie beide Seiten.

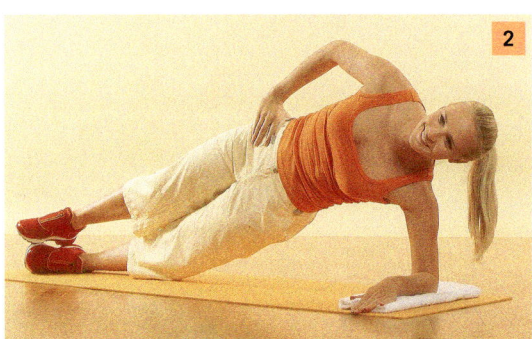

Tipps und ergänzende Hinweise

- Verteilen Sie das Gewicht des Rumpfes auf den ganzen Unterarm. Wenn der Oberkörper ausschließlich auf dem Ellbogengelenk lastet, könnte dies unangenehm sein. Halten Sie den Brustkorb geöffnet, das Brustbein angehoben.
- Gestalten Sie die Übung etwas einfacher, indem Sie kein zusätzliches Gewicht auf der Hüfte ablegen und/oder den freien Arm zur besseren Stabilität vor dem Rumpf auf der Matte aufstützen
- Erhöhen Sie den Schwierigkeitsgrad, indem Sie die Übung mit gestreckten Beinen ausführen 2. Finden Sie Ihre individuelle Intensität mit oder ohne zusätzliches Gewicht auf der Hüfte.
- Profis können die statische Variation mit gestrecktem Stützarm wählen und diese Position einige Sekunden halten. Krönen Sie die Übung, indem Sie den freien Arm nach oben strecken 3. Regelmäßig und tief atmen!

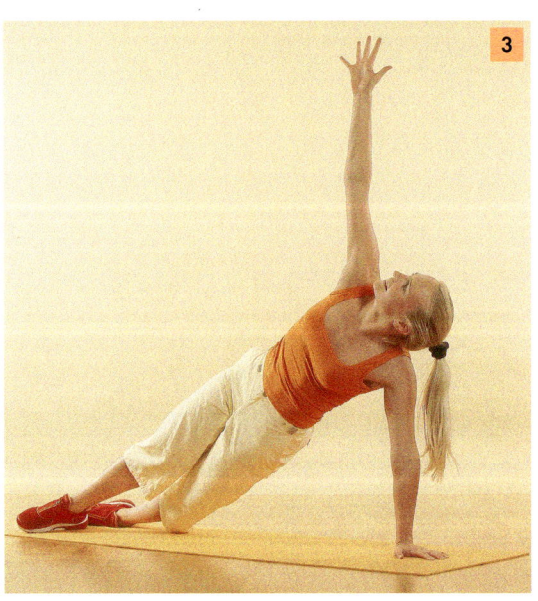

Rumpfaufrichten

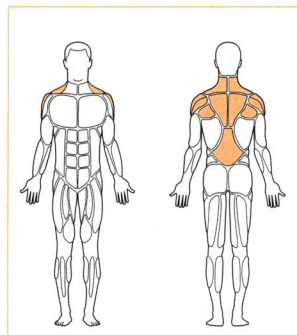

Trainierte Muskeln:
- Rückenstrecker
- Nacken- und Schultermusku-latur

Übungsbeschreibung

① Knien Sie sich hüftbreit auf den Boden und unterlegen Sie die Kniegelenke mit einem Hand-tuch oder einer zusammengerollten Matte. Fixieren Sie ein Theraband sicher unter den Knien und fas-sen Sie die Enden mit den Händen. Die Arme sind in der U-Halte seitlich am Rumpf. Das Gesäß ist von den Fersen abgehoben, der Rumpf mit gera-dem Rücken etwa 45 Grad nach vorne geneigt. Zur Vorbereitung einatmen.

Mit dem Ausatmen folgt eine sehr komplexe Bewe-gung, die Sie vorerst ohne Band üben sollten: Stre-cken Sie Ihre Hüfte (Gesäß heben) und drücken Sie die Arme nach oben über und etwas hinter den Kopf, bis sie gestreckt sind. Dabei kommt es in erster Linie auf das weite Nach-oben-Strecken an und nicht auf das Rückbeugen des Rumpfes! Machen Sie sich also richtig lang und spannen Sie das Gesäß dabei fest an. Einatmen und zur Start-position zurück.

Tipps und ergänzende Hinweise

- Senken Sie den Kopf nicht nach unten und üben Sie langsam und kontrolliert!
- Probieren Sie diese Übung auch mit kleinen Handgewichten ②. Üben und verinnerlichen Sie die Bewegung anfangs ohne zusätzliches Gewicht.
- Gestalten Sie die Übung etwas leichter, indem Sie den Rumpf in der Startposition (leicht vorge-neigt und gerader Rücken) fixieren und nur die Arme aus der U-Halte nach vorne/oben strecken und wieder zurückführen ③. Beckenbodenmus-keln anspannen und Bauchnabel aktiv nach innen ziehen. Verwenden Sie keine oder nur leichte Ge-wichte. Arme möglichst weit oben halten.

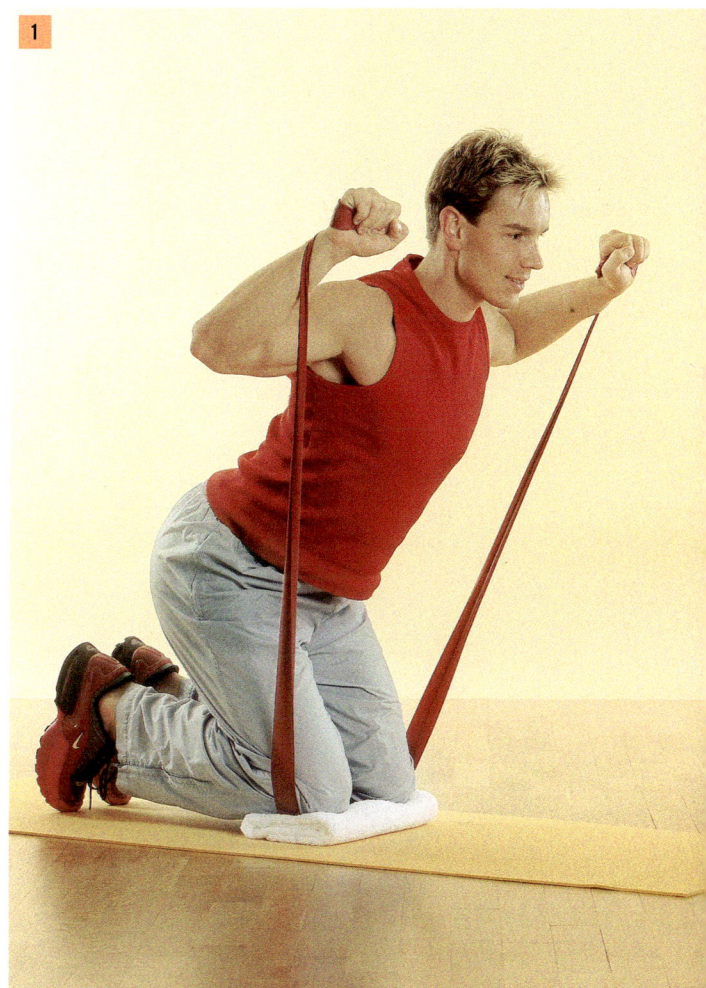

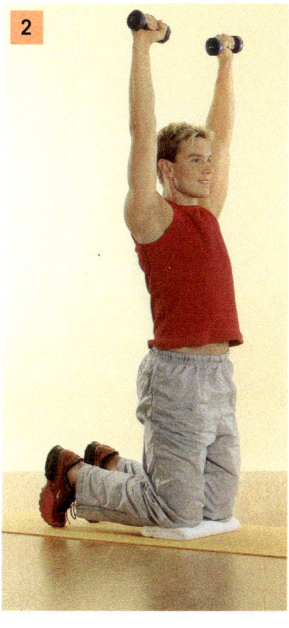

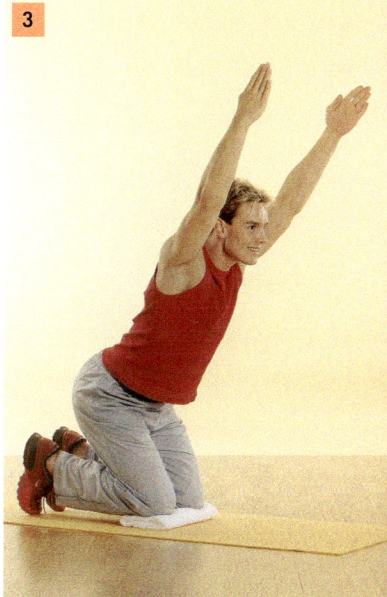

Liegestütz

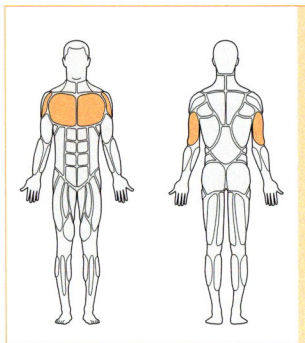

Trainierte Muskeln:
- Brustmuskulatur
- Muskeln der Oberarmrück- seite

Übungsbeschreibung

① Begeben Sie sich in den Vierfüßlerstand, über- kreuzen Sie die Füße und heben Sie diese etwas an. Die Hände befinden sich etwa 10 cm vor den Schultern, die Finger sind nach vorne gerichtet und die Ellbogen leicht gebeugt. Senken Sie das Becken so weit ab, bis Oberschenkel und Oberkör- per eine gerade Linie bilden. Halten Sie Spannung im Rumpf.

Mit dem Einatmen beugen Sie nun die Arme und senken den Oberkörper so weit ab, bis die Brust fast den Boden berührt. Das Becken darf hierbei nicht durchhängen, halten Sie Spannung im Rumpf! Atmen Sie aus und drücken Sie sich unter gleichmäßigem Krafteinsatz beider Arme wieder in die Startposition nach oben. Ziehen Sie während der Übung die Schultern von den Ohren weg, damit die Nackenmuskeln nicht verkrampfen.

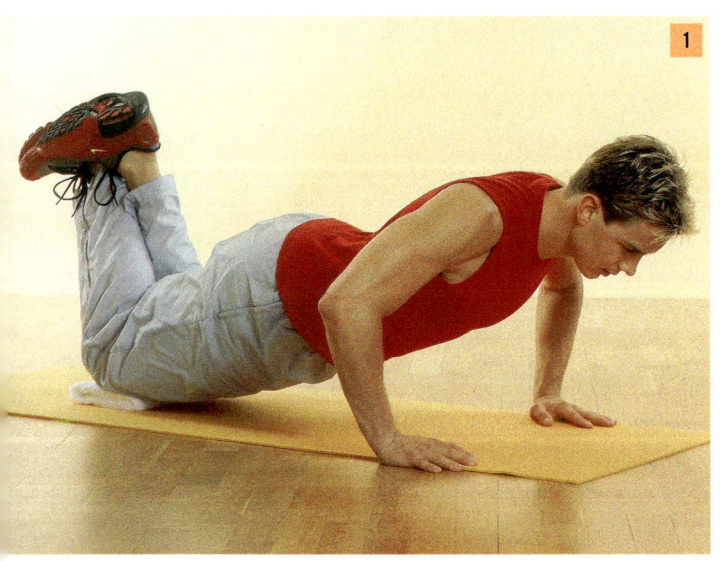

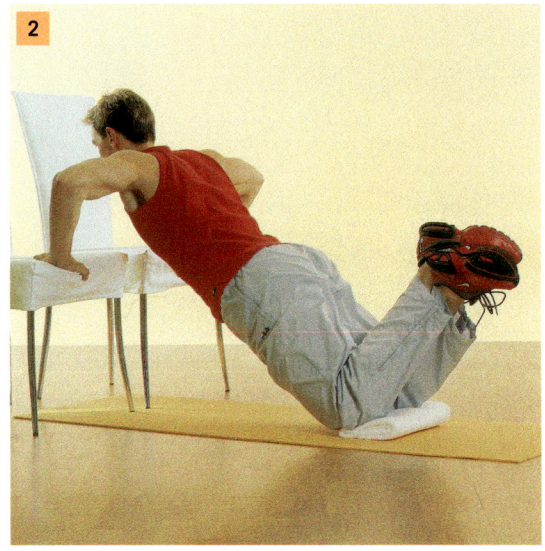

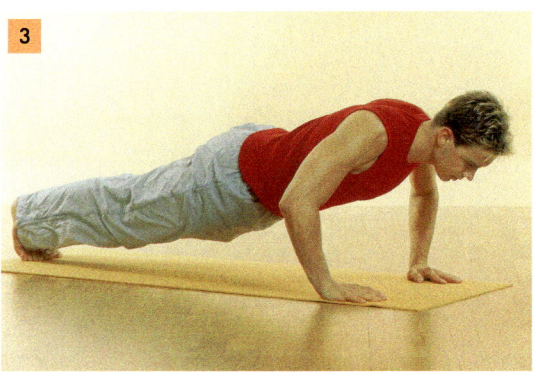

Tipps und ergänzende Hinweise

- Halten Sie während der gesamten Übung den Rumpf stabil. Die Bewegung findet nur in den Armen statt. Beckenboden- und Gesäßmuskeln fest anspannen.
- Die beschriebene Grundübung mit aufgelegten Knien ist etwa mittelschwer. Machen Sie es sich etwas leichter, indem Sie sich mit den Händen nicht auf dem Boden, sondern auf der Bettkante, der Couch oder auf zwei Stühlen, die gegen Ver- rutschen gesichert sind, abstützen ②.
- Wer intensiver trainieren will, führt die Übung mit gestreckten Beinen und aufgestellten Zehenspit- zen durch ③.
- Probieren Sie auch unterschiedliche Varianten, indem die Arme einmal enger oder etwas weiter aufgestellt werden. Je weiter desto mehr wird die Brust beansprucht, je enger desto mehr der Trizeps (Oberarmrückseite).

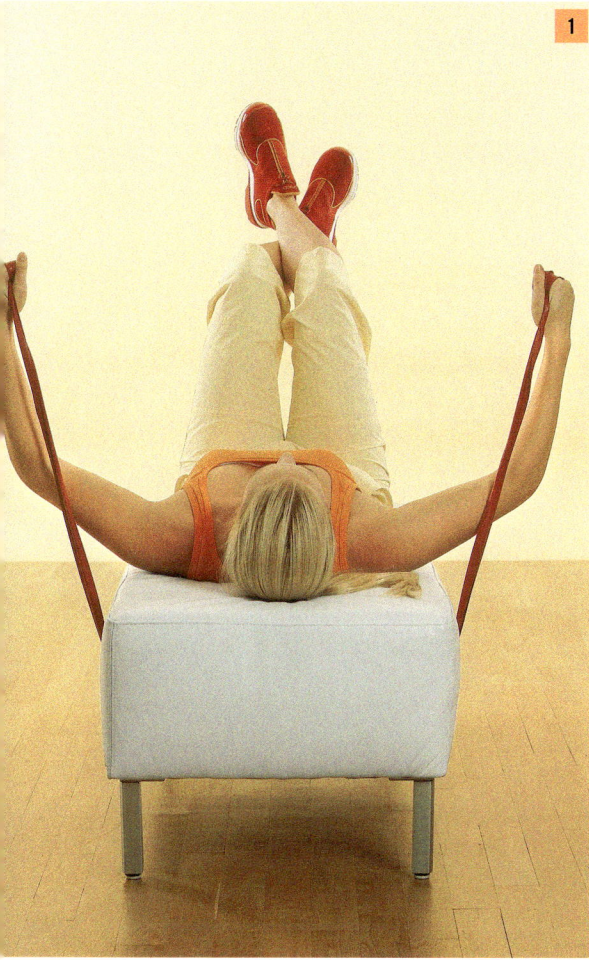

wickeln Sie die Enden um Ihre Hände. Halten Sie die Arme leicht gebeugt seitlich am Körper. Mit dem Ausatmen führen Sie die Hände gleichmäßig in einem halbkreisförmigen Bogen nach oben, bis sie sich fast berühren. Atmen Sie anschließend ein und senken Sie die Arme zurück in die Startposition.

Tipps und ergänzende Hinweise
• Halten Sie die Handgelenke in gerader Verlängerung der Unterarme!
• Statt eines Therabands können Sie auch kleine Handgewichte oder gefüllte Wasserflaschen verwenden.
• Erhöhen Sie den Widerstand, indem Sie das Theraband ein oder zwei Mal mehr um Ihre Hände wickeln.
• Als interessante Variation eignet sich die Übung »Butterfly« im Sitzen ②. Verwenden Sie einen Stuhl oder eine Sitzbank. Fixieren Sie dazu das Tube um die Klinke einer gut verschlossenen Tür. Die Bewegung ist dann die gleiche wie im Liegen. Rumpf stabil und Rücken gerade halten! Schultern nicht nach oben zu den Ohren ziehen.

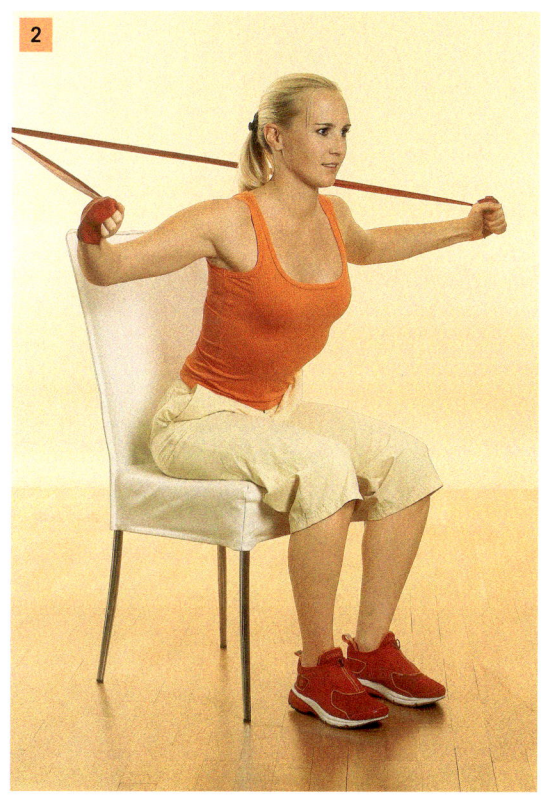

Flyings

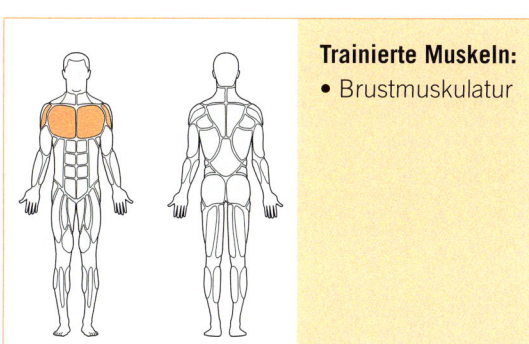

Trainierte Muskeln:
• Brustmuskulatur

Übungsbeschreibung
① Legen Sie sich mit dem Rücken auf eine Bank (Trainingsbank, Gartenbank, Sofabank) und stellen Sie die Füße auf dem Boden ab oder nehmen Sie die Beine angewinkelt über das Becken. Führen Sie ein Theraband unter der Bank hindurch und

Stabdrücken

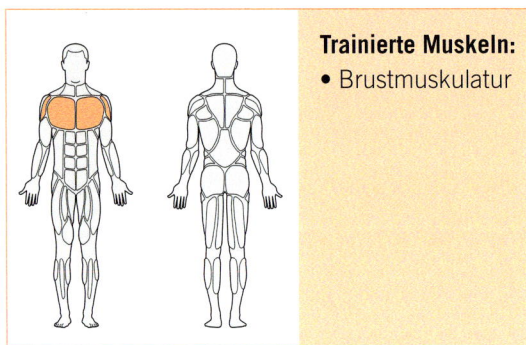

Trainierte Muskeln:
• Brustmuskulatur

Übungsbeschreibung

☐ Im Stehen oder Sitzen mit geradem Rücken und festem Beckenboden fassen Sie einen einfachen

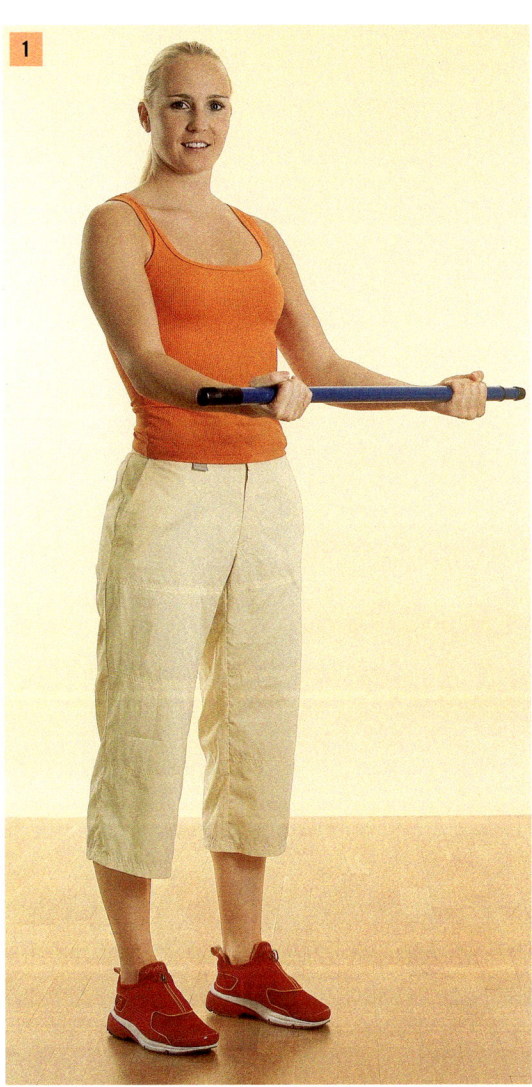

Besenstiel (oder Staubsaugerrohr) etwas mehr als schulterbreit mit fast gestreckten Armen von unten, die Daumen liegen oben auf. Halten Sie den Stab parallel zum Boden etwa in Bauchhöhe. Atmen Sie aus, ziehen Sie den Bauchnabel nach innen und drücken Sie den Stab zusammen (ohne dass sich die Hände verschieben). Gleichzeitig heben Sie die Arme mit gleich bleibendem Ellbogenwinkel etwa 30 cm nach oben. Einatmen, Muskelspannung langsam lösen und in die Startposition senken.

Tipps und ergänzende Hinweise

• Probieren Sie auch die Startposition oben und senken Sie den Stab beim Ausatmen, während Sie ihn zusammendrücken, nach unten.
• Versuchen Sie auch den Stab auseinander zu ziehen, statt ihn zusammenzudrücken. Oder kombinieren Sie beide Phasen: Beim Nach-oben-Führen drücken, beim Nach-unten-Führen ziehen oder andersherum. Ziemlich anstrengend!
• Als Variation können Sie auch eine Kaffeepackung oder einen anderen Gegenstand etwa 5–15 Sekunden zusammendrücken. Hierbei die Unterarme parallel in einer Linie ☐ oder senkrecht zum Boden halten. Statisch (ohne Bewegung) üben und Atmung nicht anhalten!
• Spüren Sie als Variation auch die muskuläre Veränderung, wenn Sie den Stab hinter dem Rumpf halten und dabei drücken oder ziehen (ohne Abbildung). Kräftigt Schulter- (beim Ziehen) und obere Rückenmuskulatur (beim Drücken). Beim Üben die Schultern bewusst nach unten ziehen!

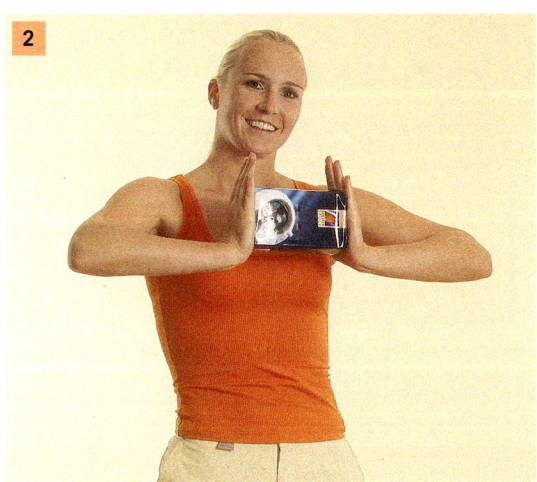

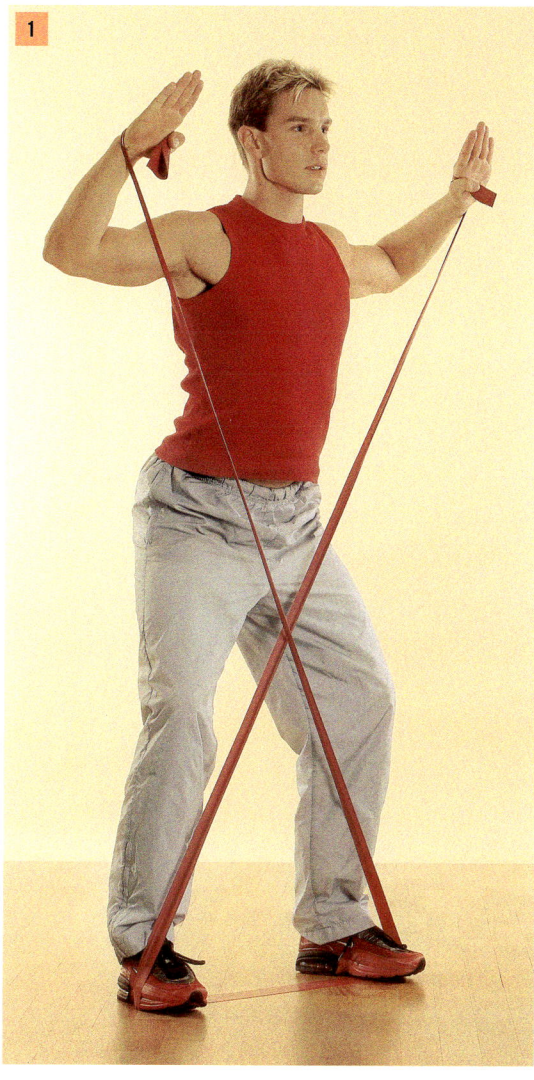

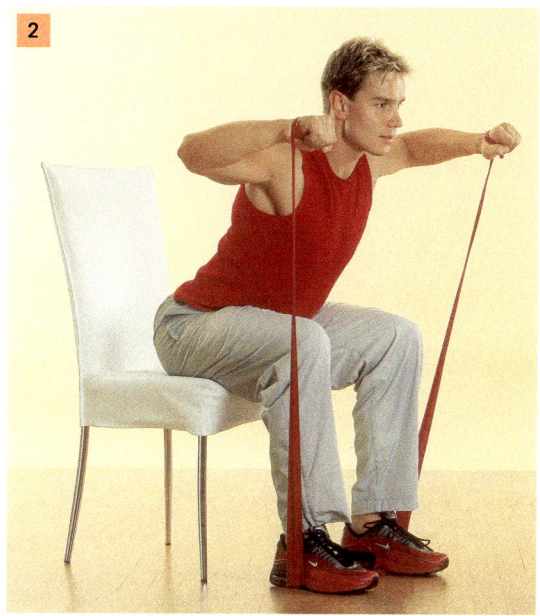

U-Halte

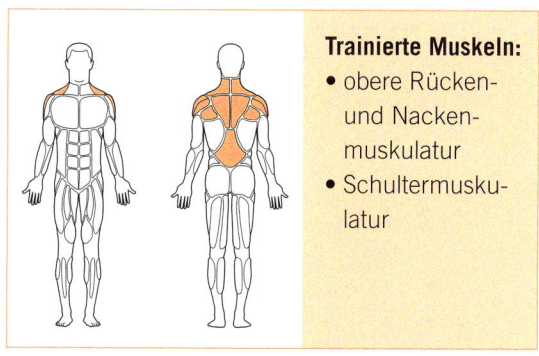

Trainierte Muskeln:
• obere Rücken-
  und Nacken-
  muskulatur
• Schultermusku-
  latur

überkreuzen es und fassen die Enden mit den
Händen. Der Rücken ist aufrecht und gerade,
der Rumpf stabil, das Gesäß leicht nach hinten
geschoben, als wollten Sie sich auf einen Stuhl
setzen. Die Arme befinden sich angewinkelt vor
dem Oberkörper. Das Band hat leichte Spannung.
Mit dem Ausatmen spannen Sie die Beckenbodenmuskeln an und heben beide Arme gleichmäßig
nach hinten/oben in die U-Halte, wobei sich der
Winkel in den Ellbogen nicht verändern soll. Die
Bewegung findet nur in den Schultergelenken
statt. Einatmen und zur Startposition senken. Das
Theraband darf nun nicht schlapp durchhängen.

Tipps und ergänzende Hinweise
• Probieren Sie diese Übung auch im Stehen oder
Sitzen ② mit weiter vorgeneigtem und geradem
Rücken und spüren Sie dabei die Verlagerung der
Muskelarbeit in den hinteren oberen Rückenbe-
reich hinein.
• Variieren Sie den Neigungswinkel des Oberkör-
pers nach vorne und trainieren Sie dadurch ab-
wechslungsreich. Probieren Sie etwas herum, aber
halten Sie stets die Wirbelsäule gerade. Keinen
Rundrücken machen!
• Statt eines Therabandes oder Tubes können Sie
auch kleine Gymnastikhanteln oder gefüllte Was-
serflaschen verwenden. Halten Sie bei allen
Übungsbeispielen die Brust herausgestreckt.

Übungsbeschreibung
① In der Grätschstellung mit gebeugten Beinen
fixieren Sie das Theraband mit beiden Füßen,

Dips

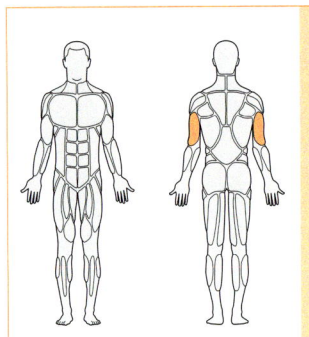

Trainierte Muskeln:
• Muskeln der Oberarmrückseite

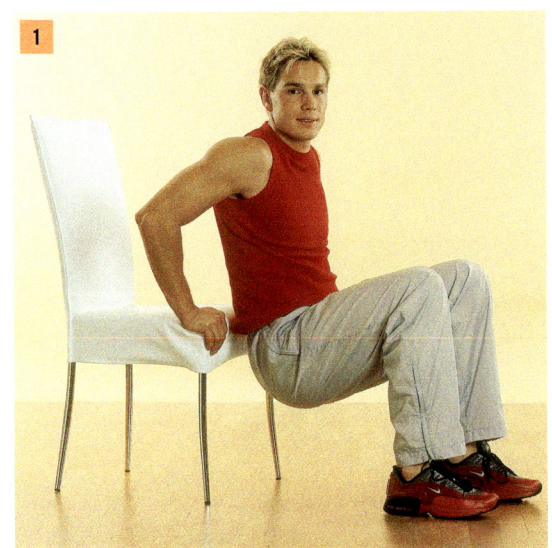

Übungsbeschreibung

① Sie benötigen die Kante eines Stuhls der zur besseren Standfestigkeit an einer Wand angelehnt werden kann. Stützen Sie sich etwa schulterbreit mit den Handballen auf diese Kante, die Finger zeigen nach vorne/unten. Die Beine sind angewinkelt, die Füße fest auf dem Boden aufgestellt. Das Gesäß bzw. der untere Rücken sind tief und knapp vor der Stuhlkante, die Ellbogen sind eng und die Schulterblätter hinten zusammengezogen. Machen Sie den Nacken lang. Atmen Sie zur Vorbereitung ein.
Mit dem Ausatmen drücken Sie sich nun mit den Armen nach oben, wobei das Gesäß nicht absichtlich mit angehoben werden soll, es folgt nur der Rumpfbewegung mit nach oben. Die Arme sind in der höchsten Position nicht ganz durchgestreckt. Anschließend einatmen und wieder senken.

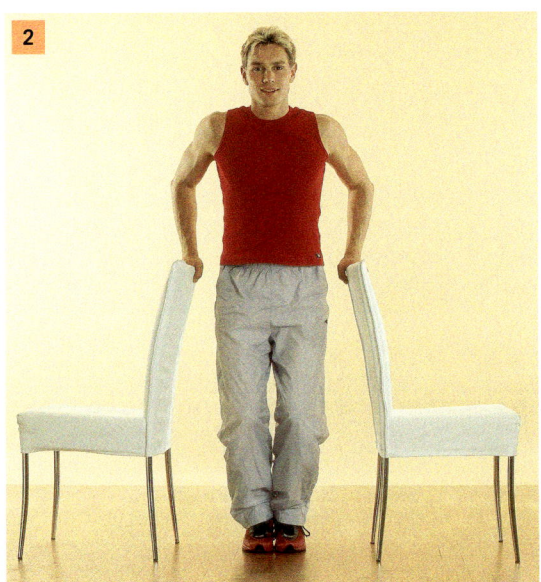

Tipps und ergänzende Hinweise

• Gestalten sie die Übung einfacher, indem Sie sich zwischen zwei Stühle stellen und die Stuhllehnen als Griffholme verwenden ②. Die Füße sind auf dem Boden aufgestellt, sodass die Beine individuell an der Bewegung mithelfen können. Stühle eng stellen! Der Druck der Arme muss genau von oben auf die Lehne einwirken, da sonst die Gefahr besteht, dass die Stühle nach innen kippen.
• Wirklich trainierte SportlerInnen können die Füße vom Boden lösen und somit das komplette Körpergewicht bewältigen. Hierbei auf den Sitzflächen zweier Stühle abstützen ③. Halten Sie Knie und Füße eng zusammen. Arme beim Einatmen langsam beugen – das Gesäß sinkt nach unten – beim Ausatmen wieder nach oben drücken.

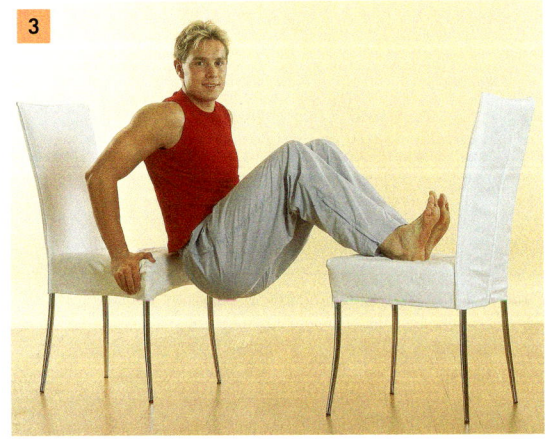

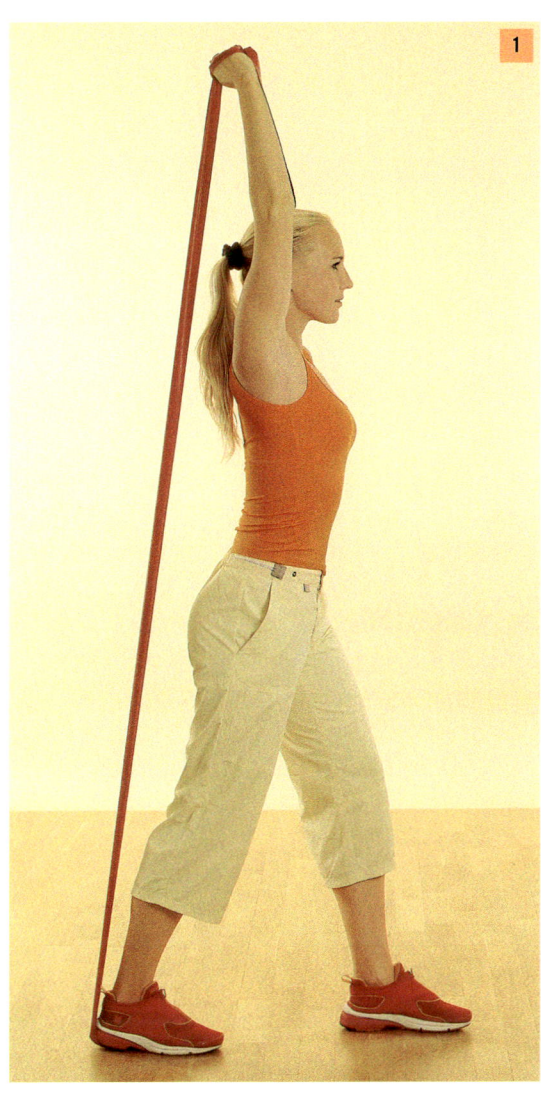

Armstrecken

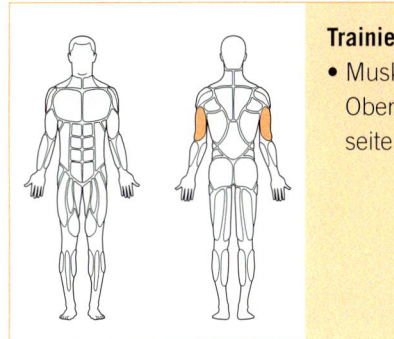

Trainierte Muskeln:
• Muskeln der Oberarmrückseite

Übungsbeschreibung

1 In leichter Schrittstellung (linker Fuß vorne) fixieren Sie das Theraband mit dem hinteren Fuß und wickeln das andere Ende um die rechte Hand. Strecken Sie den Arm nach oben und beugen Sie anschließend den Unterarm nach hinten hin ab. Das Band muss unter Spannung stehen, es darf jetzt nicht durchhängen. Rücken gerade halten und Bauchnabel nach innen ziehen.
Mit dem Ausatmen strecken Sie den rechten Arm nach oben durch, mit dem Einatmen wieder senken. Der Ellbogen sollte bei dieser Bewegung stets nach oben zur Decke zeigen, nicht sinken lassen. Die Bewegung findet nur im Ellbogengelenk statt.

Tipps und ergänzende Hinweise

• Vermeiden Sie die Bildung eines Hohlkreuzes. Spannen Sie die Beckenboden- und Gesäßmuskeln an, insbesondere in der Streckphase des Arms.
• Statt eines Gummibands können Sie auch mit einer Gymnastikhantel üben. Geübte können die Übung auch beidarmig mit einer schwereren Scheibenhantel 2 oder dem Gummiband durchführen. Achten Sie hierbei auf den gleichmäßigen Krafteinsatz beider Arme. Kommen Sie also nicht in Versuchung, den Widerstand nur mit Ihrer »starken« Seite zu bewältigen. Vermeiden Sie die Hohlkreuzbildung!
• Je kürzer Sie das Gummiband nehmen, desto intensiver wird die Übung »Armstrecken«.
• Haben Sie keine Kleingeräte zu Hause, dann experimentieren Sie mit anderen Zusatzlasten. Möglich wäre zum Beispiel eine Einkaufstüte aus Stoff gefüllt mit Kartoffeln oder einem anderem Gewicht. Auch im Sitzen kann man trainieren.

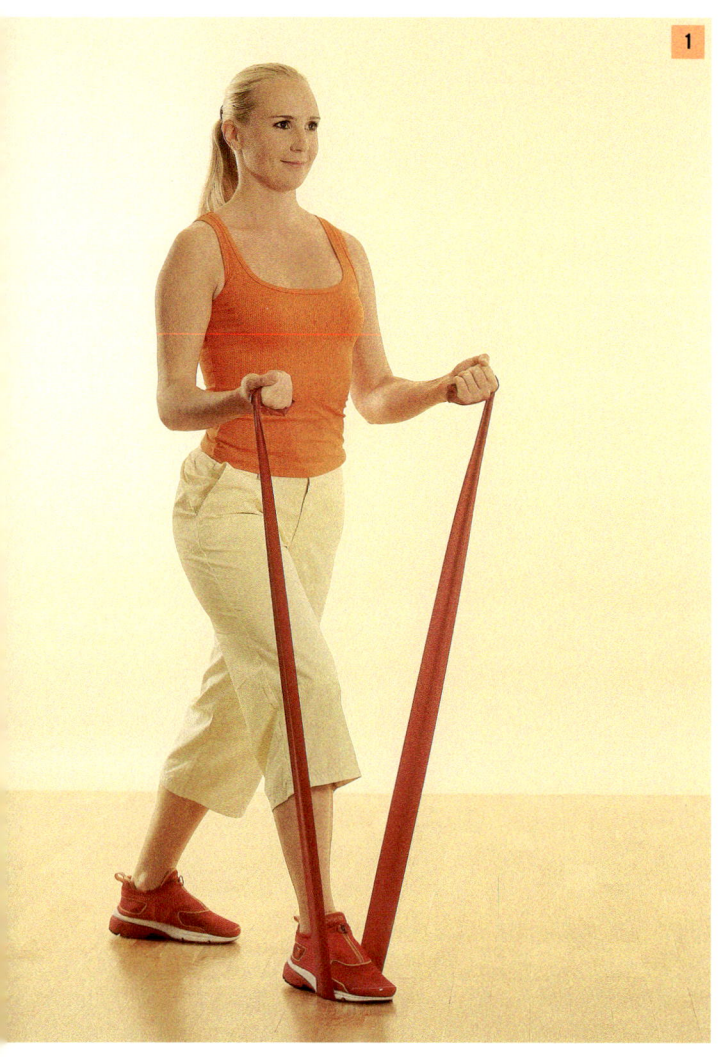

Armbeugen

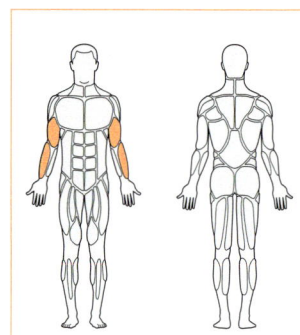

Trainierte Muskeln:
• Muskeln der Oberarmvorderseite
• Unterarmmuskulatur

Übungsbeschreibung

① In leichter Schrittstellung und mit gebeugtem vorderem Bein fixieren Sie das Band mittig unter dem Fuß. Wickeln Sie beide Enden um die Hände (das Band läuft hierbei an den Zeigefingerseiten nach unten zum Fuß). Beide Ellbogen befinden sich eng am Körper, die Arme sind leicht gebeugt, sodass das Band unter Spannung steht und die Handgelenke sind in gerader Verlängerung der Unterarme.
Halten Sie den Rumpf stabil, atmen Sie aus und beugen Sie gleichzeitig und ohne Schwung die Arme nach oben. Bewegen Sie dabei nur den Unterarm, die Ellbogen bleiben fixiert. Anschließend einatmen und wieder senken. Das Band nicht durchhängen lassen.

Tipps und ergänzende Hinweise

• Führen Sie die Bewegung gleichmäßig, ruckfrei und ohne Schwung durch. Halten Sie Becken und Rücken stabil. Knicken Sie die Handgelenke nicht nach unten ab und weichen Sie mit dem Oberkörper nicht nach hinten aus.
• Sie können die Arme auch einzeln beugen ②. Dies macht das Gewicht zwar nicht leichter, die Bewegung kann so anfangs jedoch besser geübt werden.
• Die Übung wird intensiver, wenn das Band kürzer genommen wird. Wickeln Sie es einfach einmal mehr um die Hände. Grundsätzlich können Sie auch ein stärkeres Gummiband verwenden.
• Wer kein Band zur Verfügung hat, kann auch kleine Hanteln oder gefüllte Wasserflaschen verwenden ③. Durch unterschiedliche Füllmengen kann man das Gewicht individuell festlegen.

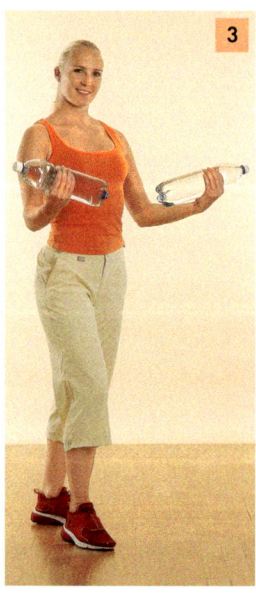

Ausfallschritt

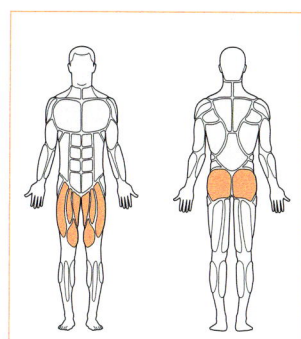

Trainierte Muskeln:
• Muskeln der Oberschenkel-vorderseite
• Gesäßmuskula-tur

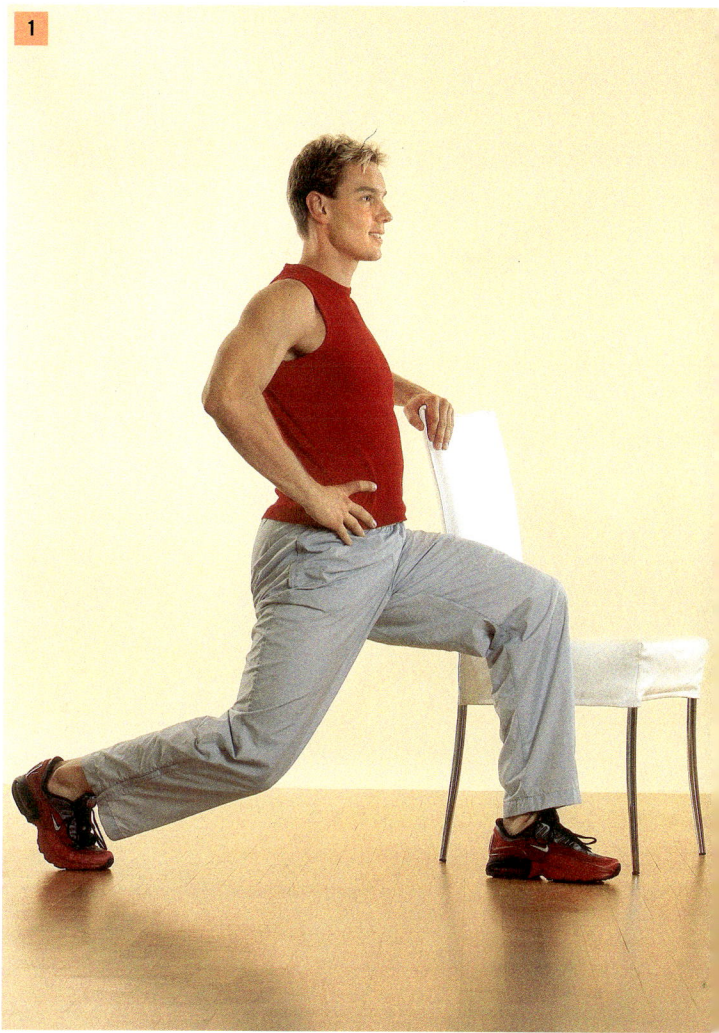

Übungsbeschreibung

① Im weiten Ausfallschritt sind beide Beine ge-beugt, der vordere Fuß ist vollflächig, der hintere auf den Zehen aufgestellt. Stützen Sie die Hände in der Hüfte ab oder halten Sie sich zur besse-ren Stabilität mit einer Hand an einer Stuhllehne fest.

Atmen Sie ein und beugen Sie beide Beine gleich-zeitig, sodass sich der Rumpf nach unten bewegt. Halten Sie den Körperschwerpunkt in der Mitte und belasten Sie beide Beine gleichmäßig mit Ihrem Gewicht. Bevor das hintere Knie den Boden berührt, drücken Sie sich mit dem Ausatmen wie-der nach oben in die Startposition. Trainieren Sie beide Seiten!

Tipps und ergänzende Hinweise

• Schieben Sie das vordere Knie nicht über die Zehenspitzen. Lassen Sie das vordere Kniegelenk nicht nach links oder rechts ausweichen, sondern halten Sie es immer in einer Linie mit dem aufge-stellten Fuß.

• Probieren Sie die gleiche Übung auch, indem Sie bei einer Wiederholung mehr mit dem vorderen Bein drücken, bei der nächsten die Hauptarbeit aus dem hinteren Bein kommen lassen. Spüren Sie die Veränderung der Intensität.

• Zusatzgewichte, zum Beispiel Hanteln oder ge-füllte Wasserflaschen ②, eignen sich gut dazu, die Übung anspruchsvoller zu gestalten.

• Wesentlich schwieriger wird die Grundübung, wenn Sie den hinteren Fuß auf einem Stuhl ③ ab-legen und sich somit nur noch mit dem Standbein nach oben drücken können. Eine Stuhllehne er-leichtert die Balance.

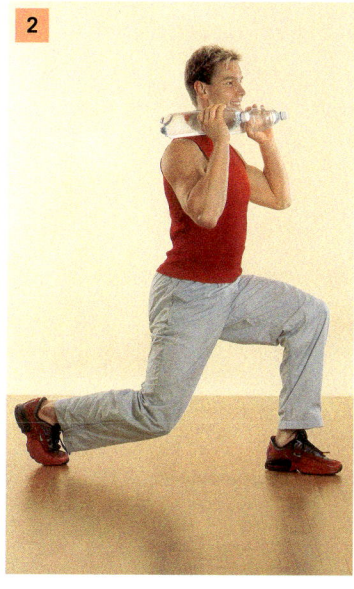

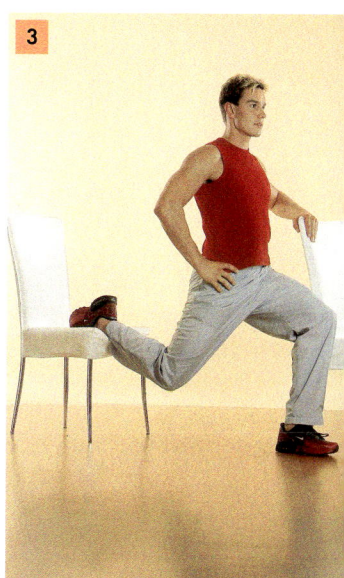

Kniebeuge

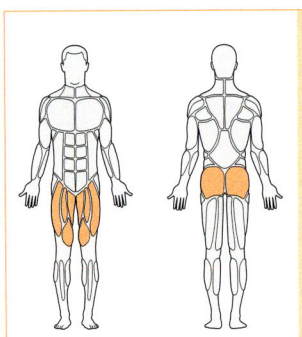

Trainierte Muskeln:
• Muskeln der Oberschenkel-vorderseite
• Gesäßmuskulatur

Übungsbeschreibung

① Im Stand sind die Füße etwa schulterbreit aufgestellt, die Zehenspitzen zeigen leicht nach außen, die Knie sind nicht ganz durchgestreckt. Sie können die Hände auf einer Stuhllehne stützen oder freihändig üben.

Atmen Sie jetzt ein und beugen Sie Ihre Beine bis etwa 90 Grad. Gleichzeitig schieben Sie das Gesäß nach hinten, als wollten Sie sich auf einen Stuhl setzen, der Oberkörper neigt sich mit geradem Rücken nach vorne. Mit dem Ausatmen spannen Sie die Beckenmuskeln an und drücken sich unter gleichmäßigem Krafteinsatz beider Beine wieder nach oben in die Startposition.

Tipps und ergänzende Hinweise

• Halten Sie stets den Rücken gerade und die Wirbelsäule in ihrer natürlichen Doppel-S-Krümmung.
• Verlagern Sie das Körpergewicht verstärkt auf die Fersen, die Knie nach hinten schieben.
• Etwas schwieriger wird diese Übung, wenn Sie ein Gummiband verwenden ②. Fixieren Sie es mittig mit beiden Füßen und schlagen Sie es von hinten über die Schultern.
• Eine schöne Abwechslung bietet Ihnen auch die breite Kniebeuge ③. Stellen Sie sich hierfür in eine sehr weite Grätsche und drehen Sie die Füße aus. Knie weit öffnen (und auch weit geöffnet halten!), Rücken gerade halten und Gesäß ebenfalls nach hinten schieben, wenn Sie die Beine beugen. Spüren Sie die veränderte Belastung. Für die Übung benötigen Sie gut gedehnte innere Oberschenkel, damit die Knie nicht nach innen/vorne fallen und damit unphysiologisch belastet werden.

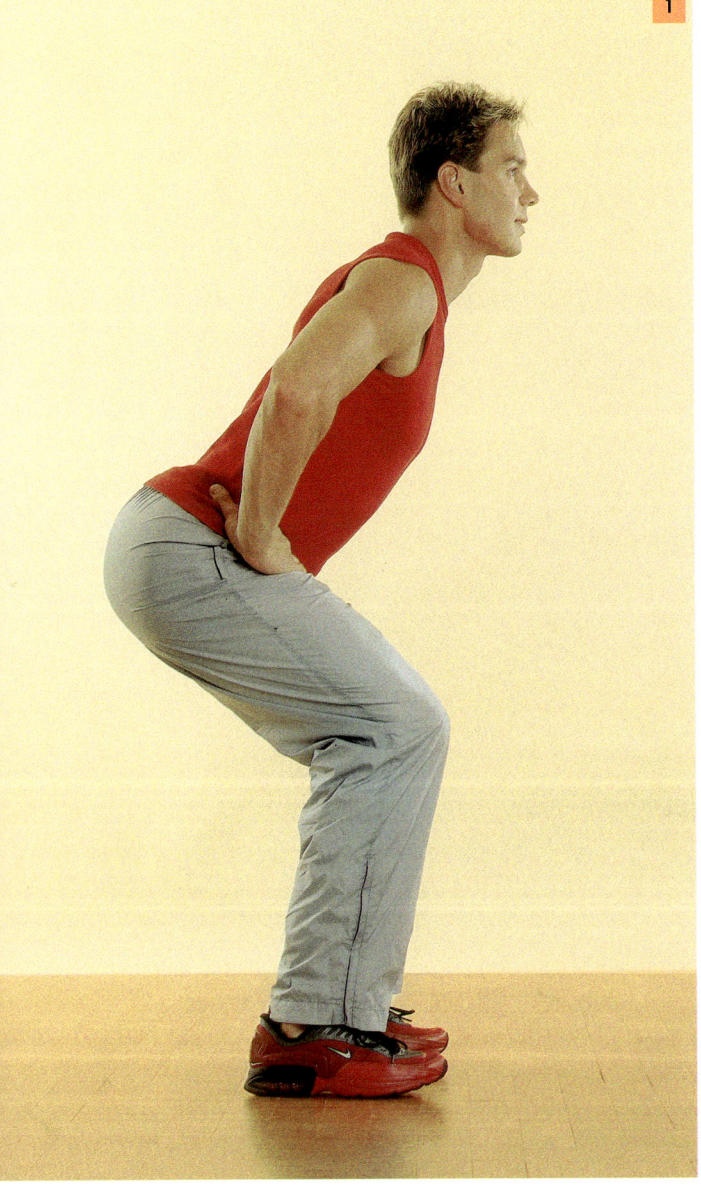

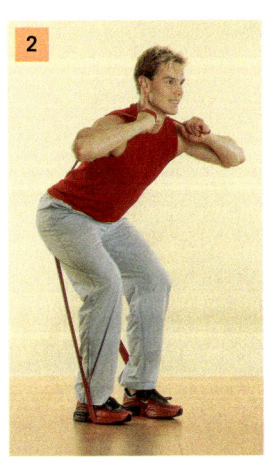

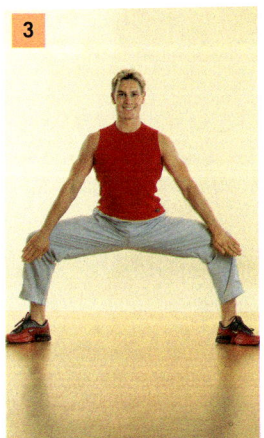

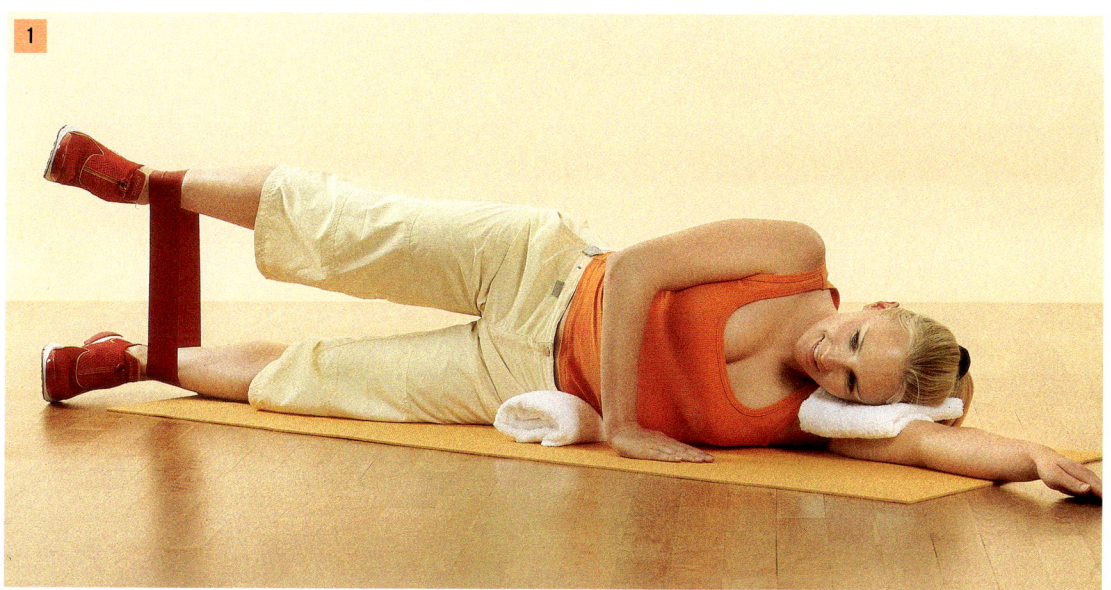

Abduktion

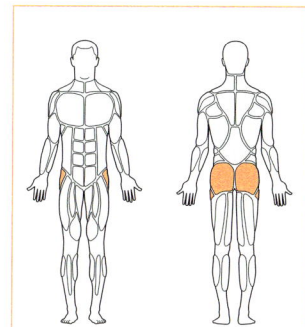

Trainierte Muskeln:
• Gesäßmuskulatur
• Muskeln der Oberschenkelaußenseite

Übungsbeschreibung

1 In Seitlage legen Sie den Kopf auf dem unteren gestreckten Arm ab. Sie können ein gefaltetes Handtuch als Unterlage verwenden. Der freie Arm stützt Ihren Rumpf vor dem Körper. Damit die Taille nicht absinkt, legen Sie hier ebenfalls ein gerolltes Handtuch unter. Ein zusammengeknotetes Band legen Sie um Ihre Fußgelenke (oder verwenden Sie den passenden Clip). Beide Beine sind gestreckt, der gesamte Körper bildet eine gerade Linie. Mit dem Ausatmen heben Sie nun das obere gestreckte Bein etwa 30–40 cm ab, sodass sich das Gummiband richtig spannt. Dabei mit dem Becken nicht nach hinten kippen. Einatmen und wieder absenken, jedoch das Bein nicht auf das andere ablegen. Halten Sie in der tiefsten Position das Band unter leichter Spannung.

Tipps und ergänzende Hinweise

• Trainieren Sie ohne Schwung und langsam in gleichmäßiger Geschwindigkeit. Lassen Sie das »Arbeitsbein« niemals zurückschnellen.
• Sie können diese Übung auch im Stehen durchführen 2. Allerdings ist es dann schwieriger, Rumpf und Becken stabil zu halten.
• Statt eines Bandes können Sie im Liegen auch Fußmanschetten verwenden und zur besseren Stabilität das untere Bein anwinkeln .
• Geübte können in Rückenlage und mit einem Handtuch unter dem Becken (nicht unter der Lendenwirbelsäule) die beidbeinige Variation ausprobieren 3. Kein Hohlkreuz machen! Öffnen Sie hierbei beide Beine gleichmäßig nach außen. Langsam wieder schließen. Band nicht durchhängen lassen.

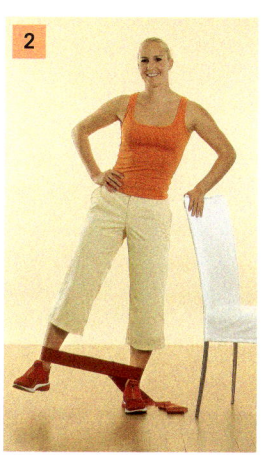

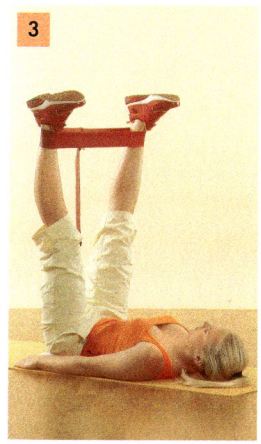

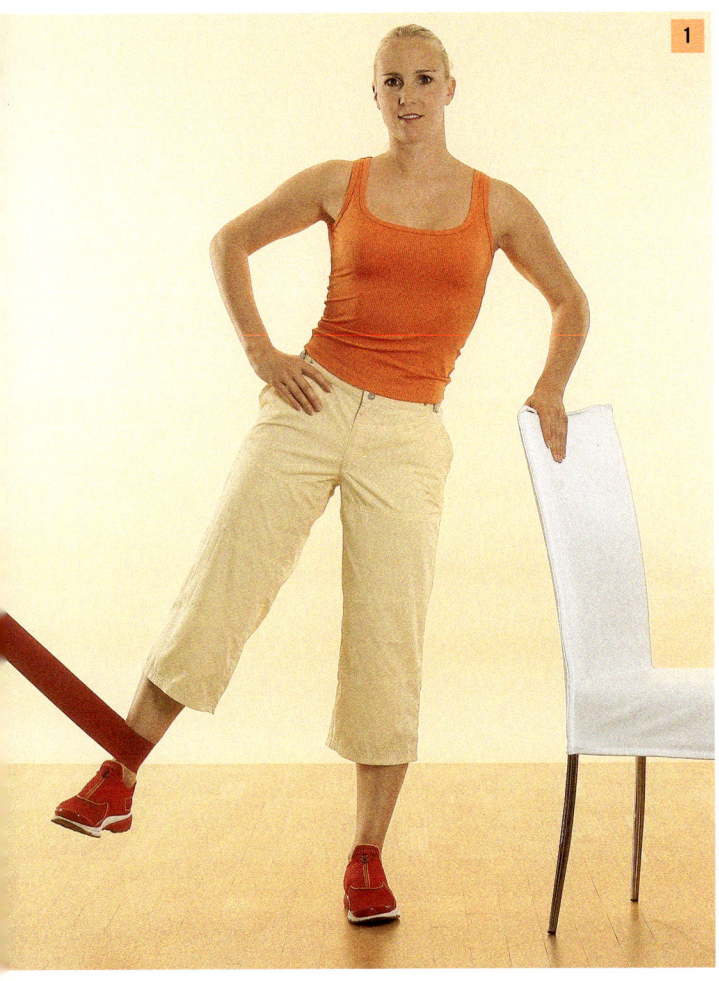

leichter Spannung. Becken- und Bauchmuskeln etwas anspannen, Rücken gerade und Rumpf stabil halten.

Ziehen Sie nun das Trainingsbein ruckfrei und ohne Schwung zum Standbein heran, hierbei ausatmen. Beide Füße können sich leicht berühren. Anschließend einatmen und langsam gegen die Zugkraft des Bandes in die Startposition zurück.

Tipps und ergänzende Hinweise

• Bei der Grundübung im Stand benötigen Sie eine hohe Rumpfstabilität. Etwas einfacher, jedoch in der Bewegung kleiner, wird die Übung im Liegen. Verwenden Sie hierbei entweder ein kurz geknotetes Band, Gewichtsmanschetten am Trainingsbein ② oder machen Sie die Übung ohne Zusatzlast. Liegen Sie seitlich auf einer Matte und stabilisieren Sie den Rumpf mit dem freien Arm vor dem Körper.

• Ohne zusätzliche Kleingeräte kann man die Übung auch im Sitzen durchführen ③. Nehmen Sie hierfür die Hände innen an die Knie und versuchen Sie die Knie gegen den Widerstand der Arme zusammenzudrücken. Halten Sie die Spannung 5–15 Sekunden, anschließend Druck lösen, Pause und 3- bis 4-mal wiederholen.

Adduktion

Trainierte Muskeln:
• Muskeln der Oberschenkelinnenseite

Übungsbeschreibung

① Im Einbeinstand stützen Sie sich an einer Stuhllehne ab. Ein langes zusammengeknotetes Gummiband ist an einem Ende an einer Türklinke befestigt, das andere um Ihr Fußgelenk gewickelt. Das Trainingsbein ist angehoben, das Band unter

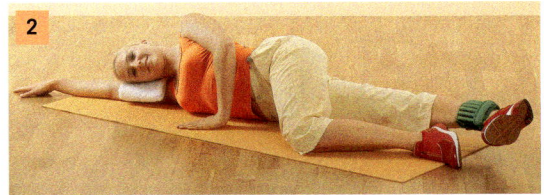

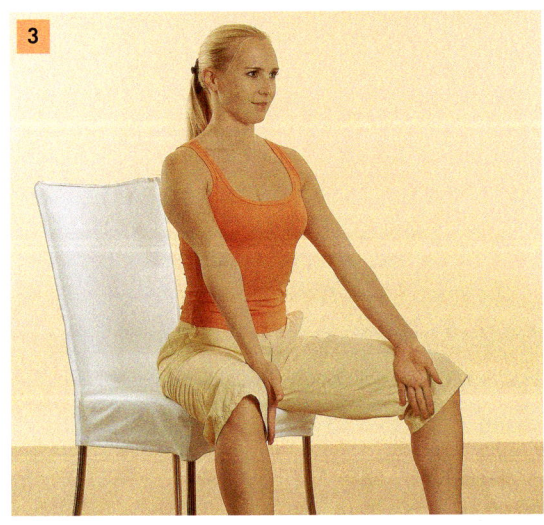

Wadenheben

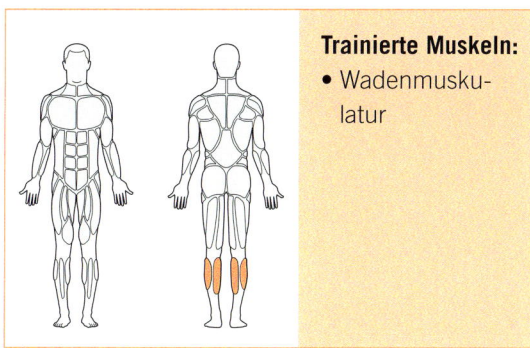

Trainierte Muskeln:
• Wadenmuskulatur

Übungsbeschreibung

① Stellen Sie sich mit den Zehenballen hüftbreit auf ein dickes Buch und halten Sie sich an einer Stuhllehne fest. Der Rücken ist gerade, der Blick geradeaus gerichtet. Atmen Sie ein und senken Sie die Fersen bis knapp über den Boden ab.
Mit dem Ausatmen spannen Sie Gesäß- und Beckenmuskeln an und heben Sie beide Fersen gleichmäßig so weit wie möglich vom Boden ab, bis Sie ganz auf den Zehenspitzen stehen. Anschließend wieder senken. Die Fersen dabei nicht auf dem Boden abstellen.

Tipps und ergänzende Hinweise

• Sie können die Übung auch ohne Erhöhung für die Füße durchführen, dann allerdings kann man

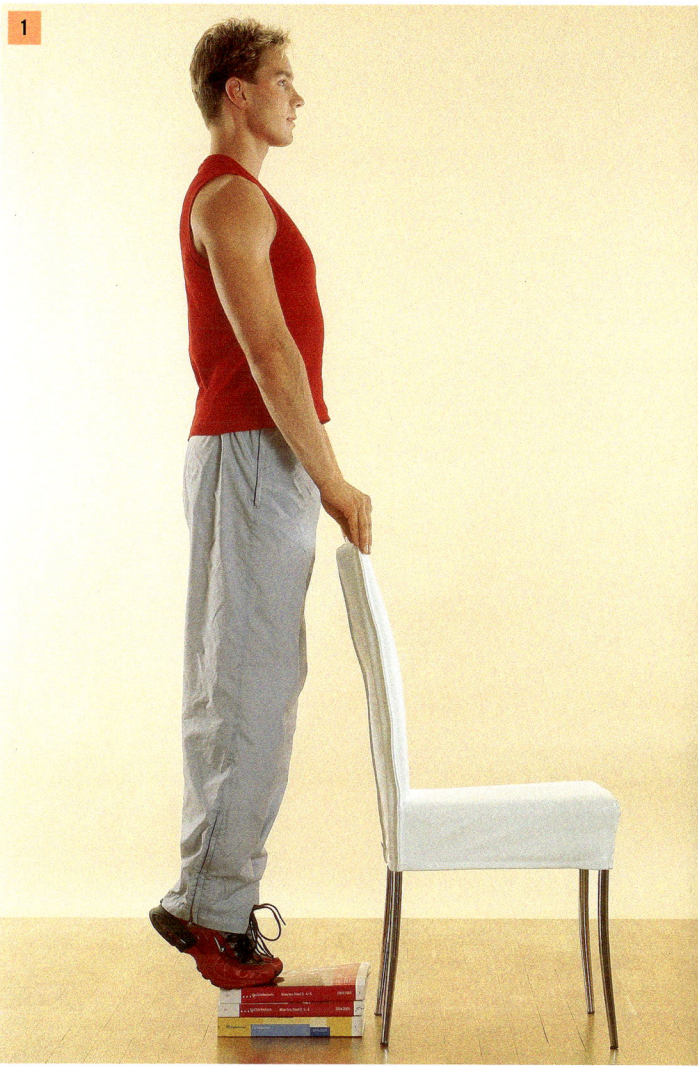

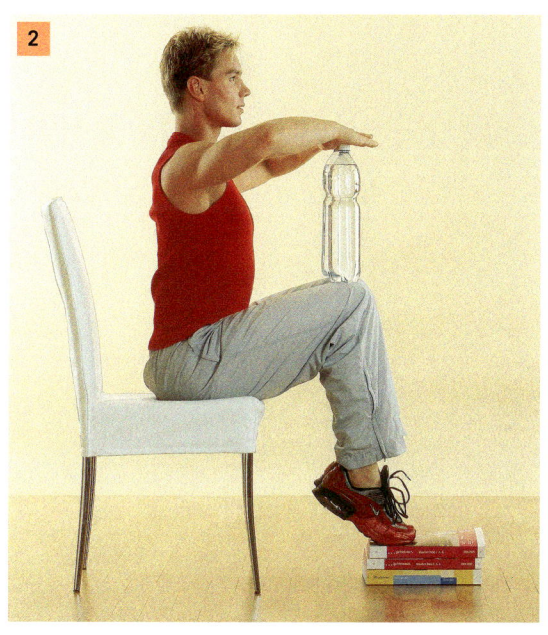

die Fersen nicht so weit absenken. Die Bewegung wird insgesamt kleiner.
• Üben Sie einbeinig intensiver. Auch ein Zusatzgewicht (Einkaufstüte mit Inhalt, Hantel), welches Sie in einer Hand halten, macht die Übung schwieriger.
• Die Übung Wadenheben kann man auch im Sitzen durchführen ②. Stellen Sie auch hierbei die Zehenballen auf eine Erhöhung. Zusätzliches Gewicht, das auf den Oberschenkeln nahe des Knies abgelegt wird, beansprucht die Wadenmuskulatur intensiver.
• Die Grundübung und vorgestellten Variationen können Sie auch auf einer Treppenstufe durchführen. Halten Sie sich dann am Treppengeländer fest, damit Sie stabil und sicher stehen.

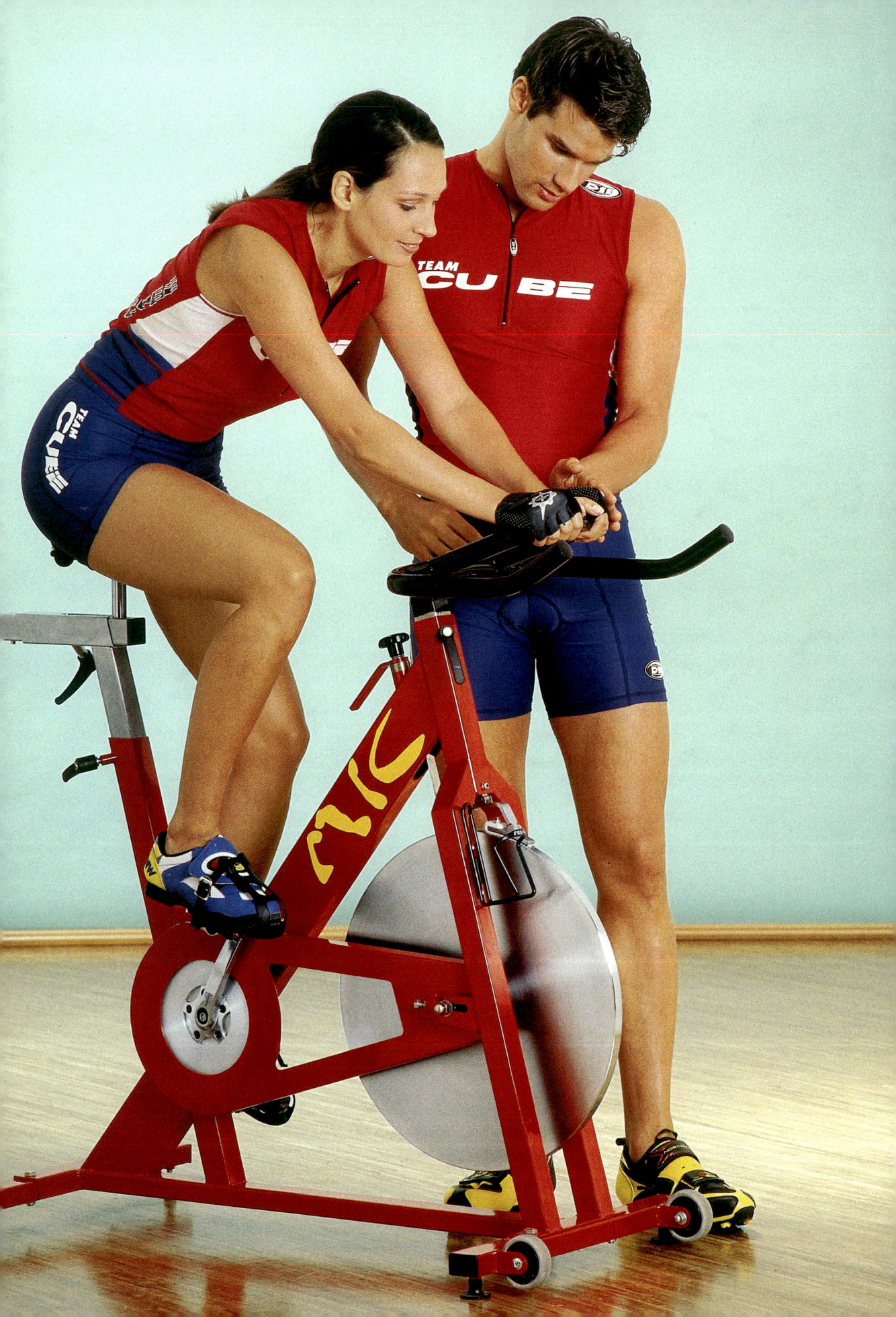

Training mit Herz

Es ist noch gar nicht so lange her, da galt eine gute Ausdauer als eine der wichtigsten Überlebenseigenschaften. Es war die Zeit, als wir unserer Nahrung noch hinterher laufen mussten. Wer nicht lange durchhielt, hatte auch weniger zu essen und konnte seine Familie nicht versorgen. Heute steht alles in den Regalen der Supermärkte und zum Füllen unserer Vorratsschränke ist Ausdauer nicht mehr notwendig. Physiologisch gesehen ist eine gute Ausdauerleistungsfähigkeit jedoch genauso wertvoll wie in der grauen Vorzeit.

Warum Ausdauertraining?

Ausdauertraining ist unumstritten der wichtigste Faktor, wenn es darum geht »20 Jahre lang 40 Jahre alt« zu bleiben. Weiterhin kann man behaupten, dass ein moderates Ausdauertraining der erste Schritt im Kampf gegen Zivilisationskrankheiten, überschüssige Fettdepots und Problemzonen ist. Hört sich das nicht gut an? Die Hauptwirkungen sind sicherlich vielen von uns bekannt. Darüber hinaus bringt es uns jedoch noch eine Fülle weiterer positiver Nebenwirkungen. Die Möglichkeiten eines entsprechenden Trainings sind enorm. Etliche Sportarten bieten sich hierfür an. Die bekanntesten sind wohl das Radfahren und Laufen. Auch im Bereich des Heimtrainings haben wir die Qual der Wahl, ob mit oder ohne Geräte.

> Ausdauertraining wird allgemein als eine Trainingsform definiert, welche die Widerstandsfähigkeit gegen lang anhaltende Belastungen verbessert.

Verbesserung der allgemeinen Fitness

Wer fit ist, ist körperlich und geistig in Form, wer fit ist, fühlt sich einfach gut. Ausdauertraining trägt entscheidend zu unserer allgemeinen Fitness und Gesundheit bei, da es etliche positive Auswirkungen auf unseren Körper hat.

Durch die Anpassungserscheinungen auf unser Atmungssystem kommen wir nicht mehr so schnell aus der Puste, wenn wir dem Bus hinterherlaufen müssen oder einige Treppenstufen bewältigen. Durch die verbesserte Durchblutung wird der gesamte Körper mit seinen Organen, insbesondere das Gehirn und das Herz, intensiver mit Sauerstoff versorgt. Das Herz-Kreislauf-System wird gestärkt. Wir werden wacher, können uns besser konzentrieren, die Stimmung hebt sich und – wir werden sogar schlauer, da dem Gehirn mehr Sauerstoff zur Verfügung gestellt wird. Durch die positive Veränderung der Herzarbeit, der Venentätigkeit und der Zusammensetzung des Blutes kann unser Herz ökonomischer arbeiten und der Rückfluss des Blutes aus den Beinen zum Herzen gelingt besser. Dies alles und noch viel mehr führt zur Verbesserung der allgemeinen Fitness. Wir verbessern unsere physische und psychische Widerstandsfähigkeit gegen lang anhaltende Belastungen – und das nicht nur im Sport, sondern auch bei der Arbeit, in der Freizeit und in der Familie.

Figurformung

Abnehmen, Gewichtskontrolle oder allgemein Figurformung sind wichtige Argumente für viele Sporttreibende. Dass regelmäßiges Ausdauertraining »ans Fett geht«, wissen viele von uns. Rund 40 Prozent der westlichen Bevölkerung gelten aus medizinischer Sicht als zu schwer, Tendenz steigend. Vor allem Kinder und Jugendliche sind immer mehr betroffen, doch auch uns Erwachsene plagen häufig die Kilos an Hüften, Bauch, Beinen und Po. »Fatburner« ist hier das Stichwort, wenn es um Gewichtsregulation im Sinne von Fettverbrennung geht, also das Abnehmen. Gezieltes Ausdauertraining und eine angepasste Ernährung gelten hierfür als die beste Kombination. Schließlich geht es darum, dass wir unsere Energiebilanz optimieren, also nicht mehr Kalorien aufnehmen, als wir verbrauchen können. Dieser Weg dauert zwar häufig etwas länger als manche Crash-Diät, dafür hat er einen wesentlichen Vorteil: Er ist dauerhaft, gesund und ohne Jo-Jo-Effekt!

Neben der unumstrittenen Tatsache, dass wir mit einem angepassten Ausdauertraining unser Fett zum Schmelzen bringen, kräftigen wir auch gleichzeitig unsere Muskeln, was wiederum verstärkt zu einem attraktiveren Äußeren verhilft. Zumindest die Muskeln, die am Ausdauertraining beteiligt sind, werden trainiert. Und dies sind meistens Beine und Gesäß. Dass dabei auch der ungeliebten Cellulite der Kampf angesagt wird, ist schon lange bewiesen. Aktives Fatburner-Training ist demnach durch eine lang anhaltende intensive Ausdauerbelastung gekennzeichnet. Die Energieversorgung erfolgt von Beginn an durch eine Kombination des Kohlenhydrat- *und* Fettstoffwechsels. Je höher die Belastung, desto höher sind auch die verbrauchten Kalorien. Dazu später noch mehr.

Gesundheit

Die Gesundheit ist unser wertvollsten Gut! Manchmal kommt diese Einsicht jedoch erst, wenn man bereits krank ist. Ausdauertraining ist eine hervorragende Möglichkeit, den Körper mit seinen organischen und seelischen Regelkreisen auf einem hohen, gesundheitlich präventiven Niveau zu halten. Regelmäßig betrieben bauen wir damit Stress ab. Das hört sich unspektakulär an, doch wenn man bedenkt, dass negativer Stress für etliche Krankheiten an Körper und Seele verantwortlich ist, kann man doch noch einmal darüber nachdenken, ob man nicht am besten sofort sein Herz auf Trab bringt, nicht wahr?

Weiterhin verbessert sich die immunologische Abwehr. Man erkrankt weniger an banalen Infektionskrankheiten, wie Husten, Schnupfen oder Grippe. Und erwischt es uns doch einmal, werden wir mit einem trainierten Körper bzw. Herz-Kreislauf-System wesentlich schneller wieder gesund. Ausdauertraining kräftigt das Herz, senkt den Blutdruck und vermindert die Blutfettwerte. Daraus ergibt sich auch ein geringeres Erkrankungsrisiko bezüglich der Arteriosklerose. Mit der Zeit verbessert sich somit auch die Ökonomie der Herztätigkeit und das Risiko, an einer Herz-Kreislauf-Schwäche zu erkranken, verringert sich drastisch. Wir werden schlichtweg leistungsfähiger und gleiche Tätigkeiten kommen uns viel weniger anstrengend vor als noch zu früheren Zeiten, in denen die Couch das wichtigste Trainingsgerät für uns war.

> Amerikanische Anti-Aging-Mediziner behaupten, dass regelmäßiges Ausdauertraining auch unsere sexuelle Intelligenz verbessert. Fundierte Studien? Fehlanzeige. Ich würde sagen: Los geht's mit dem Training und abwarten was in den nächsten Wochen so alles passiert.

Wie trainiert man seine Ausdauer?

Es gibt kein Medikament, das annähernd wirksam und gleichzeitig nebenwirkungsfrei ist, wie das Ausdauertraining. Vorausgesetzt man trainiert individuell, also seinen persönlichen Fähigkeiten angepasst. Die richtige Dosis entscheidet demnach über den wahren Erfolg. In erster Linie geht es hierbei um das »aerobische Training«. Den Ausdruck kennen Sie bestimmt. »Aerobic« ist seit mehr als 20 Jahren in aller Munde. Doch was bedeutet dieser Begriff eigentlich?

Aerob heißt so viel wie »mit Sauerstoff«. Aerobic ist also eine Trainingsform, bei der die benötigte Energie, die wir für diese erhöhte Belastung brauchen, unter Mithilfe von genügend Sauerstoff produziert wird. Demnach ist Aerobic nicht nur das bekannte Gruppentraining mit einem Instruktor vor dem Spiegel und begleitender, fetziger Musik, sondern eigentlich jegliche Form von ausdauerbetonten Belastungen, also auch Radfahren, Walking oder Laufen. Umgangssprachlich verstehen wir darunter allerdings immer noch das Aerobic-Training in einem Fitness-Studio. Aber das spielt keine Rolle. Letztendlich geht es nämlich nur darum, eine beliebige ausdauerorientierte Bewegung über eine gewisse Zeit hinweg auszuüben. Unserem Körper ist es freilich egal, auf welche Art dies passiert. Wie auch beim Thema »Krafttraining«, spielt die Intensität der Belastung während des Ausdauertrainings eine entscheidende Rolle. Und mit dem Stichwort *Intensität* haben wir einen eleganten Übergang zur *Belastungssteuerung* geschaffen.

Die Belastung steuern

Wenn Ausdauertraining eine so tolle Sache ist, wie es im Vorfeld behauptet wurde, warum machen es dann nicht mehr Leute? Die Beantwortung teilt sich in zwei Begründungen. Einerseits haben viele Menschen »keine Zeit dafür«. Falsch! Die richtige Antwort müsste lauten »Ich setze meine Prioritäten woanders«. Die Zeit, zwei oder drei Mal pro Woche eine halbe Stunde in die Pedale zu treten, hat jeder, doch für viele sind andere Aktivitäten wichtiger als ein gezieltes Trainingsprogramm für die Gesundheit. Wenn es den Anschein hat, dass man wirklich keine Zeit hat, kann es auch daran liegen, dass das persönliche Zeitmanagement etwas überdacht werden sollte. Wie viel Zeit benötigt man für wirklich wichtige Dinge und wie viel Zeit geht verloren, für Dinge, die gar nicht nötig wären? Wussten Sie, dass man mit moderaten sportlichen Betätigungen sein Leben um einige Jahre verlängern kann? Man verliert also keine Zeit, sondern gewinnt am Ende enorm!

Andererseits gibt es Willige, die sicher schon einmal angefangen und nach kurzer Zeit wieder aufgehört haben. Der häufigste Grund: Nach dem Training hat man einen roten Kopf, ist völlig aus der Puste, der Kreislauf spielt verrückt, die Knie tun weh, man schläft schlecht und am nächsten Tag geht es einem richtig miserabel. Keine Spur von Wohlbefinden. Warum das denn? Man sagt doch »Ausdauertraining ist die beste Medizin«? Das stimmt, doch anscheinend wurde die Dosierungsanleitung übersehen. Oder man hat das falsche Medikament – die falsche Sportart – gewählt. Wie bei allen sportlichen Betätigungen (Medikamenten) ist eine optimale Belastungssteuerung (Dosierung) entscheidend für den langfristigen Erfolg. Gleichzeitig muss man sich die richtige Sportart aussuchen. Es bringt gar nichts, wenn man versucht, innerhalb kürzester Zeit das aufzuholen, was man jahrelang versäumt hat. Wer sein Training mit dem Vorschlaghammer startet, erntet nur Ruinen. Gehen Sie es also trotz aller guten Vorsätze und einer Menge Motivation überlegt und gelassen an, auch wenn es im Ausdauertraining ganz ohne Anstrengung nicht geht! Wie man seine Belastung individuell steuert, erfahren Sie im Folgenden. Über die verschiedenen Ausdauersportarten für zu Hause lesen Sie im Anschluss.

Die richtige Dosis beim Ausdauertraining setzt sich aus vier Komponenten zusammen. Das Training muss

• häufig,
• dauerhaft und
• individuell intensiv gestaltet werden.
• Und ganz wichtig – es soll Spaß machen.

Der Spaß am Sport ist, im Gegensatz zu den drei erstgenannten Komponenten, weniger sportwissenschaftlich zu definieren. Dennoch – wenn Training zur unangenehmen Pflicht wird, hält man es nicht lange durch. Man gibt auf und wird wieder zur Couch-Potato. Wenn man für sich allerdings die richtige oder die richtigen Sportarten findet, ist der erste Grundstein für die Langfristigkeit und somit für den Erfolg schon gelegt.

Wie häufig?

Die meistgestellte Frage ist tatsächlich die nach der Häufigkeit. Wie oft soll man trainieren, damit das Training »etwas bringt«? Die Antwort richtet sich nach dem persönlichen Trainingszielen. Wollen Sie Ihre Ausdauer trainieren, um gesundheitlich stabil zu bleiben oder wollen Sie tatsächlich Ihre Fitness verbessern, leistungsfähiger werden? Ebenso entscheidend ist die Trainingserfahrung, also wie lange man schon regelmäßig trainiert. Die Tabelle gibt Ihnen die nötigen Auskünfte dazu.

Wie lange?

Auch für die jeweilige Länge einer Ausdauertrainingseinheit gibt es keine feste Formel. Die Dauer hängt eng mit dem aktuellen Gesundheits- und Leistungsstand, dem Trainingsziel und der Intensität der Belastung zusammen. Absolute Einsteiger können bereits nach wenigen Minuten und mit einem niedrigen Trainingspuls ihr Leistungsmaximum erreichen, während besser Trainierte länger durchhalten und intensiver trainieren können. Wer also mit 10 Minuten Radfahren bei wenig Widerstand und einem relativ niedrigen Puls beginnt, braucht sich nicht zu schämen! Ganz im Gegenteil. Damit ist man genau auf dem richtigen Weg, denn jede Reise beginnt mit dem ersten Schritt (wie schon ein chinesischer Weiser sagte). Geübte bzw. Fortgeschrittene können die Trainingszeit individuell verlängern und/oder gleichzeitig intensiver trainieren (siehe »Wie intensiv?« nächster Abschnitt).

> Für die ersten Trainingswochen und -monate sollte sich jeder an die Maxime »Qualität vor Quantität« oder auch »Unterforderung ist besser als Überforderung« halten.

Wie intensiv?

Die Intensität beantwortet die Frage, »wie anstrengend« ein Training sein soll. Für Einsteiger, Geübte und Fortgeschrittene eignet sich hierfür am allerbesten eine so genannte Pulsuhr. Mit ihr steuern wir eine Belastung über unsere eigene Herzfrequenz, den Trainingspuls. Entsprechende Geräte gibt es in jeder gut sortierten Sportabteilung eines Kaufhauses oder im Fachhandel ab etwa 50 Euro. Eine Investition, die sich lohnt! Für viele ist es ohnehin der wichtigste Ausrüstungsgegenstand, denn das Maß aller Dinge beim Ausdauertraining ist die Geschwindigkeit des Herzschlages. Der Puls gibt an, ob ich mich entsprechend meinem Alter, meinem Leistungsstand, meinem Trainingsziel oder einer Sportart zu wenig, zu viel oder gerade richtig belaste. Um dies herauszufinden, hält die Sportwissenschaft derart viele praktische Tests, Formeln, Hinweise und Ratschläge parat, dass man ohne Mühe den Rest dieses Buches damit füllen könnte. Am Ende wäre man so verwirrt, dass man alles in die Ecke wirft und sich selbst wieder auf die Wohnzimmercouch. Aus diesem Grund beschäftigen wir uns nur mit dem Notwendigsten, was für gesundheitsorientierte Heimsportler weitaus genügt und ihnen ein optimales Training sichert.

Als Basis für alle weiteren Berechnungen des Trainingspulses benötigen wir unsere *maximale Herzfrequenz*. Sie wird häufig mit *Hf_{max}* oder *MHF* abgekürzt.

> Die maximale Herzfrequenz bezeichnet die theoretische und höchste erreichbare Anzahl an Herzschlägen pro Minute.

Die meistverbreiteten und auf sportwissenschaftlichen Erhebungen beruhenden Formeln will ich Ihnen vorstellen. Mit ihnen können Sie ohne großen Aufwand Ihre maximale Herzfrequenz berechnen.

Wie häufig und wie lange soll ich trainieren?		
Zielgruppe	Häufigkeit	Dauer
Einsteiger mit 0 bis 4 Wochen Trainingserfahrung	2–3 × pro Woche	10–30 Minuten
Geübte mit 4 Wochen bis 6 Monate Trainingserfahrung	3–4 × pro Woche	30–60 Minuten
Fortgeschrittene ab 6 Monate Trainingserfahrung	bis 5 × pro Woche	40–90 Minuten

für Frauen:
226 minus Lebensalter = MHF
für Männer:
220 minus Lebensalter = MHF

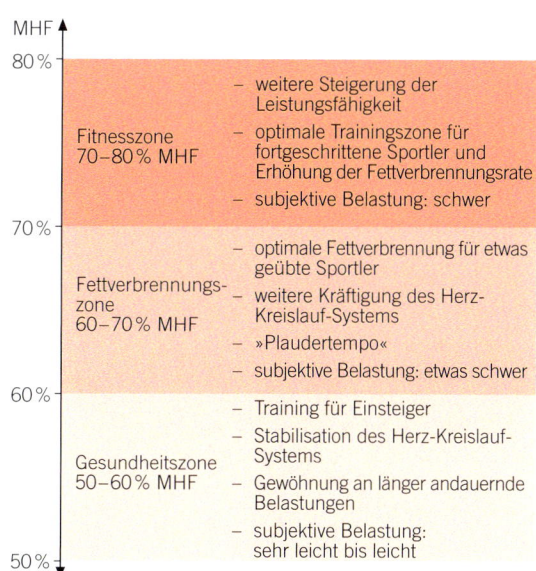

Die Trainingszonen in Abhängigkeit von der individuellen Herzfrequenz

Diese Möglichkeit zur Berechnung der maximalen Herzfrequenz wird von der American Heart Association für Trainingseinsteiger empfohlen, die teure und aufwändige Labortests zur Bestimmung der MHF umgehen möchten. Als Trainingsbasis ergibt sie einen akzeptablen Richtwert. Etwas neuere Studien ergaben, dass für gesunde Frauen und Männer ab 40 Jahre nachstehende Formel besonders gut geeignet sei:

208 minus (Lebensalter × 0,7) = MHF

Rechnen Sie doch einmal mit beiden Formeln, Sie werden einen kleinen Unterschied im Ergebnis erkennen, der jedoch nicht wesentlich ins Gewicht fällt. Die Erfahrung zeigt, dass für die Mehrheit der Freizeitsportler diese beiden Berechnungsmöglichkeiten ausreichen und sie im Training gut bis sehr gut vorankommen. Auf Grundlage des errechneten persönlichen Maximalpulses bestimmt man nun den individuellen Trainingspuls, also die Anzahl der Herzschläge, die wir *während* des Ausdauertrainings haben sollten (= Intensität). Der Trainingspuls wird meistens in »Prozent vom Maximalpuls« angegeben und hat stets einen oberen und einen unteren Wert. Man sagt dazu auch Herzfrequenzzielbereich (HFZB), also einen Herzfrequenzbereich, in dem wir uns bewegen sollten. Dazu möchte ich Ihnen nun drei relevante, geschlechtsunabhängige Trainingszonen vorstellen, wobei vorerst eine und später vielleicht mehrere von diesen »Ihre Zone« sein wird.

Die Trainingszonen
Die verschiedenen Trainingszonen haben zum vorrangigen Ziel, uns einen Richtwert für unseren Pulsschlag während des Ausdauertrainings zu geben. Innerhalb aller Zonen befinden wir uns im aeroben Bereich. Nennen wir sie

• Gesundheitszone,
• Fettverbrennungszone und
• Fitnesszone.

Die Gesundheitszone
Der Herzfrequenzbereich, den man für diese Zone errechnet, stellt für jeden Einsteiger den ersten Schritt in eine »bewegte« Zukunft dar. Sie markiert die niedrigste und für Anfänger bzw. Personen mit Beschwerden gleichzeitig wichtigste Belastungszone. Die Höhe des Trainingspulses liegt hier zwischen 50 und 60 Prozent des Maximalpulses. Obwohl schon in manchen Alltagssituationen kurzzeitig Herzfrequenzwerte dieser Höhe erreicht werden, versuchen wir zum ersten Mal ganz bewusst, eine gleich bleibende Belastung über einen längeren Zeitraum aufrechtzuerhalten. Ausdauersport in dieser Intensität stabilisiert und stärkt das Herz-Kreislauf-System beim Einsteiger und gewöhnt ihn an lang anhaltende Belastungen, ohne ihn zu

Die Intensität innerhalb der Gesundheitszone ist auch die richtige für das Auf- und Abwärmen vor bzw. nach dem Krafttraining oder vor dem Stretching.

überfordern. Subjektiv betrachtet ist das Training sehr entspannt und leicht.

Da es beim Ausdauertraining fast unmöglich ist, den Puls auf den Schlag genau in ein und derselben Höhe zu halten, brauchen wir, wie schon erwähnt, einen Zielbereich mit einer etwas größeren Spanne. Mit zwei einfachen Rechnungen ermitteln wir den unteren und den oberen Herzfrequenzwert beispielhaft für eine 30-jährige Frau.

Zur Wiederholung ermitteln wir zunächst die theoretische maximale Herzfrequenz:

> 226 minus 30 = MHF 196

Mit diesem Ergebnis ermitteln wir den Herzfrequenzzielbereich (HFZB) für das Training in Höhe von 50 bis 60 Prozent der MHF:

> **Oberer Wert allgemeine Formel:**
> MHF × 0,60 = HFZB ↑
> **Beispielrechnung:**
> 196 × 0,60 = 118
>
> **Unterer Wert allgemeine Formel:**
> MHF × 0,50 = HFZB ↓
> **Beispielrechnung:**
> 196 × 0,50 = 98

Die Herzfrequenz für das Ausdauertraining in der Gesundheitszone wäre für diese Person demnach 98 bis 118 Schläge pro Minute. Für die ersten Wochen ist diese Intensität ausreichend.

Fettverbrennungszone

Kein Zweifel, es gibt sie noch – die Fettverbrennungszone. Viele behaupten ja, dass diese Zone völlig überholt sei. Bestimmt haben Sie auch schon einiges darüber gelesen oder gehört. Allen Unkenrufen zum Trotz bleibt sie auch weiterhin »unsere« Zone, in der wir am besten überschüssigen Fettpölsterchen den Kampf ansagen. Zu den landläufigen Widersprüchen kommen wir im Verlauf dieses Abschnittes.

Nennen wir unsere Fettpölsterchen doch einfach Energiedepots. Denn tatsächlich ist Fett ein guter Energielieferant. Der Fettverbrennungszone kommt bei Trainingsprogrammen, in denen die Gewichtsreduzierung als Ziel bestimmt wurde, eine besondere Bedeutung zu, da in dieser Intensität sehr viele Kalorien aus gespeichertem Fett verbrannt werden. Viele Trainer geben statt eines bestimmten Pulswertes auch das »Plaudertempo« als Intensität an, ein Bewegungstempo, bei dem man sich noch relativ gut unterhalten könnte. Auf der Pulsuhr sollten Werte zwischen 60 und 70 Prozent unserer MHF erscheinen. Natürlich hat diese Zone auch positiven Einfluss auf die Entwicklung des Herz-Kreislauf-Systems. Darüber hinaus verbessert es die Widerstandfähigkeit gegenüber lang anhaltenden Belastungen und der Körper beginnt mehr und mehr, die aufbauenden Effekte eines aeroben Trainings für sich zu gewinnen. Berechnen wir den Herzfrequenzzielbereich für diese Zone. Als Rechenbeispiel dient uns die gleiche Person wie in der Gesundheitszone – weiblich, 30 Jahre alt.

> **Oberer Wert allgemeine Formel:**
> MHF × 0,70 = HFZB ↑
> **Beispielrechnung:**
> 196 × 0,70 = 137
>
> **Unterer Wert allgemeine Formel:**
> MHF × 0,60 = HFZB ↓
> **Beispielrechnung:**
> 196 × 0,60 = 118

Das Fettverbrennungstraining für unsere »Musterfrau« findet demnach bei einem Pulsschlag zwischen 118 und 137 statt. Bei dieser Herzfrequenz kann nun das Gefühl entstehen, dass das Training nicht anstrengend genug ist. Entbinden Sie sich jedoch von dem Leistungsdruck und dem Gedanken, dass »nur schneller, höher und härter auch immer besser ist«. Der in unserem Beispiel errechnete Zielbereich ist genau der Richtige, um eine ausreichende Sauerstoffzufuhr durch eine korrekte und tiefe Atmung zu gewährleisten, welche zur Fettverbrennung unbedingt notwendig ist. Das Training sollte mindestens 30 Minuten dauern.

Kommen wir nun zu den neueren Ansichten einiger Experten über die Fettverbrennungszone. Jahrelang wurde propagiert, dass man in dieser Zone tatsächlich am meisten Fett verbrennt. Dies soll nun nicht mehr stimmen. Einerseits sind diese Behauptungen berechtigt, andererseits können sie negative Auswirkungen auf unseren Trainingsprozess haben. Warum? Wer trainiert, verbraucht Kalorien und zwar von Beginn an in Form von Kohlenhydraten *und* Fetten. Zwar werden in den ersten Minuten vermehrt die im Körper gespeicherten Kohlenhydrate herangezogen, das Verhältnis dreht sich jedoch nach und nach um, und nach etwa 30 Minuten wird ein Höchstmaß der Fettverbrennung erreicht. Es geht nun darum, den gesamten Kalorienverbrauch innerhalb der gleichen Trainingszeit zu erhöhen. Dies gelingt nur, wenn wir uns wesentlich intensiver belasten, also schneller laufen, radeln oder treten. Die Herzfrequenz steigt, der Kalorienverbrauch steigt. Mit dem erhöhten Kalorienverbrauch steigt auch der prozentuale Anteil an verbrauchten Fetten. Das stimmt und ist wirklich toll. So weit die Theorie. In der Praxis kommt die angehobene Trainingsintensität für uns jedoch erst in Betracht, wenn wir ein entsprechendes Fitnessniveau erreicht haben. Einsteiger werden das erhöhte Tempo nicht lange genug durchhalten und müssen sich selbstverständlich erst durch kontinuierliches Training einen bestimmten Ausdauer-Level antrainieren. Beginner haben also mehr davon, wenn sie ein langsameres Tempo vorlegen, dafür länger durchhalten und auf diese Weise mehr Kalorien verbrauchen. Eine effektive Fettverbrennung erreichen Einsteiger demnach immer noch über ein Training, dessen Belastung sie lange genug widerstehen können, also in der Fettverbrennungszone bei einem Mittelwert von 65 Prozent des persönlichen Maximalpulses.

Die Fitnesszone

Die nächsthöhere Belastungsstufe ist die »aerobe Zone« bei einer Trainingsherzfrequenz von 70–80 Prozent Ihrer MHF. In der Grafik auf Seite 73 nennen wir sie Fitnesszone. Die meisten Personen werden hierbei richtig ins Schwitzen geraten und endlich das subjektive Gefühl haben, dass man »wirklich etwas tut«. Zusammenhängende bzw. Plauder-Gespräche werden zwar zunehmend

Fazit!
Die allgemeine Empfehlung eines optimalen Fatburner-Trainings bei 60 bis 70 Prozent der MHF und einer Belastungsdauer von mindestens 30 Minuten gilt nach wie vor für den einsteigenden und leicht geübten Fitness- und Gesundheitssportler. Das Gleiche gilt für Übergewichtige oder Personen mit orthopädischen Beschwerden. Nähert sich der gesunde Trainierende jedoch mehr und mehr dem Fortgeschrittenenstadium, profitiert er von einer erhöhten Fettverbrennung, wenn er seinen Gesamtumsatz steigert, also intensiver trainiert.

schwieriger, dennoch sollte gelegentliches Reden mit einem Trainingspartner noch möglich sein. Ausdauertraining in der Fitnesszone steigert weiter Ihre Leistungsfähigkeit, es kräftigt in besonderem Maße das Herz und das Atmungssystem. Von vielen Trainern wird sie als *die* Trainingszone schlechthin bezeichnet und nicht selten sogar absoluten Einsteigern empfohlen. Ich halte dies für etwas übereilt. Der Organismus sollte zuerst einige Wochen, besser mindestens 3 Monate die Möglichkeit haben, sich an diese neue Herausforderung, also an lang anhaltende Belastungen zu gewöhnen. Dies geschieht am besten in der Gesundheits-

Gut zu wissen!
Aerobes Training bedeutet, dass bei moderaten Ausdauerleistungen bei einer durchschnittlichen Trainingsherzfrequenz von 70–80 Prozent MHF, die länger als 10 Minuten anhalten, die Energie hauptsächlich durch Oxidation, also unter Mithilfe von Sauerstoff, bereitgestellt wird. Entsprechend kann man auch behaupten, dass sich bei guter Atmung der Sauerstoffbedarf, welcher vom Organismus durch Training stets entsteht, mit der Sauerstoffaufnahme im Gleichgewicht befindet. Durch diese Sauerstoffbalance kann der trainierte Sportler Belastungen kontinuierlich über einen längeren Zeitraum durchführen. Man bezeichnet die Fähigkeit auch als *aerobe Ausdauer* bzw. *aerobe Kapazität*.

zone, wie vorher bereits erwähnt. Schließlich ist das Ausdauertraining für Körper und Geist ein völlig neuartiges Gefühl und wir sollten die beiden nicht zu sehr »erschrecken«.

Berechnen wir den Herzfrequenzzielbereich mit unserer bereits bekannten Probandin:

> **Oberer Wert allgemeine Formel:**
> $MHF \times 0,80 = HFZB \uparrow$
> **Beispielrechnung:**
> $196 \times 0,80 = 157$
>
> **Unterer Wert allgemeine Formel:**
> $MHF \times 0,70 = HFZB \downarrow$
> **Beispielrechnung:**
> $196 \times 0,70 = 137$

Das Training findet also bei einer Herzfrequenz zwischen 137 und 157 statt. Trainiert man mit noch höheren Intensitäten, besteht die Gefahr, dass man in den anaeroben Bereich fällt, das Training zu intensiv wird und lang anhaltende Belastungen kaum mehr möglich sind. Leistungssportler trainieren zeitweise sehr gerne und in Form eines Intervalltrainings mit Pulsfrequenzen von bis zu 95 oder gar 100 Prozent. Für den gesundheits- bzw. fitnessorientierten Sportler kommen derart hohe Intensitäten jedoch weniger in Betracht.

Pulskontrolle

Der Puls ist unser wichtigster Trainingspartner. Mit ihm steuern und kontrollieren wir unsere Belastungsintensität. Egal ob Sie nun absoluter Einsteiger sind oder Ihr sportliches »Comeback« feiern, ob Sie nur zum Zeitvertreib sporteln oder ganz konsequent bestimmte Ziele verfolgen – Ihre Herzfrequenz sollte stets als *das* Maß zu Feststellung der optimalen Intensität dienen. Die verschiedenen Trainingzonen kennen Sie bereits. Nun gilt es, den Puls *während* des Trainings zu beobachten. Am besten gelingt dies mit einem drahtlosen, elektronischen Herzfrequenzmessgerät. Das händische bzw. manuelle Messen an der Halsschlagader oder am Handgelenk gehört mittlerweile der Vergangenheit an und ist ohnehin ungenau und umständlich. Pulsmesser dagegen sind exakt und komfortabel. Mit ihnen kann man seine körperliche Leistung innerhalb sicherer Grenzen kontrollieren. Verlassen Sie sich also nicht zu sehr auf das »Gefühl«. Auch professionelle oder durchtrainierte Sportler gehen selten »ohne«. Herzfrequenzmessgeräte bestehen stets aus zwei Komponenten. Zum einen ist dies der Brustgurt (Sender) und zum anderen eine Uhr (Empfänger), die man sich um das Handgelenk

Wie intensiv soll ich trainieren?		
Zone	Zielgruppe	Intensität
Gesundheitszone	• Einsteiger und Wiedereinsteiger ohne Trainingserfahrung • Gelegenheitssportler (sie trainieren etwa 1–3 × im Monat) • ältere Personen ohne Gesundheits-Check beim Arzt	50–60 % MHF
Fettverbrennungs-zone	• Einsteiger, Geübte und Übergewichtige mit mindestens 4-wöchiger regelmäßiger (2–3 x pro Woche) Trainings-erfahrung in der Gesundheitszone • ältere Personen mit Gesundheits-Check beim Arzt • auch für Fortgeschrittene als Regenerationstraining, die regelmäßig an der oberen Grenze der Fitnesszone trainieren	60–70 % MHF
Fitnesszone	• Geübte und Fortgeschrittene ab 6-monatiger regel-mäßiger Trainingserfahrung zur weiteren Leistungs-steigerung • gesunde Sportler	70–80 % MHF

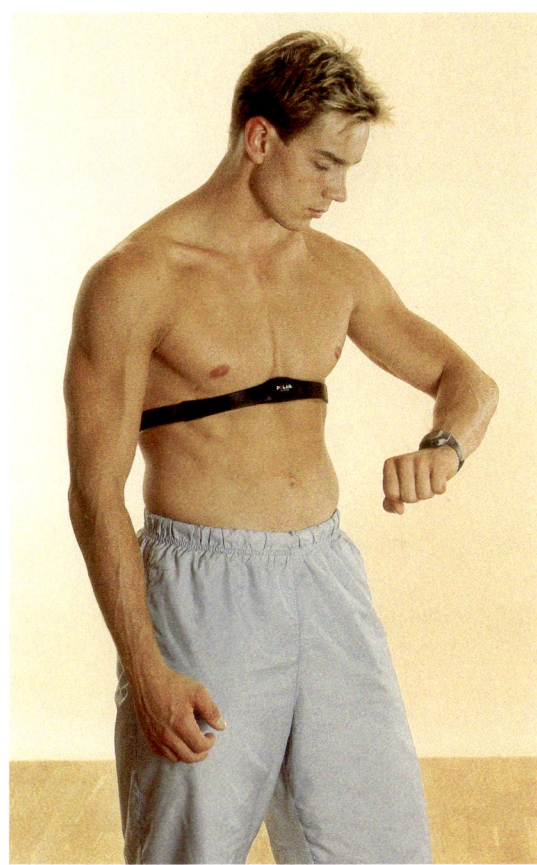

Ein wichtiger »Trainingspartner« – die Pulsuhr liefert in allen sportlichen Situationen verlässliche Herzfrequenzwerte.

schnallt. Hersteller und Modelle gibt es mehr als genug, sodass man schnell den Überblick an brauchbarem Material verlieren kann. Gehen Sie deshalb am besten in ein Fachgeschäft und lassen Sie sich ausführlich beraten. Die Preisspanne der Geräte liegt zwischen 50 und 400 Euro. Sie unterscheiden sich hauptsächlich in der Anzahl der vielen möglichen Funktionen. Dem Motto »Mehr ist gleich teurer« muss ich »Es ist nicht alles Gold, was glänzt« entgegenhalten, denn es bleibt offen, welche Funktionen für wen individuell notwendig bzw. überhaupt sinnvoll sind. Besprechen Sie mit Ihrem Verkäufer Ihre Einsatzbereiche und Trainingsziele, damit er für Sie das passende Gerät findet.
Eine weitere Möglichkeit seinen Trainingspuls zu überwachen, sind in Ausdauergeräte integrierte Messgeräte. Hier unterscheidet man die Messung über Ohr- oder Fingerclips und die Messung über Handgriffmessgeräte. Geräte mit Handsensoren

sind meist etwas teurer, als solche bei denen wir unseren Trainingspuls nicht messen können.

Organisation des Ausdauertrainings

Die Organisation Ihres Ausdauertrainings zu Hause funktioniert nach den gleichen Prinzipien wie in einem professionell geführten Fitness-Club. Für die folgenden Erläuterungen ist es auch völlig egal, für welche Ausdauersportart Sie sich letztendlich entschieden haben. Ob Sie nun radeln oder auf einem Laufband walken, ob Sie auf dem Crosstrainer üben oder ohne Gerät einfach Aerobic machen – Ausdauertraining bleibt immer Ausdauertraining. Damit Sie lange Freude am Training haben, sollte Sie sich natürlich eine Sportart suchen, die Ihnen auch richtig Spaß macht.
Zur allgemeinen Organisation zählt im Grunde genommen auch die eigentliche Vorbereitung einer Trainingseinheit. Gerät bereitstellen, geeignete Kleidung und Schuhe anziehen, Getränk herrichten, motivierende Musik einlegen und Störfaktoren, wie zum Beispiel das Telefon, sollten ausgeschaltet werden. Alles Dinge, die selbstverständlich sind. Angenommen, Sie sitzen nun auf Ihrem Hometrainer, kennen bereits Ihren Maximalpuls und die daraus errechneten Pulswerte für Ihr Training. Wie geht es jetzt weiter? Ganz einfach, nämlich wie in einem guten Film. Zuerst folgt die Einleitung, anschließend der Hauptteil – die eigentliche Handlung – und dann das Ende. Auf den Ausdauersport übertragen ist die Einleitung gleichzusetzen mit dem *Warm-up*, dann folgt das zentrale Training (Hauptteil) nach einer bestimmten *Trainingsmethode* und anschließend das finale Ende – das *Cool-down*. Alle drei Teile zusammen ergeben den Film, also eine komplette Trainingseinheit.

Die spannende Einleitung

Unter »Aufwärmen« versteht man allgemein die optimale Einstellung des Trainierenden auf die folgenden psychischen und physischen Anforderungen im Hauptteil.

Im Ausdauersport haben sich dabei drei wesentliche Gesichtspunkte herauskristallisiert. Physiologisch betrachtet dient das Aufwärmen

- der Erhöhung der Körpertemperatur
- als Verletzungsprophylaxe
- der Mobilisation der Herz-Lungen-Funktionsbereitschaft.

Egal, welchen Sport Sie ausüben – Sie sollten stets langsam und behutsam starten. Radeln, laufen, springen Sie also nicht wie wild los, sondern beginnen Sie mit niedriger Geschwindigkeit. Hierbei beobachten Sie den Puls. Er sollte langsam ansteigen und in den darauf folgenden 5 bis 10 Minuten den unteren Wert Ihrer persönlichen Zielherzfrequenz erreichen. Somit haben Sie auch schon eine Richtlinie für die Dauer des Warm-ups. Um an diesen unteren Pulswert zu gelangen, erhöhen Sie etwa alle ein bis zwei Minuten in kleinen Schritten die Intensität des Trainings (zum Beispiel etwas schneller treten oder den Widerstand des Gerätes erhöhen). Wenn Sie sich nach dieser Zeit an die untere Grenze Ihres errechneten Trainingspulses herangearbeitet haben, »gleiten« Sie quasi fließend in den Hauptteil hinein.

Das Aufwärmen ist jedem Sportler zu empfehlen, egal ob Einsteiger oder Profi. Lässt man es einfach ausfallen, fehlt ein wichtiger Baustein innerhalb einer sinnvoll aufgebauten Trainingseinheit. In den Grafiken auf den folgenden Seiten ist es stets der *gelb* hinterlegte Bereich. Wenn sich unser Körper nach etwa 10 Minuten eingestimmt hat, folgt der Hauptteil, der eigentliche Belastungsbereich beim Ausdauertraining.

Der Hauptteil

Mit dem Hauptteil verfolgen wir unser tatsächliches Trainingsziel. Dazu gibt es die im Vorfeld erwähnten Trainingszonen *Gesundheits-, Fettverbrennungs- und Fitnesszone*. Innerhalb dieser Zonen gelten unterschiedliche Pulsrichtwerte. Bestimmt haben Sie sich Ihre Werte mit Hilfe der vorgestellten Formeln schon errechnet. Während der Hauptbelastungsphase, dem Hauptteil also, haben wir unterschiedliche Möglichkeiten, unser Training zu gestalten. Man nennt sie die *Trainingsmethoden*, welche im Anschluss erklärt und jeweils mit einer Zeichnung verdeutlicht werden.

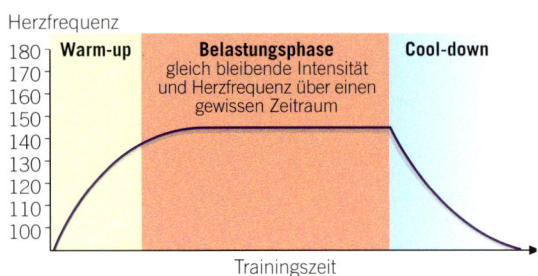

Ausdauertraining nach der Dauermethode mit seinen drei Phasen Warm-up, Hauptteil (Belastungsphase) und Cool-down

Dauermethode

Charakteristisch für die Dauermethode ist eine lang anhaltende und gleich bleibende Belastung ohne Pause. Sie trainieren demnach eine bestimmte Zeit auf einem Ausdauergerät und verändern weder die Tritt- bzw. Steig- oder Schrittfrequenz noch den Widerstand. Dies führt dazu, dass der Puls nahezu konstant bleibt. Für Einsteiger ist die Dauermethode erste Wahl und zu Beginn Ihrer Fitnesskarriere genügen bereits einige Minuten. Der Puls sollte sich bei den ersten Trainingseinheiten an der unteren Grenze befinden. Wenn es Ihnen beim Training und vor allem in den Tagen danach gut geht, tasten Sie sich langsam an Ihren Mittelwert heran. Bedenken Sie, dass ein bisschen Muskelkater nicht zu vermeiden sein wird. Er sollte bei regelmäßigem Training jedoch bald nicht mehr auftreten. Geübte und Fortgeschrittene trainieren an der oberen Marke der errechneten Zielherzfrequenz. Bevor man jedoch seinen Puls durch schnelleres Treten oder Laufen erhöht und somit das Training intensiver gestaltet, sollte man fähig sein, mindestens 20 bis 30 Minuten am Stück zu trainieren. Wer kontinuierlich übt, wird automatisch besser, leistungsfähiger.

Intervallmethode

Die Intervallmethode kennzeichnet einen rhythmischen Wechsel von Belastungs- und Erholungsphasen bzw. von höherer und niedrigerer Trainingsherzfrequenz. Sie ist sehr gut für geübte Heimsportler geeignet, die sich einer bestimmten für die Sportart spezifischen Bewegungstechnik sicher sind und deshalb mit ihrem Puls etwas mehr »spielen« können. Das Herz-Kreislauf-System ist schon etwas trainierter und die Intensitäten können kurzzeitig etwas höher ausfallen. Dieser Wechsel der Trainingsanstrengung geschieht zum Beispiel auf dem Laufband durch einen Wechsel von Walking und langsamen Laufen, auf dem Rad durch schnelleres und langsameres Treten oder mittels Veränderung des Tretwiderstands. Zur Steuerung der Intensität nimmt man sich seinen Puls zur Hilfe. Ein Intervall kann beispielsweise innerhalb einer einzigen Trainingszone stattfinden, indem man mehrere Minuten die Belastung so wählt, dass sich der Puls an der unteren Grenze befindet und für ein oder zwei Minuten an der oberen Grenze. Wer sich sicher fühlt, kann innerhalb des Intervalltrainings auch in die nächsthöhere Zone »springen«. Wie gesagt – die individuelle körperliche Verfassung und die Sicherheit beim Training entscheidet. Während des Hauptteils kann man je nach Trainingsdauer auf diese Weise etwa 4 bis 8 Intervalle »fahren«.

Mit dieser Art des Trainings erreicht man langfristig eine weitere Entwicklung des Herz-Kreislauf-Systems und eine Steigerung der ökonomischen Herztätigkeit. Der Stoffwechsel wird verbessert, die Durchblutung der Organe wird durch die Neubildung von Kapillargefäßen erweitert. Außerdem wird das Training durch die Belastungswechsel allgemein etwas abwechslungsreicher, motivierender. Der Kalorienverbrauch steigt und die -bilanz dadurch verbessert. Durch das »Schnuppern« an höheren Herzfrequenzen gewöhnt sich der Körper auch langsam an steigende Intensitäten. Es stellt also einen idealen Übergang dar, wenn man zum Ziel hat seine Trainingsherzfrequenz zu erhöhen und beispielsweise von der Gesundheits- in die Fettverbrennungszone zu wechseln. Die Grafik rechts zeigt ein 45-minütiges Intervalltraining einer 30-jährigen Frau. Bei den intensiveren Belastungsphasen springt sie bereits in die nächsthöhere Trainingszone, da Sie langfristig zum Ziel hat, in der Fettverbrennungszone an der oberen Grenze Ihrer Herzfrequenz zu trainieren. Im Laufe mehrerer Trainingswochen wird sie die höheren Intensitäten zeitlich Schritt für Schritt weiter ausdehnen, bis sie in der Lage ist, nach der Dauermethode über einen gewissen Zeitraum in der Fettverbrennungszone zu üben. Wenn Sie dies geschafft hat, kann sie innerhalb ihrer »neuen« Zone wieder mit dem

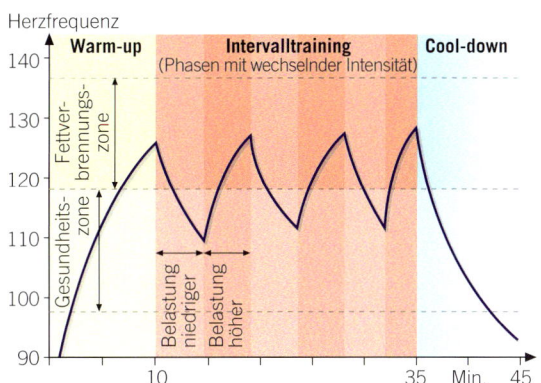

Intervalltraining mit mehreren intensiveren Belastungsphasen über insgesamt 45 Minuten

Intervalltraining beginnen und ihre Belastungsintensität so steuern, dass sie rhythmisch zwischen unterem und oberem Wert wechselt. Anschließend wird sie nach gleichem Schema die höheren Belastungen behutsam ausdehnen, bis der Körper bzw. ihr Organismus nach fleißigem Üben und kontinuierlichem Training bereit ist, permanent an der oberen Pulsgrenze der Fettverbrennungszone durchzuhalten. Sehen Sie sich die Zeichnung in Ruhe an.

Crossmethode

Crosstraining bedeutet nichts anderes als »gekreuztes Training«. Dabei wird das Ausdauertraining auf zwei oder mehrere unterschiedliche Geräte bzw. Sportarten verteilt. Der wesentliche Vorteil besteht darin, dass das Training ganz bestimmt nicht eintönig wird und mehrere, dem jeweiligen Gerät (Sportart) entsprechende Muskelgruppen und Gelenke, beansprucht werden. Beim Crosstraining teilt man sein Ausdauerprogramm quasi in kleine Häppchen auf, wobei der Geräte- bzw. Sportartwechsel zügig geschieht, damit der Puls nicht zu sehr absinkt. Auf den einzelnen Geräten können Sie dann wieder nach der Dauer- oder Intervallmethode trainieren. Die Crossmethode ist für alle Leistungsstufen geeignet und kann für jede Trainingszone verwendet werden.

Das wichtige Ende

Das aktive Abwärmen dient dazu, den Körper annähernd in den Zustand zu bringen, in dem er zu Beginn der Aufwärmphase war. Dem Herz-Kreis-

Unter Cool-down (auch Abwärmen oder Abkühlen genannt) versteht man die optimale aktive Nachbereitung des Sportlers von einer Trainingsbelastung (Hauptteil). Es werden wichtige Erholungs- und Wiederherstellungsprozesse eingeleitet.

lauf-System, dem Muskelsystem und dem Stoffwechsel soll also dazu verholfen werden, möglichst bald nach einer Trainingsbelastung Vorbelastungswerte zu erreichen. Auf den immer noch kursierenden »Endspurt« soll auf jeden Fall verzichtet werden, da er genau das Gegenteil bewirken kann. Optimal wäre ein 2-Phasen-Cool-down.
1. Phase: Verringerung der Trainingsintensität
2. Phase: Lockerung und Stretching

Verringerung der Trainingsintensität

Unter Verringerung der Trainingsintensität wird landläufig das »Auslaufen« verstanden. Sicher kennt das jeder noch vom Jugend- oder Schulsport. Damals war es jedoch mehr mühselige Pflicht, als dass man irgendeinen Sinn darin gesehen hätte. Das Auslaufen dient primär einer beschleunigten Beseitigung von Stoffwechselendprodukten aus dem Körper. Weiterhin werden Herz-Kreislauf-System und Herzfrequenz stabilisiert und langsam wieder beruhigt; die Körpertemperatur und der Tonus der Muskulatur sinken kontinuierlich. In die Praxis umgesetzt bedeutet dies, dass Sie nun für einige Minuten langsamer laufen, radeln oder gehen, je nachdem, welche Sportart Sie ausgeführt haben. Je intensiver Sie im Hauptteil trainiert haben, desto länger sollten Sie sich für das Auslaufen Zeit nehmen. 5 bis 15 Minuten sollte es in Anspruch nehmen. Dies genügt normalerweise, um die positiven Effekte des Cool-down für sich zu nutzen. Achten Sie generell auf eine gleichmäßige und deutlich reduzierte Dauerbelastung und eine tiefe Atmung.

Lockerung und Stretching

Lockerungs- und Dehnübungen dienen der weiteren Einleitung erholungsfördernder Prozesse. Der Puls ist in dieser Phase annähernd auf Normalniveau. Lockerungsübungen können Sie ganz individuell nach persönlichem Empfinden gestalten – Sie können Arme und/oder Beine ausschütteln, Ihre Muskeln vorsichtig rütteln und vieles mehr. Vermeiden Sie zu starke Knetungen oder Massagen nach anstrengenden Trainingseinheiten, die eventuell einen Muskelkater hervorrufen könnten. Muskelkater ist nämlich stets ein Zeichen von mikroskopisch kleinen Verletzungen der Muskelfasern. Eine Massage könnte die Heilung bzw. das Abklingen der Muskelschmerzen verzögern.
Das anschließende Stretching sollte ebenso behutsam durchgeführt werden. Dehnen Sie alle Muskeln, die im Training besonders beansprucht wurde. In den meisten Fällen wird dies die Bein- und Gesäßmuskulatur sein. Einige Übungen finden Sie im Übungskatalog des Kapitels »*Mehr Flexibilität*« ab Seite 94.

Gerätekunde und Equipment

Haben Sie bereits Ihr altes Homebike aus dem Keller geholt und entstaubt? Dann können Sie diesen Abschnitt vorerst überspringen. Wenn Sie eine Neuanschaffung planen und noch nicht so recht wissen, was das eigene Fitness-Center schmücken soll, dann sind Sie an der richtigen Stelle angelangt. Es gibt eine Vielzahl von unterschiedlichen Geräten in allen Preiskategorien und etliche Hersteller, die sich auf den Heimtrainingsmarkt spezialisiert haben. Die technische Entwicklung ist bereits sehr weit fortgeschritten (gut für uns!), doch die große Auswahl kann schnell verwirren (schlecht für uns!). Auch internationale Firmen, die bislang ausschließlich für den professionellen Fitnessmarkt produziert haben, bieten bereits eine große Auswahl an unterschiedlichem Equipment für den Heimbereich an. Im Serviceteil am Ende des Buches ist eine gute Adresse. Über die angegebene Hotline können Sie sich auch beraten lassen. Doch was für ein Gerät soll es letztendlich sein? Ist man mit einem Ergometerfahrrad am besten beraten oder mit einem Rudergerät. Und was sind überhaupt Ellipsentrainer? Um Ihnen einen ersten herstellerunabhängigen Überblick zu liefern, sind im Folgenden die beliebtesten Gerätekategorien vorgestellt.

Allgemeine Hinweise

Bevor Sie lossausen und sich im nächstbesten Geschäft einen Hometrainer kaufen, sollten Sie einige Basics wissen und Ihren Möglichkeiten entsprechend etwas vorausplanen. Spezifische Hinweise erhalten Sie im Anschluss bei den Erklärungen der jeweiligen Geräte. Die allgemein gültigen erfahren Sie nun.

• Grundsätzlich sollten Sie nichts übereilen, aber auch nicht so lange warten, bis Ihre Motivation wieder verflogen ist. Lassen Sie sich gründlich beraten und testen Sie jedes Angebot auf Herz und Nieren. Dies bedeutet auch: Genügend Zeit und Turnschuhe mitnehmen! Probieren Sie alles aus, auch das, was Sie eventuell noch nicht kennen. Nur so können Sie die eigentlichen Unterschiede der Geräte herausfinden. Auch wenn sich manche Geräte sehr ähnlich sehen, bedeutet dies noch lange nicht, dass sie auch gleich konstruiert sind oder sich genauso »anfühlen«. Alles sollte rund laufen, nichts darf klappern oder wackeln, das Gerät muss sicher stehen (insbesondere beim Auf- und Absteigen) und vor allem sollte sich das Gerät mit den Verstellmechanismen Ihrer Körpergröße anpassen lassen.

• Überlegen Sie wie viel Stellfläche Ihnen zur Verfügung steht und rechnen Sie seitlich genügend Platz dazu, sodass Sie auf Ihr neues Gerät bequem auf- bzw. absteigen können. Wenn man sich beim Training eingezwängt fühlt, macht es nur halb so viel Spaß. Wohin mit dem Gerät, wenn es nicht benutzt wird? Oder bleibt es an einem festen Platz stehen? Einige Geräte, vor allem gute Laufbänder, sind so schwer, dass das Manövrieren in den eigenen vier Wänden zum Balanceakt werden kann und es wenig Spaß macht jedes Mal diese Aufbauarbeiten zu leisten. An den Querstreben der Gestelle sollten auf jeden Fall Rollen angebracht sein. Ebenso wichtig sind kleine Verstellrädchen an mindestens zwei Eckpunkten, damit Unebenheiten des Bodens ausgeglichen werden können. Es gibt nicht schlimmeres als beim Training wackelnde Geräte!

• In Ausdauergeräte integrierte Pulsmessgeräte in Form von Handsensoren kosten Ihr Geld. Und sie haben viele Fehlerquellen, die das teure Gerät letztendlich unbrauchbar machen. Stiftung Warentest fand heraus, dass es nicht wenige Einflussfaktoren für Fehlmessungen gibt, sodass die Geräte teilweise gar keine oder verfälschte Pulswerte anzeigen können. Wesentlich besser sind Pulsuhren, die wir bereits im Vorfeld erwähnt haben. Kauft man sich ein Ausdauertrainingsgerät ohne integrierte Pulsmessung, kann man das Gesparte in ein anständig funktionierendes Herzfrequenzmessgerät investieren. Auf Grund der genauen Messung ist die Gefahr der körperlichen Überlastung nicht so hoch. Sie haben noch einen Vorteil: Wenn Sie einmal draußen laufen oder skaten wollen, können Sie die Pulsuhr ebenso gut verwenden.

• Integrierte Trainingscomputer gehören zum Standard. Die Grundfunktionen sind meist gleich. Trainingszeit, Umdrehungszahl, Geschwindigkeit oder Wattzahl werden demnach bei fast allen Geräten ange-

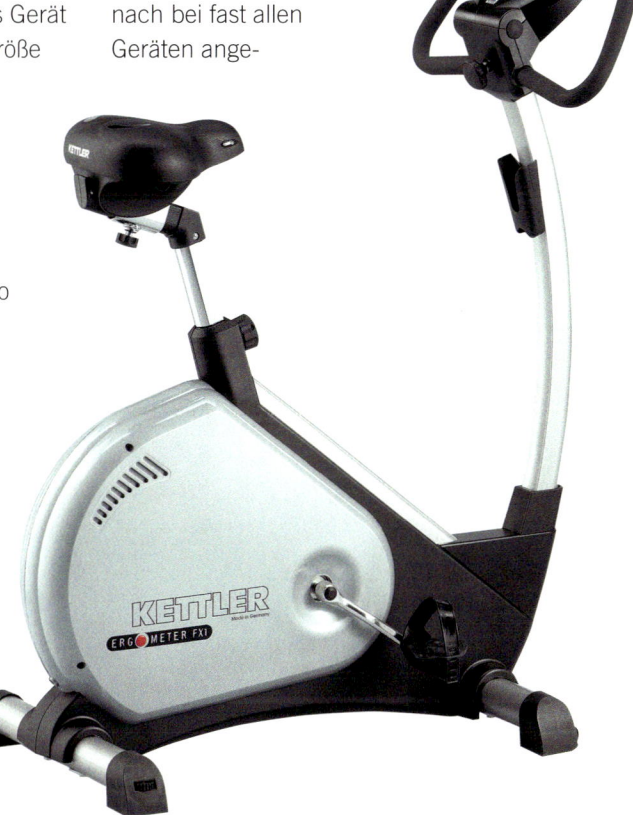

**Der Klassiker unter den Heimtrainern –
das Ergometer-Fahrrad**

zeigt. Die Anzeige zurückgelegter Wegstrecken muss individuell betrachtet und kann zwischen verschiedenen Geräten so gut wie nicht verglichen werden, weil die »Entfaltung« nicht definiert bzw. genormt ist. Entfaltung nennt der Fachmann zum Beispiel beim Fahrrad die zurückgelegte Strecke bei einer kompletten Umdrehung der Tretkurbel. Teurere Trainingscomputer haben häufig noch verschiedene Trainingsprogramme, die man abspielen lassen kann. Somit lassen sich ganz einfach unterschiedliche Strecken simulieren. Sie dienen eigentlich dazu, unseren Spieltrieb zu befriedigen und sollen die Trainingsmotivation verstärken. Genauso gut kann man jedoch auch darauf verzichten und sich selbst mental und mit Hilfe der Herzfrequenz (auf einer Pulsuhr!) seine Strecken »bauen«. Schneller treten oder langsamer, den Widerstand erhöhen und wieder niedriger stellen, im Stehen oder sitzend radeln, vorgebeugt oder aufrecht – uns stehen etliche Möglichkeiten zur Verfügung, das Training aufregend zu gestalten. Die Richtlinie ist stets Ihre Herzfrequenz und die Sicherheit beim Training. Was Sie daraus machen, bleibt Ihrer eigenen Fantasie überlassen.

• Vergessen Sie auch nicht nachzufragen, ob das Ihnen vorgestellte Ausstellungsstück sofort lieferbar ist. Wer erst wochenlang auf sein gutes Stück warten muss, verliert häufig wieder die Lust überhaupt anzufangen. Fragen Sie ebenso nach zusätzlichen Lieferkosten und danach, ob ein fachkundiger Mechaniker das Gerät aufbaut. Meistens sind die Geräte vom Werk aus nämlich nur vormontiert und verlangen trotz Montageanleitung einiges an technischem Geschick und Know-how es in Betrieb zu setzen. Eine erste Einweisung sollte ebenso garantiert sein. Unter uns: Mit ein bisschen Verhandlungsgeschick Ihrerseits lässt jeder Händler mit sich reden. Dann gibt es Lieferung, Montage und die erste Unterweisung meistens gratis dazu. Schließlich will er Sie ja als Kunde gewinnen und nicht, dass Sie woanders einkaufen.

Fahrräder

Die Bikes könnte man genau genommen nochmals in drei Hauptkategorien einteilen.
1. Bei der klassischen Variante (Seite 81) sitzen Sie aufrecht, wie Sie es von Ihrem Straßenfahrrad gewohnt sind.

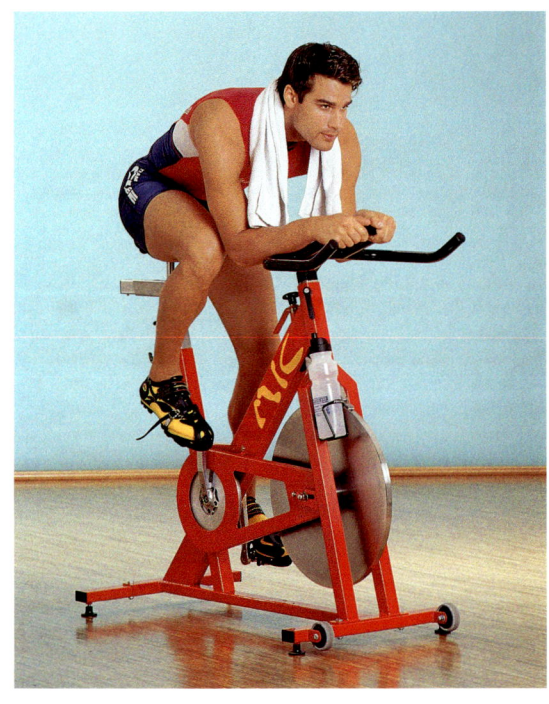

Indoor-Bikes ermöglichen ein sehr »sportliches« Radtraining in den eigenen vier Wänden.

2. Sehr gemütlich sind die so genannten »Recumbent-Bikes«, bei denen man eher eine halb aufrechte bzw. halb liegende Position einnimmt. Die Sitzfläche ist wesentlich breiter und eine Lehne ist auch vorhanden. Beim Treten sind die Beine nach vorne ausgestreckt. Sie eignen sich sehr gut für Personen, denen das aufrechte Sitzen ohne Lehne etwas Probleme bereitet.
3. Eine sehr sportliche Variante sind die Indoor-Bikes. Mit ihnen ist man sehr gut beraten, wenn man sein Radtraining von der Straße in die heimischen vier Wände verlagern will, etwa bei schlechtem Wetter oder im Winter. Es existieren solche mit einem äußerst geräuscharmen Rillenriemen- und mit klassischem Kettenantrieb.
Die neuesten Modelle werden immer besonders angepriesen. Dies bedeutet jedoch nicht, dass sie auch immer besser sein müssen als das Vorgängermodell bzw. Auslaufware. Ich habe schon mehrmals festgestellt, dass die Materialqualität und Verarbeitung bei Auslaufmodellen höherwertiger war als bei den Nachfolgemodellen. Fragen Sie also ruhig nach Auslaufware, man kann einige Hunderter sparen.

Wie schon erwähnt, können sich zwei optisch ähnliche Geräte deutlich unterscheiden. Es ist daher wichtig, dass Sie sie tatsächlich ausprobieren. Sie haben doch Ihre Turnschuhe dabei – also nichts wie rauf auf den Sattel und in die Pedale treten. Der Verkäufer sollte Ihnen bei der individuellen Einstellung (korrekte Sattelhöhe, Lenker, etc.) behilflich sein. Bleiben Sie mindestens 5 Minuten darauf sitzen und fällen Sie erst dann ein Urteil, wenn Sie mehrere Räder ausprobiert haben. So haben Sie einen besseren Vergleich. Sitzt man bequem, stimmt die Ergonomie, wie ist der Gleichlauf, wie hoch sind die Laufgeräusche, wie kann ich die Belastung verstellen – all diese Dinge sollten Sie genau unter die Lupe nehmen bzw. hinterfragen.

Technische Hinweise:

• Korrekterweise dürfen sich die Fahrradheimtrainer nur dann »Ergometer« nennen, wenn sie bestimmte Kriterien erfüllen. So muss zum Beispiel die Leistung auf mindestens 250 Watt einstellbar sein, wobei die Abweichungen auf der Anzeige dann nur +/- 5 Watt betragen darf. Auch ein Freilauf muss vorhanden sein, das bedeutet, dass sich die Pedale nicht weiterdrehen, wenn man aufhört zu treten. Gute Ergometer werden auch im therapeutischen Bereich eingesetzt und besitzen die Industrienorm Klasse A.

• Schwungscheiben sind zentraler Bestandteil des Antriebsmechanismus. Sie sollten bei Ergometern mindestens 5 kg schwer sein, bei den Indoor-Bikes sind 18 kg oder etwas mehr ratsam, damit ein runder Lauf gewährleistet ist.

• Bei Fahrrädern ist ein Magnetbremssystem sehr empfehlenswert. Hierbei sind Magnete um die Schwungscheibe herum angeordnet, deren Position elektronisch über das Display oder manuell über ein Verstellrädchen justiert werden kann. Je näher die Magnete an die Schwungscheibe herangeführt werden, desto höher wird der Tretwiderstand. Dieses System ist praktisch wartungsfrei, da Magnete und Schwungscheibe sich zu keinem Zeitpunkt berühren und somit keinerlei Abnutzung von Material stattfindet.

• Bei den sehr sportlichen Indoor-Bikes existiert üblicherweise ein Backenbremssystem, wie Sie es von Ihrem normalen Fahrrad her kennen. Die Backenbremsen sind hier jedoch nicht aus Gummi, sondern aus einem hochwertigen Filz und sie werden meist über ein Verstellrädchen justiert. Es entsteht ein leichtes Reibungsgeräusch und die Filzklötze müssen mit der Zeit erneuert werden.

Laufbänder

»Laufen ohne vorwärts zu kommen« – Walking, Running, Jogging ist beliebter als eh und je. Auch die Fitness-Studios rüsten ihre Cardioparks mit Laufbändern mächtig auf. Für den Heimgebrauch sollten Sie auf gute Qualität achten und nicht an der falschen Stelle sparen. Auch wenn die Preise in den letzten Jahren stark gefallen sind, müssen Sie immer noch mit etwa 2000 Euro für ein sicheres und solide gebautes Gerät kalkulieren. Auch

Auf Laufbändern muss man nicht zwingend nur »laufen«, auch Walking mit kraftvollem Armeinsatz kann – insbesondere für Personen mit Gelenkbeschwerden – ein herausforderndes Training darstellen.

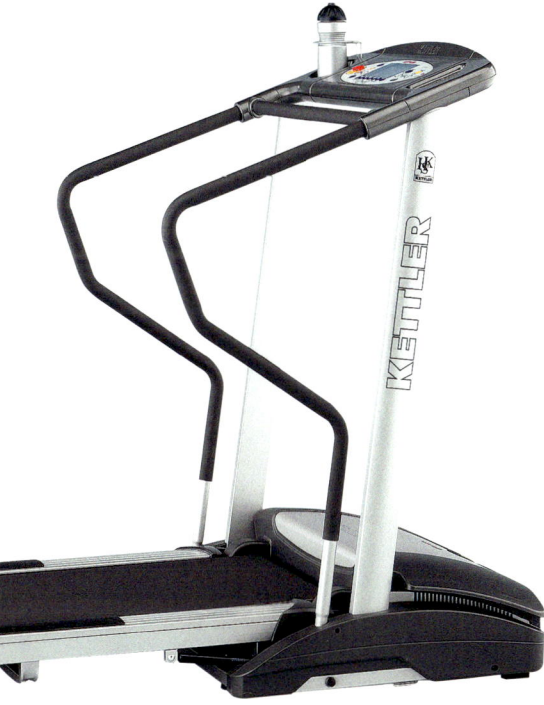

der Platzbedarf ist wesentlich höher als etwa bei
den Fahrrädern. Die Hersteller wissen dies und
versehen die meisten Modelle mit Transportrollen
und einem Klappmechanismus, mit dem man die
Lauffläche Platz sparend hochstellen kann.
Sehen Sie sich die verschiedenen Laufbänder vor
dem Kauf gut an und laufen Sie unbedingt Probe!
Wenn Sie ein schwammiges Gefühl haben, ist
wahrscheinlich das Dämpfungssystem zu weich.
Läuft alles rund und gleichmäßig? Blicken Sie beim
Testlauf nicht nach unten auf die Lauffläche, sondern geradeaus. Ansonsten kann es passieren,
dass Sie schnell aus dem Gleichgewicht kommen.
Wenn Sie das erste Mal auf einem Laufband stehen, dann erschrecken Sie nicht – Sie werden
denken, dass Ihnen jemand den Teppich unter
den Füßen wegzieht. Nach einigen Schritten gewöhnt man sich jedoch schnell an die Bewegung,
die sich allerdings völlig anders anfühlt als beim
Laufen auf der Straße oder im Wald.
Haltebügel an beiden Seiten machen das Training
noch sicherer. Wer Berge liebt, sollte ein Gerät
wählen, bei dem man den Neigungswinkel verstellen kann. Dies geschieht sehr einfach auf
Knopfdruck und sollte *während* des Lauftrainings
möglich sein. Testen Sie auch diesen Mechanismus bereits im Geschäft.
Stark Übergewichtige sollten ein Auge auf die Belastbarkeit der Geräte werfen, welche meist zwischen 110 und 130 Kilogramm liegt. Auf Grund
der Gelenkbelastung beim Laufen sollte man sich
in diesem Fall überlegen, ob ein Ellipsentrainer
oder Fahrrad geeigneter ist bzw. ein gesünderes
Training ermöglicht. Im Zweifelsfalle Rücksprache
mit einem Orthopäden halten.

Technische Hinweise:
• Die Geschwindigkeit sollte stufenlos bis mindestens 13 km/h einstellbar sein. Ein Antriebsmotor

mit etwa 2 PS Leistungsstärke garantiert gleich
bleibende Zugstärke der Lauffläche.
• Die Lauffläche sollte mindestens 40 cm breit
sein. Eine solide Dämpfung über Gummipuffer
oder mittels einer Dämpfungsmatte schont dabei
die Gelenke.
• Da die Lauffläche über zwei zylindrische Walzen
läuft, müssen diese haargenau aufeinander eingestellt sein. Wenn die Walzen schief laufen, ist die
Abnutzung der Lauffläche ungleich und das Band
könnte einseitig ausfransen. Gute Geräte bieten
hier die Möglichkeit, eine der beiden Walzen in
ihrer Lage so zu verstellen, dass das Band stets
gleichmäßig ausjustiert ist. Dies sollte natürlich
einfach zu handhaben sein.
• Bei Laufbändern ist es besonders ratsam auf
einen »Not-Aus-Knopf« zu achten.

Ellipsentrainer

Wer das erste Mal auf einem Ellipsentrainer steht,
kommt sich vor wie bei einer Wanderung über
Wolken. Verglichen mit der Bewegung der unteren
Extremitäten ist es eine Mischung aus Laufband
und Fahrrad, da die Füße die Form einer Ellipse
beschreiben. Daher auch der Name. Vielerorts
werden sie auch als »Crosstrainer« bezeichnet, da
die Möglichkeit besteht, Arme und Beine gleichzeitig in die Bewegung zu integrieren. Das Training ist
also sehr komplex und beansprucht fast alle wich-
tigen Hauptmuskelgruppen des Körpers. Sie sind
der Renner unter den Ausdauergeräten und haben
in den letzten Jahren eigentlich die »Stepper«
(siehe nächste Kategorie) abgelöst. Manche Fachleute behaupten, dass Ellipsentrainer nur für geübte Sportler geeignet sind, da ein korrektes Bewe-

Achtung!
Manche Ellipsentrainer bergen ein besonderes
Verletzungsrisiko für Personen, die zu nahe an
das Gerät herantreten, wenn Sie z. B. auf das
Computerdisplay sehen wollen. Es besteht die
Gefahr, dass man mit dem Fuß unter den Pedalarm gerät und ihn sich dort einklemmen und
quetschen kann. Seien Sie auch besonders vorsichtig, wenn sich kleine Kinder oder Haustiere
im gleichen Raum aufhalten.

gungsmuster ein sehr intensives Training zur Folge hat. Dem muss ich leider entgegenhalten: Wenn man als Einsteiger oder wenig Trainierter die Arme einfach weglässt und auf dem dafür vorgesehenen mittleren Bügel ablegt, ist es nicht mehr so anstrengend. Auf Grund der harmonischen und runden Beinbewegungen ohne Stoßbelastung auf die Gelenke ist es auch für Übergewichtige (maximale Belastbarkeit des Gerätes beachten!) geeignet. Das stehende Training verlangt jedoch so einiges ab. Achten Sie auf jeden Fall auf verstellbare Fußplattformen (Trittbretter) bei den unteren Pedalarmen. Man kann sie je nach Körpergröße einstellen. Dies sollte mit wenigen Handgriffen zu erledigen sein, insbesondere dann, wenn das Gerät von mehreren Personen in Ihrem Haushalt verwendet wird. Je weiter vorne sie montiert sind, desto kleiner wird die elliptische Bewegung und desto näher ist man an den Griffstangen für die Hände. Je weiter hinten die Trittbretter, desto größer bzw. höher die Beinbewegung. Dies gilt allerdings nur bei Modellen, deren Schwungscheibe sich am hinteren Ende des Gerätes befindet. Einige wenige Hersteller platzieren die Schwungscheibe vorne.

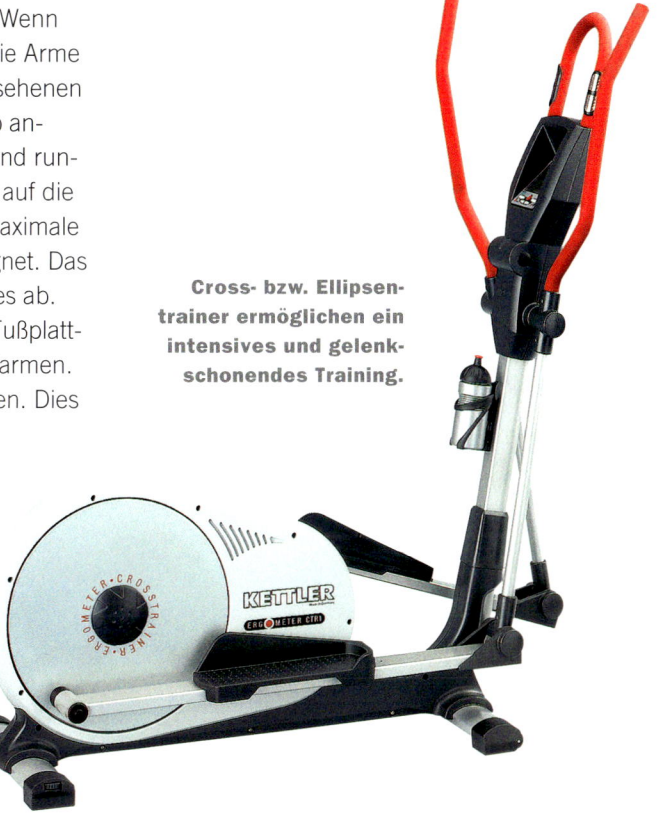

Cross- bzw. Ellipsentrainer ermöglichen ein intensives und gelenkschonendes Training.

Wie alle Ausdauergeräte, sollte sich auch ein Crosstrainer schlichtweg gut anfühlen. Die Trittbretter sollten nicht zu weit auseinander sein, sodass man beim Trainieren gezwungen ist X-Beine zu machen. Vorhandene Handsensoren zur Pulsmessung sollten, ohne dass man sich mit dem Oberkörper krumm machen muss, voll zu umfassen sein. Wenn Sie das Gerät testen, umgreifen Sie also die Pedalarme für die Hände und lassen Sie diese locker mitschwingen. Wenn Sie sich der Bewegung mit den Beinen sicher sind, kann man beim Training mit den Armen auch aktiv mitarbeiten. Einige Minuten drücken und Sie kräftigen Trizeps und Brustmuskulatur, dann wieder einige Minuten aktiv an den Pedalarmen ziehen und der Bizeps und die Rückenmuskulatur werden beansprucht.

Technische Hinweise:
• Damit ein runder, gleichmäßiger und vor allem auch verschleißfreier Betrieb gewährleistet ist, soll-

ten nur Geräte mit Magnetbremssystem in Betracht gezogen werden.
• Der Trainingswiderstand sollte, wie bei den Laufbändern auch, stufenlos regulierbar sein.
• Die Plattformen für die Füße müssen groß genug sein, rutschfest sowieso. Damit man entsprechend seiner Körpergröße die optimale Schrittlänge einstellen kann, sollen sie auch verstellbar sein.
• Transportrollen erleichtern das Manövrieren in den eigenen vier Wänden.

Stepper

Stepper, auch Treppensteiggeräte genannt, haben ihre beste Zeit eigentlich schon hinter sich. Sie sind mittlerweile aus der Mode gekommen und in der Beliebtheitsskala auf einem der letzten Ränge angekommen. Moderne Fitness-Clubs sind hier ein guter Maßstab, denn dort findet man sie kaum noch. Eigentlich schade, denn die moderne Rolltreppengesellschaft könnte die Bewegung, die die Stepper liefern, sehr gut gebrauchen. Die meisten Heimtrainer verwenden einen recht zähen Hydraulikmechanismus zum Bewegen der Pedalarme.

Werden Öldruckstoßdämpfer verwendet, dauert es schon einige Minuten, bis diese richtig in die Gänge kommen und eine rhythmische Bewegung zulassen. Die Griffbügel für die Hände verleiten allzu häufig zum Abstützen oder sogar dazu, dass man den ganzen Rumpf darauf ablegt. Dann nützt das ganze Training natürlich nicht mehr viel, da man somit das Gewicht »aus den Beinen nimmt«. Sie glauben gar nicht, welche spektakulären »Abstütz-Variationen« man als Trainer in einem Fitness-Studio sehen kann. Kollegen, die dies lesen, werden mir ganz sicher Recht geben.

Technische Hinweise:
• Achten Sie darauf, dass die Plattformen für die Füße groß genug und rutschfest sind. Eine kleine Kante am vorderen Ende der Fußplatten verhindert, dass man nach vorne hin abrutscht.
• Für Einsteiger sind nur solche Geräte zu empfehlen, die mit seitlichen Sicherheitshandläufen versehen sind.
• Verzichten Sie auf Geräte mit Öldruckstoßdämpfern. Grundsätzlich gibt es so genannte abhängige und unabhängige Pedalantriebssysteme. Bei abhängigen Systemen sind beide Pedalarme antriebstechnisch miteinander verbunden, das heißt, wenn ein Pedal nach unten gedrückt wird, geht das andere automatisch nach oben. Bei unabhängigen Systemen arbeitet jedes Pedal für sich selbst. Wer also auf einen Pedalarm tritt und das andere Bein dabei nicht anhebt, sondern ebenfalls voll belastet, steht quasi ganz unten. Verständlich, dass letztgenannte Pedalantriebsvariante koordinativ wesentlich anspruchsvoller ist.
• Die Pedalplattformen selbst sollten während der Bewegung in waagerechter Position bleiben.
• Damit das Gerät beim Training sicher steht, sind Verstellrädchen unten am Gestell unverzichtbar. Bodenunebenheiten bei Ihnen zu Hause können so gut ausgeglichen werden.

Sonstiges

Unter die Rubrik *Sonstiges* stelle ich Climber, Ruder- und Skilanglaufgeräte. Sie haben in der Fitnesswelt bislang keine Hauptrolle übernommen, wenngleich auch sie eine kleine Fangemeinde haben. Insbesondere Sportler, die nach einer Möglichkeit suchen, auch außerhalb der Saison sportartspezifisch zu trainieren, schätzen diese Geräte sehr. Climber imitieren die Kletterbewegung so, als würden Sie eine Fassade mit gleichmäßiger Steigung und struktureller Beschaffenheit emporklettern. Skilanglauf- und Rudergeräte imitieren die entsprechende Sportart, nur eben auf dem Trockenen. Alle zusammen haben eines gemein – sie sind wirklich herausfordernd, da man sie nur mit einer gleichzeitigen und aktiven Arbeit von Armen und Beinen bedienen kann. Für den Kauf gelten dieselben Grundsätze wie bei den anderen Geräten: Verstellmöglichkeiten, Verarbeitung, Antrieb, Belastungseinstellung, Sicherheit beim Training – alles sollte stimmen.

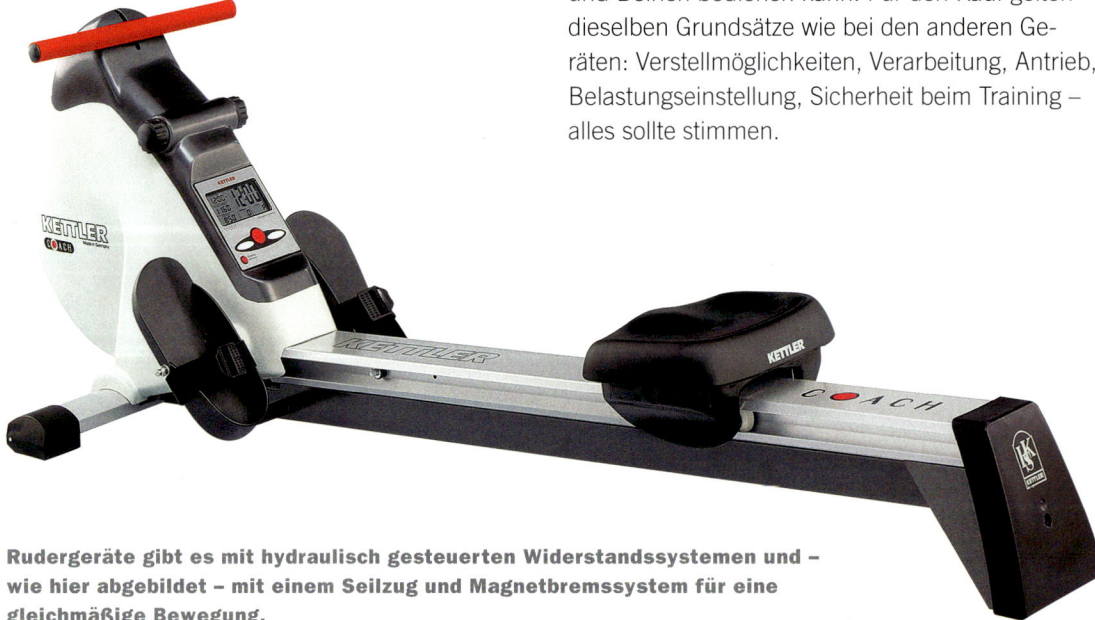

Rudergeräte gibt es mit hydraulisch gesteuerten Widerstandssystemen und – wie hier abgebildet – mit einem Seilzug und Magnetbremssystem für eine gleichmäßige Bewegung.

Shopping-Sender

Sofort ausschalten! Jede Minute, die Sie vor dem Fernsehapparat sitzen und sich die Offerten der Shopping-Sender ansehen, ist reine Zeitverschwendung. Fast jede Woche entdecke ich beim Zappen neue »Wundergeräte«, die in wenigen Wochen zum Superbody verhelfen sollen. Tun Sie sich und Ihrem Geldbeutel einen Gefallen: Lassen Sie die Finger davon. Die dargebotenen Gerätschaften, wie immer sie auch heißen mögen, sind meist von extrem minderer Qualität bezüglich Material und Verarbeitung, unhandlich im praktischen Gebrauch und landen nach wenigen Trainingseinheiten ohnehin auf dem Balkon oder im Keller. Der Einsatzbereich ist meist sehr beschränkt. Die »sagenhaften Neuentwicklungen« trainieren also entweder nur den Bauch, nur die Brust oder nur einen Bereich der Beine. Selten kann man mit den Geräten wirklich mehrere Muskelbereiche beanspruchen und einigermaßen sinnvoll trainieren. Wenn das so ist, dann laufen sie häufig unrund, quietschen oder belasten den Bewegungsapparat unphysiologisch. Dies gilt im Übrigen für Ausdauer- *und* Kraftgeräte gleichermaßen.

Fitness-Videos und DVDs

Wer sich keine größeren Geräte in die Wohnung stellen will, hat mit den Aerobic-Videos eine weitere Alternative für ein ausdauerorientiertes Training in den eigenen vier Wänden. Sie brauchen lediglich einige Quadratmeter Freifläche, einen Fernsehapparat und ein Abspielgerät – und schon kann es losgehen. Videos bzw. DVDs gibt es ab ca. 15 Euro im Handel. Man holt sich quasi seinen eigenen Trainer ins Wohnzimmer. Dieser hat aber einen Nachteil. Er kann Sie nicht verbessern, da er Sie ja nicht sieht. Und wenn Sie bei den Schrittkombinationen, die er so schön vormacht, einmal aus dem Rhythmus kommen und den Anschluss verpassen, merkt er das auch nicht. Er wird weiter stur sein Programm herunter spulen ohne Rücksicht auf Ihr Können, Ihren Leistungsstand oder auf die Pulswerte, welche Sie einhalten wollten, und – er macht stets das Gleiche vor. Jedes Mal, wenn Sie die Kassette einlegen, läuft dasselbe Programm. Auf Dauer kann dies nicht besonders motivierend sein. Mehrere Videos könnten hier Abhilfe schaffen, doch das belastet schon wieder die Haushaltskasse.

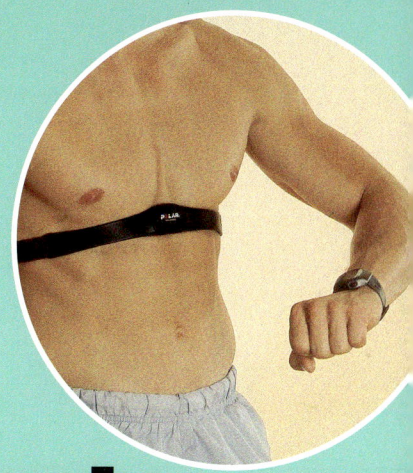

Hinweis

Schwere Personen und Menschen mit orthopädischen Problemen, zum Beispiel im Bereich der Knie- und Hüftgelenke, sollten für das Ausdauertraining ein Gerät bzw. eine Sportart wählen, bei der das Körpergewicht den Bewegungsapparat nicht zusätzlich belastet. Beim Radfahren etwa wird ein Großteil des Körpergewichts durch das Gerät getragen. Dies ist gut für die Gelenke. Auch beim Ellipsentrainer ist auf Grund der stoßfreien Bewegungsform die Belastung auf Gelenke und Knochen wesentlich geringer als beim Laufen. Allgemein ist auf eine gute Bewegungstechnik zu achten.

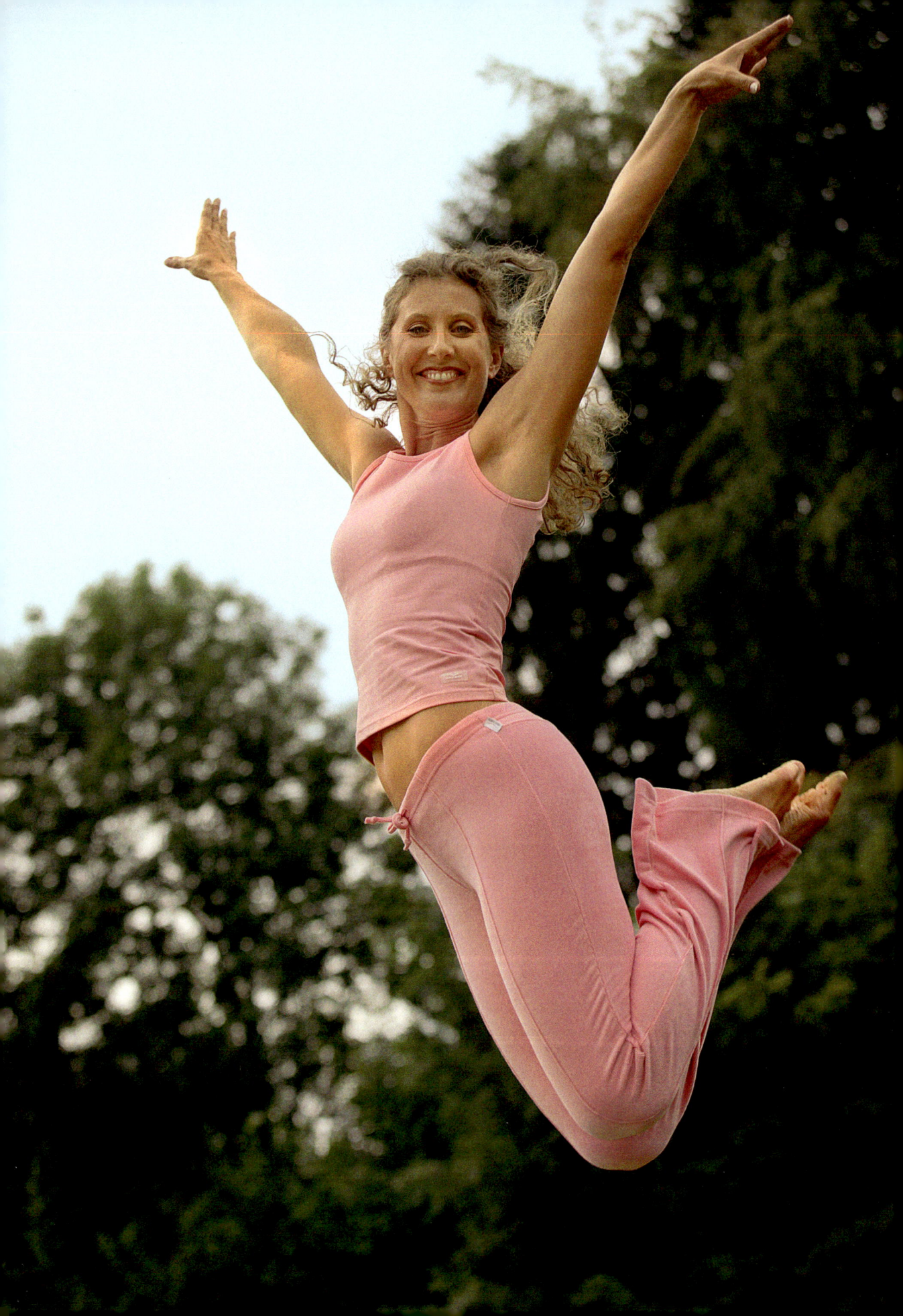

Mehr Flexibilität

Bleiben Sie flexibel! Diese Aussage könnte man in unserer heutigen leistungsorientierten Gesellschaft auch auf den mentalen Bereich übertragen. Wir meinen jedoch die körperbezogene Flexibilität und Beweglichkeit. Mit Mobilisations- und Stretching-Übungen fördern wir unsere Gelenk- und Muskelbeweglichkeit, die uns nicht nur im Training zugute kommen wird, sondern auch den Alltag erleichtern kann. Trotz einiger neuerer und widersprüchlicher Meinungen über Stretching, zeigt die Erfahrung, dass diese Trainingsform positive Effekte hat.

Warum Beweglichkeitstraining?

Die Beweglichkeit ist elementare Voraussetzung für eine qualitativ und quantitativ gute Bewegungsausführung. So einfach sehen es die meisten Sportwissenschaftler. Dies gilt für den Fitness- und Sportbereich genauso wie für den Alltag. Eine gute Beweglichkeit, die man sich während der sportlich aktiven Jahre erhält oder sogar verbessert, begleitet uns bis ins hohe Alter. Im Fitness-Sport hat eine gute Beweglichkeit der Muskulatur und eine ausreichende Mobilität der Gelenke nicht nur den Vorteil, dass Übungen mit größerer, leichterer und fließenderer Ausführung vollzogen werden können,

Beweglichkeitstraining beschreibt dabei ganz allgemein eine Trainingsform, mit der unsere Gelenkigkeit (die Gelenke und Bänder betreffend) und Dehnfähigkeit (die Muskeln und Sehnen betreffend) erhalten oder noch verbessert werden soll.

sondern auch kraftvoller und vor allem beschwerdefreier. Ein Gelenk, welches nicht regelmäßig bis an seine Grenzen, also im physiologisch maximalen Bereich bewegt wird, rostet ein und verursacht auf kurz oder lang Beschwerden.

Durch regelmäßiges Beweglichkeitstraining bleibt bzw. wird ein Muskel entspannungs- und dehnfähig. Die Dehnfähigkeit eines Muskels und weiterer bewegungsbeeinflussender Strukturen (Sehnen, Gelenke, Bänder) hat großen Einfluss auf eine koordinativ und technisch vollendete Bewegung. Im Fitness-Sport bedeutet dies, dass entsprechende Übungen im Kraft- und Ausdauerbereich optimal ausgeführt werden können. Einschränkungen der Beweglichkeit können uns daran hindern, bestimmte Übungen (und auch Bewegungen im Alltag) korrekt oder überhaupt auszuführen. Ein entsprechendes Trainingsprogramm führt zu einer zielgerichteten Koordination von Spannung und Entspannung der an einer Bewegung beteiligten Muskeln und ermöglicht uns ein breites Bewegungsspektrum im Sport. Darüber hinaus hält es den Bewegungsapparat flexibel und macht uns vor allem im Alter, wenn die Beweglichkeit naturgemäß etwas abnimmt, unabhängiger.

Verletzungen vorbeugen

Auch verletzungsprophylaktisch ist die Beweglichkeit von hohem Nutzen, dies lässt sich aus den Ergebnissen vieler Studien belegen. Durch die verbesserte Elastizität und Dehnfähigkeit der Muskulatur, der Sehnen und der Bänder entstehen auf Grund der höheren Bewegungsamplitude weniger schnell Verletzungen bei unbeabsichtigt weit ausgeführten Bewegungen. Dies ist auch bei anderen Sportarten relevant. Man denke nur an den extrem weiten Ausfallschritt, wie er beim Tennis- oder Squashspielen vorkommen kann oder einen unglücklichen Sturz beim Skifahren. Je dehnfähiger und flexibler die beteiligten Strukturen sind, desto ausladender können beabsichtigte oder unbeabsichtigte Bewegungen ausfallen.

Haltung bewahren

Steife, verhärtete und insbesondere verkürzte Muskeln haben wesentlichen Einfluss auf die häufig anzutreffenden Haltungsschwächen. Passive und gezwungene Dauerhaltungen, zum Beispiel täglich stundenlanges Sitzen im Büro, können Muskelverkürzungen begünstigen und unsere Haltung negativ verändern. Weitere Beschwerden inklusive! Mit einem regelmäßig durchgeführten Stretching-Programm in Verbindung mit einem individuell angepassten Muskeltraining wirken wir diesen Zwangshaltungen entgegen und können Folgebeschwerden verhindern oder beseitigen.

Stress abbauen

Ob Sie's glauben oder nicht – Stretching tut auch der Seele gut. Jede konzentrierte Auseinandersetzung bzw. Beschäftigung mit dem Körper lenkt das Bewusstsein zu einem selbst, nach »innen« wenn man so will. Man löst sich von negativen oder stressbeladenen Gedanken und konzentriert sich voll und ganz auf die Reaktionen des Körpers. Besonders beim Stretching soll dies geschehen, da es eine sehr behutsame und langsame Übungsform darstellt. Mit Power erreicht man hier gar nichts. Das langsame »Hineingleiten« in eine bestimmte Dehnposition, das Fühlen der Muskeln und Gelenke, das Spüren, wann man seine Bewegungsgrenze erreicht hat, und eine ruhige und angenehme musikalische Untermalung im Hintergrund fördern das Körperbewusstsein, manipulieren im positiven Sinne unseren Geist und beruhigen ungemein. Fünf Minuten täglich reichen aus, um diese Effekte voll und ganz auszukosten.

Dehnübungen werden vor allem in fernöstlichen Kulturen seit Jahrtausenden praktiziert. Sie zielen sowohl auf die physische als auch auf die psychische Gesundheit ab, sollen entspannen und den Geist rein halten. Durch den achtsamen Umgang mit sich selbst, der beim Üben notwendig ist, lernt man auch mit seiner Umwelt (Mitmenschen, Familie, Tiere, Natur) achtsam umzugehen.

Regeneration nach dem Training

In diesem Punkt scheiden sich mittlerweile die Geister. Stretching nach dem Training? Jahrzehntelang wurde gelehrt, dass Dehnen nach dem Training ein absolutes Muss darstellt. Es soll den Muskel entspannen, den Tonus (Spannungszustand des Muskels) nach dem Krafttraining wieder auf ein Normalniveau senken und die nötigen Regenerationsprozesse einleiten. Verschiedene Kulturen dieser Erde sehen im Beweglichkeitstraining (auch wenn es oft etwas anders genannt wird) seit Jahrtausenden sogar einen wesentlichen Bestandteil des körperlichen Trainings. Neuerdings liest man jedoch, dass Stretching eher schadet als nützt. Wieso nun dies? Dazu eine biologische Erklärung, die hauptsächlich in Verbindung mit dem Krafttraining steht: Intensives Training der Muskeln lässt Muskelkater entstehen. Und Muskelkater, hier sind sich die Wissenschaftler einig, entsteht durch kleinste Risse in den Muskelfasern. Wenn man diesen »traumatisierten« Muskel zusätzlich stark dehnt, kann es sein, dass der Schaden dadurch verstärkt wird. Das mag stimmen, doch gehören wir zu denjenigen fanatischen Kraftsportlern, die ihre Muskeln bei jedem Training bis aufs Äußerste herausfordern? Wohl nicht. Deshalb gebe ich an dieser Stelle folgenden Vorschlag: Dehnen tut uns seit Generationen gut, deshalb werden wir es auch weiterhin tun. Allerdings mit einer gewissen Einschränkung, nämlich der, dass wir nach sehr intensiven Krafttrainingseinheiten, tatsächlich auf das Stretching verzichten. Sicher ist sicher. Wir dehnen behutsam wie immer und ohne mit Gewalt in irgendeine Position zu kommen wie immer. Als gesundheitsorientiertem Fitness-Anhänger mit muskulären Belastungen in mittlerer Intensität schadet uns das Dehnen bestimmt nicht. Im Gegenteil, es verschafft meist ein angenehmes Gefühl, wirkt ausgleichend und entspannend.

Wie trainiert man seine Beweglichkeit?

In der Fitness-Szene streiten sich die Experten schon seit den 1980er-Jahren über die unterschiedlichen Dehnmethoden. Sie dürfen nämlich nicht glauben, dass es nur eine einzige gibt. Wie auch im Kraft- und ebenso im Ausdauertraining gibt es etliche Variationen. Das Ziel ist bei allen das Gleiche. Natürlich, sämtliche Methoden sollen uns beweglicher machen. Ob wippend, federnd, haltend, mit vorheriger Muskelkontraktion oder nicht, ob passiv oder aktiv – wer soll da noch durchblicken? Ganz einfach, ich werde nur die Methode vorstellen, die sich letztendlich im gesundheitsorientierten Fitnessbereich vollends durchgesetzt hat: die *statisch aktive Dehnmethode*, eben auch »Stretching« genannt. *Statisch* meint in diesem Zusammenhang »gehalten« bzw. »ohne Bewe-

gung«. *Aktiv* bedeutet, dass wir uns selbst dehnen, also kein Trainingspartner oder Therapeut uns in eine Dehnposition befördert. Dies wäre nämlich eine passive Methode, wobei sich der Begriff *passiv* auf uns selbst beziehen würde. Wir würden uns demnach von einer anderen Person dehnen lassen. Beim Stretching werden wir selbst aktiv und zwar folgendermaßen:

Wir nehmen langsam eine bestimmte Dehnposition ein, bewegen uns behutsam in unseren persönlichen Maximalbereich und halten etwa 30 Sekunden diese Stellung. Diese Vorgehensweise kann man noch wesentlich verfeinern, wenn man intensiver dehnen und zusätzlich die mentale Ebene mit einbeziehen möchte. Folgende Teilschritte sind hierbei empfehlenswert:

1. Nehmen Sie langsam eine bestimmte Dehnposition ein und bewegen Sie sich behutsam und konzentriert in Ihren Maximalbereich.
2. Halten Sie diese erste Phase (leichter Stretch, »easy stretch«) etwa 20 Sekunden und versuchen Sie sich vollends auf den zu dehnenden Muskel- und Gelenkbereich zu konzentrieren. Atmen Sie tief, gleichmäßig und dennoch ruhig.
3. In der zweiten Dehnphase (intensiver Stretch, »development stretch«) dehnen Sie sich noch etwas intensiver. Sie gleiten sozusagen tiefer in

Die wichtigsten positiven Effekte des gesundheitsorientierten Beweglichkeitstrainings	
Allgemeiner Bewegungsapparat	• Erweiterung des Bewegungsspektrums • Verbesserung der Muskeldehnfähigkeit und Gelenkbeweglichkeit • Verbesserung der Koordination und der Bewegungsqualität • Optimierung des Bewegungsflusses und der -harmonie • Vorbeugung von Verletzungen • Vorbeugung und/oder Beseitigung von Haltungsschwächen auf Grund muskulärer Dysbalancen
Regeneration	• Stretching unterstützt den Regenerationsprozess nach leichten und mittleren sportlichen Belastungen • Senkung des Muskeltonus • Steigerung der Durchblutung und des Lymphflusses • Beseitigung von lokalen Ermüdungserscheinungen
Psyche	• allgemeine mentale Entspannung • Verbesserung des Körpergefühls und -bewusstseins • Lösen von psychisch und stressbedingten Muskelverspannungen

die Position hinein, nachdem Sie gespürt haben, dass die erste Dehnspannung etwas nachgelassen hat. Verbleiben Sie weitere 20 bis 30 Sekunden in der Position, konzentrieren Sie sich auf den zu dehnenden Bereich, atmen Sie förmlich in den entsprechenden Bereich hinein, um somit die Konzentration und Entspannungsfähigkeit des Körpers und des Geistes zu steigern. Innerhalb dieser zweiten Dehnphase sollten Sie das ganze Bewusstsein bei Ihrem Körper belassen und nur an »Ent«-Spannung denken. Jedes Mal, wenn Sie spüren, dass der Muskel in seiner Zugspannung etwas nachgegeben hat, können Sie mit dem Ausatmen behutsam tiefer in die Position gehen.

Dehnen steht neuerdings in der Kritik der Wissenschaftler. Bringt das überhaupt etwas? Die Forscher können sich die Wirkungen noch nicht eindeutig erklären und versuchen deshalb, alles Bisherige auf den Kopf zu stellen. »Nicht wissenschaftlich bewiesen«, heißt es hier. Doch das aktive Training hunderttausender Sportler beweist: Stretching macht beweglicher. Studien hin oder her.

Organisation des Beweglichkeitstrainings

Mit der soeben beschriebenen Vorgehensweise wissen Sie nun, wie Sie sich beweglich machen. Der Übungskatalog ab Seite 94 zeigt Ihnen die wichtigsten Übungen. Bleibt noch die Frage offen, wann und wie oft wir uns »auseinander ziehen« sollen, damit Stretching auch Sinn macht. Wie Sie schon wissen, nennt man dies *Organisation*. Zunächst sollte geklärt werden, was wir mit einem Beweglichkeitsprogramm erreichen wollen. Dehnen wir uns nach einem moderaten Krafttraining, um im Cool-Down den Muskeltonus zu senken oder führen wir ein Dehnprogramm durch, um etwas Ausgleich von einem schweren Arbeitstag zu erhalten? Und wie oft soll man dehnen? Einmal in der Woche oder mehrmals?

Nach dem Muskeltraining

Nach dem Muskeltraining empfiehlt es sich, mindestens diejenigen Muskeln zu dehnen, welche vorher beansprucht wurden. Den meisten Trainierenden verschafft dies ein sehr angenehmes Gefühl und es bildet den optimalen körperlichen und auch mentalen Abschluss einer Trainingseinheit. Zwischen dem Krafttraining und den abschließenden Stretching-Übungen sollte man etwa fünf Minuten aerob trainieren, also dynamische gymnastische Übungen absolvieren, Radfahren oder Ähnliches.

Nach dem Ausdauertraining

Nach einer Ausdauertrainingseinheit gilt das Gleiche. Dehnen Sie all diejenigen Muskeln und Muskelgruppen, welche hauptsächlich belastet wurden. Beim Laufen wären dies Oberschenkel, Gesäß und Waden. Wer Rad gefahren ist, dehnt die gleichen Muskeln. Wer Aerobic gemacht hat, dehnt zusätzlich auch die Muskeln der Schultern und Arme.

Zur gezielten Verbesserung der Beweglichkeit

Wer ganz allgemein seine Gelenke mobilisieren und beweglicher werden will, führt speziell Übungen durch, die für die entsprechenden Körperregionen geeignet sind. Wer steife Schultern hat, konzentriert sich demnach auf Übungen, bei denen die Schulter beteiligt ist. Wer die Mobilität seines Brustkorbes verbessern will, absolviert hauptsächlich Streckübungen usw. Grundsätzlich ist es besser, täglich einige Minuten zu investieren, als nur einmal pro Woche für eine Stunde zu dehnen. Führen Sie die Übungen, welche Sie sich ausgesucht haben, zwei bis drei Mal mit einer kurzen Pause dazwischen durch.

Zur Gesundheitsvorsorge

Ein Gesundheitsvorsorge-Dehnprogramm beinhaltet Stretching-Übungen für den gesamten Körper, damit dieser bezüglich seiner Gelenke und Muskeln mobil und beweglich bleibt. Haltungsschwächen, Nackenschmerzen und andere individuelle Probleme am Bewegungsapparat dagegen sind speziell zu behandeln und verlangen im Vorfeld eine genaue Diagnose eines Spezialisten.

Nur er kann Ihnen dann passende Empfehlungen geben und ein spezifisches Übungsprogramm erstellen. Entsprechende Übungen werden 2- bis 4-mal pro Woche durchgeführt und 1- bis 2-mal wiederholt.

Zur Entspannung

Wer körperlich und mental entspannen will, sucht sich die Übungen heraus, die er am liebsten durchführt. Ob dies eine einzige oder mehrere sind, ist nicht relevant und richtet sich auch danach, wo man sich gerade befindet (Büro oder zu Hause) und wie viel Zeit zur Verfügung steht. Entspannende Übungen macht man am besten im Sitzen oder liegend. Eine bewusste und ruhige Atmung hilft hierbei sehr. Gehen Sie nicht zwingend bis an Ihre maximale Bewegungsgrenze und sehen Sie in diesem Übungsprogramm kein Leistungsprogramm! Das Ziel ist es, nicht tatsächlich Ihre Beweglichkeit zu verbessern, sondern den

Geist mit seinen vielen Gedanken zu beruhigen und zu entspannen. Suchen Sie sich bestenfalls ein störungsfreies Plätzchen (ohne Telefon, Zugluft, Lärm, usw.). Wem es möglich ist, der verdunkelt den Raum und legt sich angenehme Musik auf. Die Entspannung können Sie zeitlich gestalten, wie es gerade passt. Je länger, desto besser. Aber auch wenige Minuten tragen schon dazu bei, dass die Seele zur Ruhe kommt. Verharren Sie während des Übens nicht an irgendwelchen Gedanken, erst recht nicht an negativen. Machen Sie Ihren Kopf frei und denken Sie nur an diesen Moment, an Ihren Körper, an einen gleichmäßigen Atem. Während der Haltungen schließen Sie am besten die Augen.

Trainingsequipment

Stretching, so wie wir es durchführen, benötigt nicht unbedingt eine besondere Ausrüstung. Eine Übungsmatte genügt, damit die liegenden und sitzenden Positionen etwas angenehmer sind. Wer schon einmal Yoga praktiziert und hierbei einige Dehnpositionen gemeistert hat, kennt eventuell einen speziellen Gurt aus festem Baumwollmaterial. Er sieht aus wie ein überdimensionaler Gürtel mit einer Metallschnalle zur Längenveränderung. So ein Yoga-Gurt ist vielseitig verwendbar und hilft uns verschiedene Positionen sicherer bzw. besser einzunehmen. Für manche Stretching-Übungen kann auch ein gewöhnliches Handtuch hilfreich sein. ´ Es verlängert quasi unsere Arme, wenn wir zum Beispiel im Langsitz auf dem Boden nicht zu unseren Füßen kommen. In unserem Übungskatalog verwenden wir zum Beispiel eines auf Seite 100. Ein kleines Kissen oder eine gefaltete Decke ist als Unterlage sehr angenehm, wenn Sie dazu neigen in Rückenlage den Hals zu sehr zu überstrecken. Platzieren Sie in diesem Fall das Kissen unter dem Kopf. Sehen Sie sich dazu die Übung auf Seite 103 an.

Ansonsten brauchen Sie nur noch bequeme Kleidung. Am besten eignen sich dehnbare Materialien aus Baumwolle mit einem Anteil aus Elasthan bzw. Spandex oder Supplex- und Lycramischungen. Reines Leinen oder Kunststoffe sind weniger flexibel und meist unangenehm.

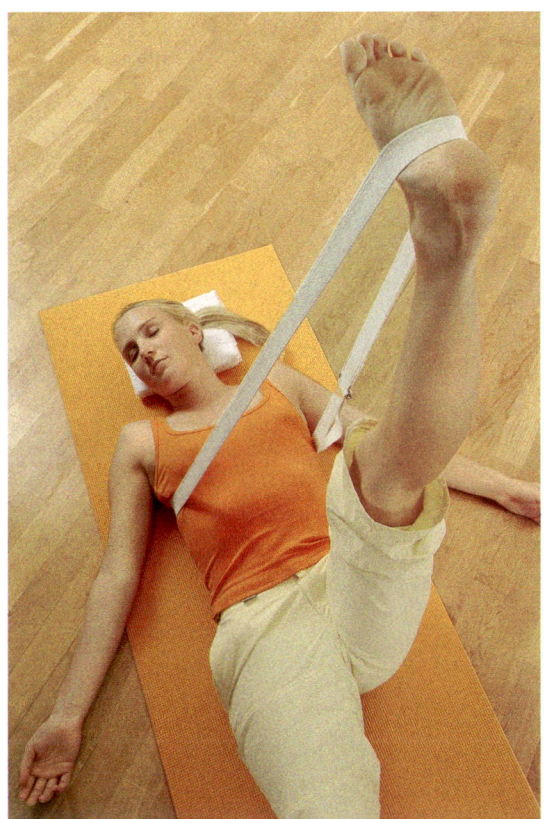

Sanfte Stretching-Übungen – hier mit Hilfe eines Yoga-Gurtes – verhelfen Körper und Geist zu Ruhe und Entspannung.

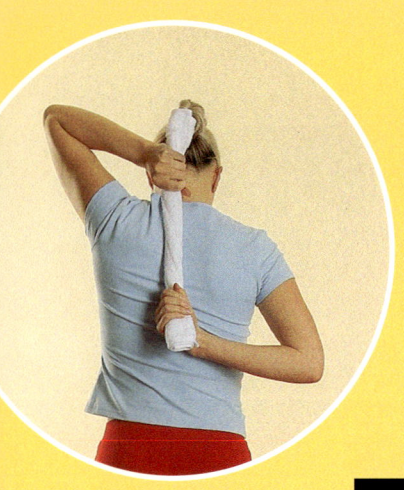

Tipp

Dehnen Sie stets langsam, bewusst und vor allem behutsam! Wird Stretching mit Kraft, zu hoher Geschwindigkeit oder zu intensiv durchgeführt, wird durch die Muskelspindeln (kleine Messorgane in den Muskeln, die eine Dehnung »überwachen«) eine reflektorische Kontraktion des Muskels als Schutzreaktion eingeleitet. Setzt dieser Mechanismus ein, würde man quasi einen Muskel dehnen wollen, der sich jedoch auf Grund dieses Reflexmechanismus gleichzeitig zusammenziehen will. Als Folge wird es zunehmend schwerer den entsprechenden Muskel zu dehnen. Also – Langsamkeit gewinnt!

Übungskatalog

Der nachfolgende Übungskatalog zeigt die wichtigsten Beweglichkeitsübungen für Ihr Home-Fitness-Trainingsprogramm. Suchen Sie sich »Ihre« Übungen heraus, lesen Sie den jeweiligen Begleittext aufmerksam durch und beherzigen Sie die Stretching-Regeln, die hier erläutert werden.

Stretching-Regeln und weitere Hinweise zur Durchführung

• Dehnen Sie nicht maximal in einem »kalten« Zustand. Bestenfalls kurz aufwärmen. Sanftes Dehnen zur Entspannung ist auch ohne vorheriges Warm-up möglich.

• Bedenken Sie, dass die Steigerung der Beweglichkeit ein allmählicher Prozess ist, der mehrere Wochen regelmäßigen Trainings in Anspruch nehmen kann, bevor eine Verbesserung spürbar wird.

• Verwenden Sie für Übungen im Liegen eine Matte oder dicke Wolldecke als Unterlage. Wenn nötig, ziehen Sie sich einen warmen Pullover über. Tragen Sie bequeme Kleidung, die nicht einengt.

• Atmen Sie gleichmäßig und bewusst, jedoch nicht gezwungen. Lassen Sie den Atem in seinem natürlichen Rhythmus fließen. Denken Sie sich mental in den Muskel/das Gelenk hinein.

• Begeben Sie sich stets langsam und behutsam in die jeweilige Dehnposition hinein und lösen Sie sie genauso wieder auf. Vermeiden Sie schnelle und abrupte Bewegungen. Dehnen Sie nach Gefühl und beachten Sie Ihr subjektive Empfinden. Schmerzen sind tabu – ein Ziehen im Muskel dagegen Pflicht.

• Stretching ist kein Wettkampf, Sie müssen niemanden übertrumpfen! Legen Sie Ihr Augenmerk auf sich selbst!

• Halten Sie die Positionen jeweils etwa 30 Sekunden bzw. machen Sie 5 bis 6 ruhige Atemzüge (Einatmen – Ausatmen – Atempause).

• Beste Ergebnisse erzielen Sie bei einem täglichen Training, auch ohne vorheriges Fitness-Programm. Wenn dazu die Zeit fehlt, sind 3-mal die Woche besser als gar nicht.

• Dehnen ist kein »Husch-husch-Training«! Lieber weniger Übungen sorgfältig durchführen, als zu viele im Schnelldurchlauf.

Verspannter Nacken – krummer Rücken

Wer kennt sie nicht, die quälenden Nackenverspannungen? Stress, ein nicht ergonomischer Arbeits-
platz oder immer wiederkehrende einseitige Belastungen setzen die Muskeln im Nacken und Rücken
unter Spannung. Wir ziehen unbewusst die Schultern nach oben oder fallen in ungünstige Rumpf-
positionen. Das merken wir häufig erst dann, wenn schon alles weh tut. Sanfte Dehnübungen für diese
Regionen können schnell Abhilfe schaffen. Legen Sie doch häufiger am Tag kurze Pausen ein. Regelmäßig zwei bis drei Minuten dehnen wirken wahre Wunder!

Nacken seitlich

Im Stehen oder sitzend
neigen Sie den Kopf
auf die rechte Seite.
Der Blick bleibt nach
vorne gerichtet, Kinn
etwas einziehen, Schul-
tern tief halten. Ziehen
Sie den linken ge-
streckten Arm aktiv
nach unten, um die
Dehnung etwas zu for-
cieren. Der rechte Arm
kann die Seitneigung
des Kopfes sanft unter-
stützen. Dehnen Sie
anschließend die
andere Seite.

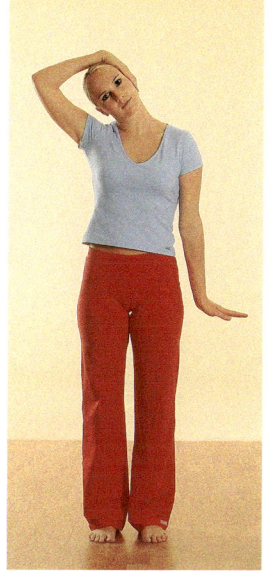

Nacken hinten

Umfassen Sie den
Hinterkopf mit beiden
Händen und ziehen Sie
das Kinn nah an das
Brustbein heran. Sen-
ken Sie bewusst beide
Schultern und halten
Sie den restlichen
Rücken gerade. Ver-
stärken Sie die Deh-
nung, indem Sie mit
den Händen am Hin-
terkopf etwas Zug in
Richtung Scheitel aus-
üben.

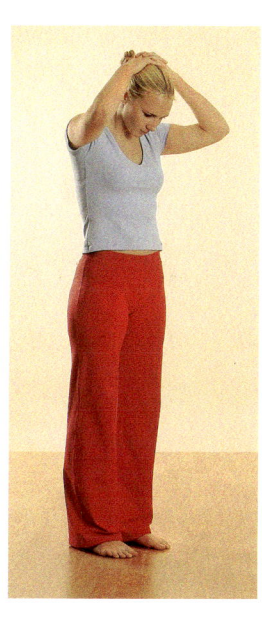

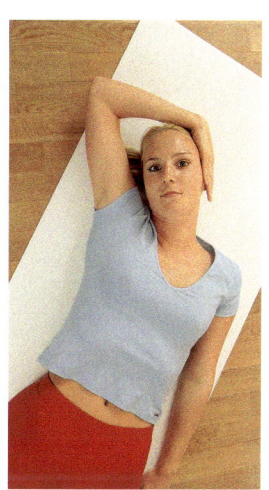

Variation! In der
Rückenlage kann man
ganz entspannt üben.
Neigen Sie den Kopf
auf eine Seite, während
das Gesicht zur Decke
gerichtet bleibt. Drehen
Sie die Nase nicht zur
Schulter und verstär-
ken Sie bei Bedarf die
Dehnung mit Hilfe des
seitengleichen Arms.
Entspannt atmen und
beide Seiten üben.

Variation! Die Dehnung im Vierfüßlerstand ist fast
schon meditativ. Scheitel vorsichtig ablegen, die
Hände am Hinterkopf, die Ellbogen auf die Matte
stützen. Ziehen Sie nun die Schulterblätter tief
nach unten »in die Hosentaschen«. Legen Sie nicht
das ganze Gewicht des Rumpfes auf den Kopf.
Entlasten Sie die Halswirbelsäule, indem Sie das
meiste Gewicht an die Ellbogen abgeben. Eventuell
zusätzlich ein gefaltetes Handtuch unterlegen

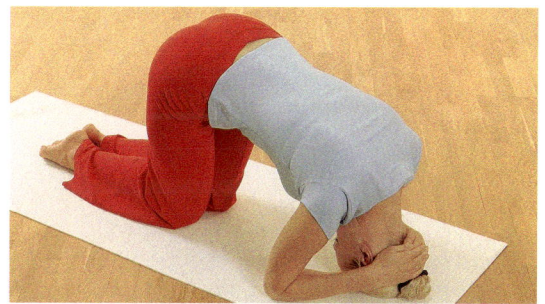

Oberer Rücken

Im Sitzen oder Stehen strecken Sie die Arme geradlinig nach vorne aus und legen die Hände locker an die Außenseiten der Ellbogen. Kopf etwas senken und dann die Schulterblätter so weit auseinander ziehen, wie es möglich ist. Legen Sie Ihren Fokus für die Zugbewegung gleichmäßig auf beide Ellbogen und entwickeln Sie das Gefühl als wollten diese ganz weit weg von den Schultern. Hierbei rundet sich nur der obere Rücken, neigen Sie den Rumpf nicht zusätzlich nach vorne, halten Sie die Schultern tief.

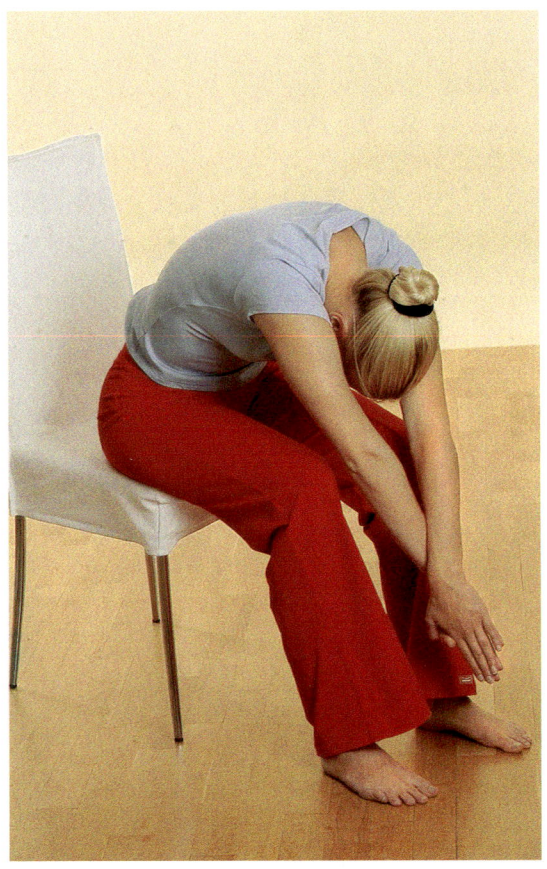

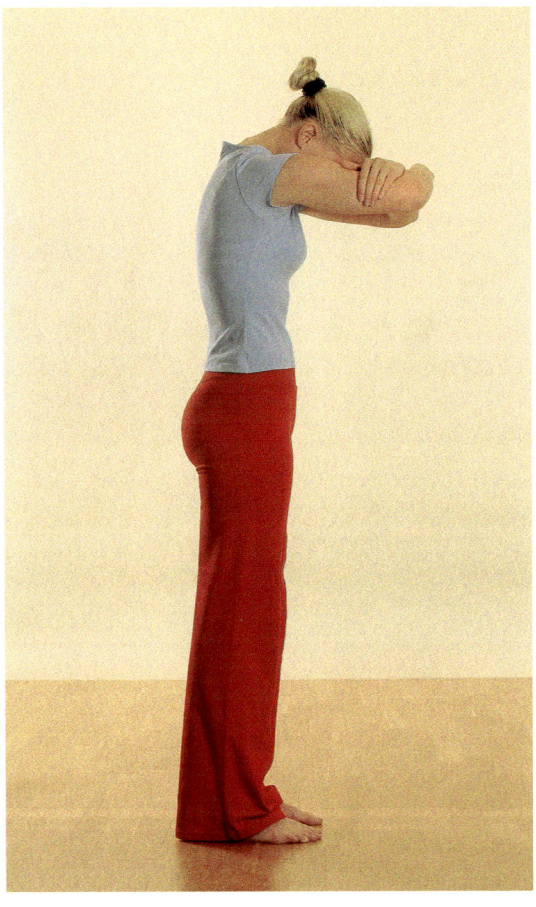

belsäule weg. Gleichzeitig Arme lang strecken. Atmen Sie in dieser Position aktiv in die Rückseite des Brustkorbes und spüren Sie wie er sich beim Einatmen dehnt und wieder etwas flacher wird, wenn Sie ausatmen.

Variation! Ein Klassiker unter den Mobilisations- und Dehnübungen ist der »Katzenbuckel«. Gehen Sie dazu in den Vierfüßlerstand. Ziehen Sie den Bauchnabel fest ein, senken Sie den Kopf, bewegen Sie das Schambein in Richtung Brustkorb und versuchen Sie, mit dem Rücken einen langen gleichmäßigen Bogen zu bilden. Entwickeln Sie das Gefühl, als wollten sich die Muskeln entlang der Wirbelsäulenrückseite auseinander ziehen.

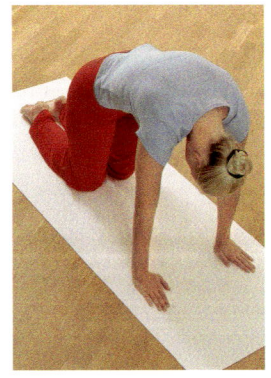

Rückenstrecker

Sitzen Sie am Rand eines Stuhles. Die Füße stehen fest auf dem Boden, die Beine sind im rechten Winkel angebeugt. Überkreuzen Sie die Arme und legen Sie die Handinnenflächen aneinander. Senken Sie nun den Oberkörper langsam nach vorne/unten, der Rücken wird rund. Ziehen Sie den Kopf ein und die Schulterblätter bewusst von der Wir-

Flankenstrecker

Im Stand belasten Sie das rechte Bein mit Ihrem ganzen Körpergewicht. Das linke Bein ist ausgestreckt und tippt mit dem großen Zeh auf den Boden. Strecken Sie nun beide Arme gleichmäßig lang nach oben zur Decke. Halten Sie diese Länge und neigen Sie den Rumpf auf die rechte Seite, bis er mit dem linken Bein eine gerade Linie bildet. Mit jedem Einatmen wollen Sie noch ein Stückchen länger werden. Spannen Sie das Gesäß an und bringen Sie das Schambein etwas nach vorne. Hohlkreuz vermeiden! Beide Seiten dehnen.

Lattissimus-Strecker

Fassen Sie mit beiden Händen eine Tischkante (Geländer, Türklinke). Gehen Sie anschließend einige kleine Schritte zurück, bis die Arme und der Rumpf eine gerade, zum Boden parallele Linie bilden. Schieben Sie das Gesäß nach hinten/oben. Arme und Rücken werden auf diese Weise lang. Spüren Sie ein gleichmäßiges Ziehen unter beiden Achseln und verstärken Sie dieses Gefühl, indem Sie den Brustkorb weiter in Richtung Boden senken. Die Ohren befinden sich zwischen den Oberarmen.

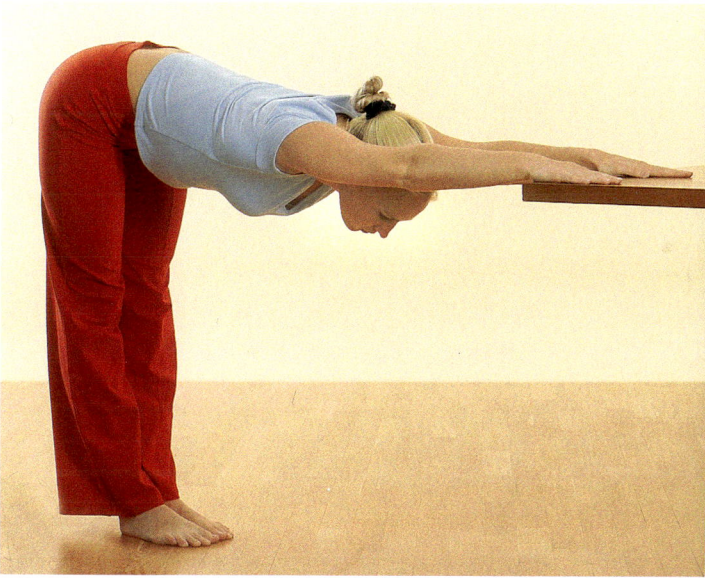

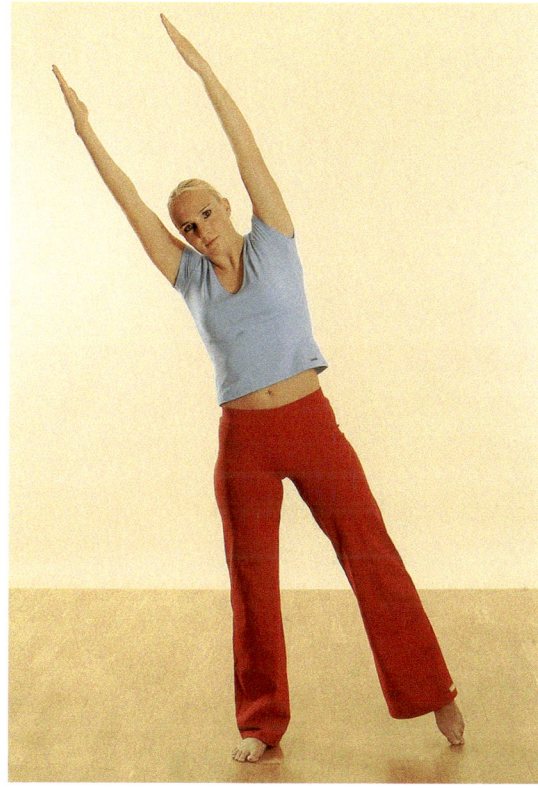

Variation! Im Einbeinkniestand stützen Sie sich mit einem Arm am Boden ab. Das gegengleiche Bein strecken Sie aus. Heben Sie den freien Arm gestreckt in die Diagonale. Verlängern Sie mit jedem Einatmen bewusst Ihre offene Flanke.

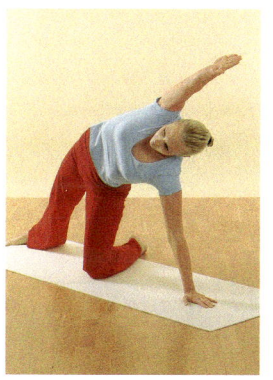

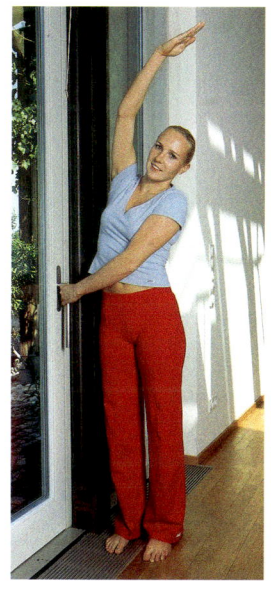

Variation! Stehen Sie seitlich an einer Tür oder einem Geländer. Eine Hand greift die Türklinke, die andere wird über den Kopf in die Diagonale gezogen. Beugen Sie gleichzeitig den Oberkörper auf die Seite und lassen Sie die Nackenmuskeln entspannt. Bauchnabel einziehen, gestreckten Arm mit jedem Einatmen länger werden lassen. Andere Seite nicht vergessen!

Brustdehnung

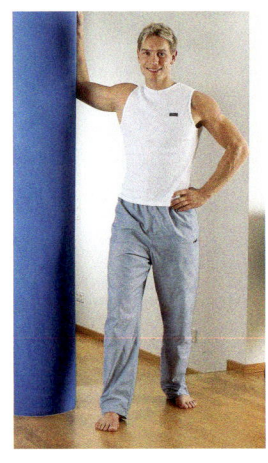

Stehen Sie im leichten Ausfallschritt mit dem rechten Bein vorne. Legen Sie den rechten Unterarm an eine Kante, Schulter- und Ellbogengelenk bilden jeweils einen 90°-Winkel. Drehen Sie den Rumpf nun nach links weg, der linke Unterarm bleibt vollständig an der Kante. Ziehen Sie den Bauchnabel nach innen und vermeiden Sie die Bildung eines Hohlkreuzes. Spüren Sie die Dehnung des Brustmuskels nahe am rechten Schultergelenk. Beide Seiten dehnen!

Seien Sie bei allen Stretching-Übungen, bei denen das Schultergelenk beteiligt ist, sehr umsichtig mit sich selbst. Das Schultergelenk ist ein sehr sensibler Körperteil und neigt schnell zu Überlastungssyndromen oder Verletzungen. Dehnen Sie regelmäßig, damit die Schultermobilität und -beweglichkeit lange erhalten bleibt

Variation! Dehnen Sie beide Brustmuskeln gleichzeitig, indem Sie sich zwei Stühle zur Hilfe nehmen. Knien Sie sich zwischen die Stühle, legen Sie die Hände flach auf die Sitzflächen und neigen Sie den Rumpf mit geradem Rücken nach vorne/unten. Drücken Sie anschließend den Brustkorb vorsichtig in Richtung Boden. Achten Sie hierbei auf eine gleichmäßige Dehnung beider Seiten. Spüren Sie einen Brustmuskel weniger, dann drücken Sie die Schulter dieser Seite sanft etwas tiefer.

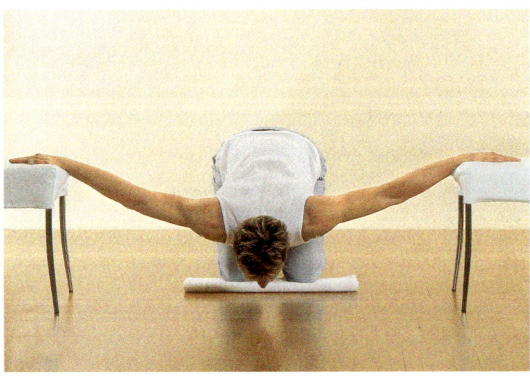

Schulter

Führen Sie den linken Arm vor die Brust, beugen Sie ihn im Ellbogengelenk so, dass der Unterarm nach oben zeigt. Die rechte Hand drückt den Arm zur Brust. Senken Sie das linke Schulterblatt aktiv nach unten und machen Sie einen »langen Hals«. Konzentrieren Sie sich und erspüren Sie die Dehnung in der Schulter. Immer beide Seiten trainieren!

Versuchen Sie zu spüren, wie sich die Dehnung verändert, wenn der Arm etwas tiefer oder etwas höher gehalten wird. Suchen Sie sich Ihre liebste Position und hören Sie auf Ihren Körper.

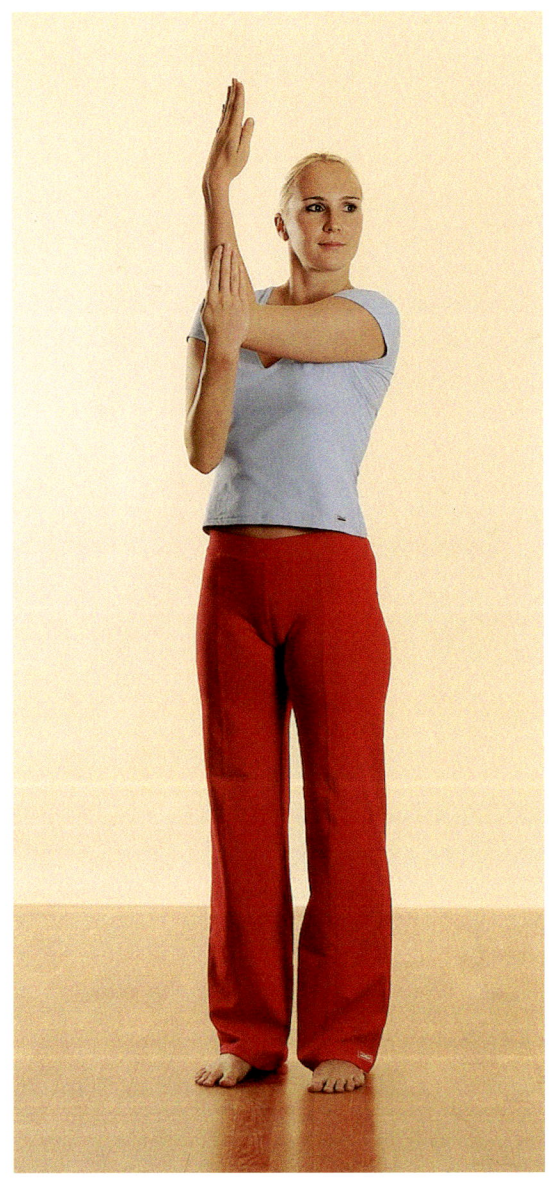

Trizepsdehnung

Setzen Sie sich auf einen Stuhl, heben Sie den rechten Arm nach oben und beugen Sie ihn hinter dem Kopf. Legen Sie die Hand an das seitengleiche Schulterblatt. Mit der linken Hand fassen Sie den rechten Ellbogen und drücken ihn etwas weiter hinter den Kopf. Versuchen Sie mit dieser Unterstützung mit den Fingern der rechten Hand etwas weiter abwärts zu »krabbeln«. Ziehen Sie zusätzlich die rechte Schulter aktiv nach unten zur rechten Hosentasche. Spüren Sie, wie diese kleine Bewegung die Dehnwirkung intensiviert. Hohlkreuz vermeiden, beide Seiten dehnen!

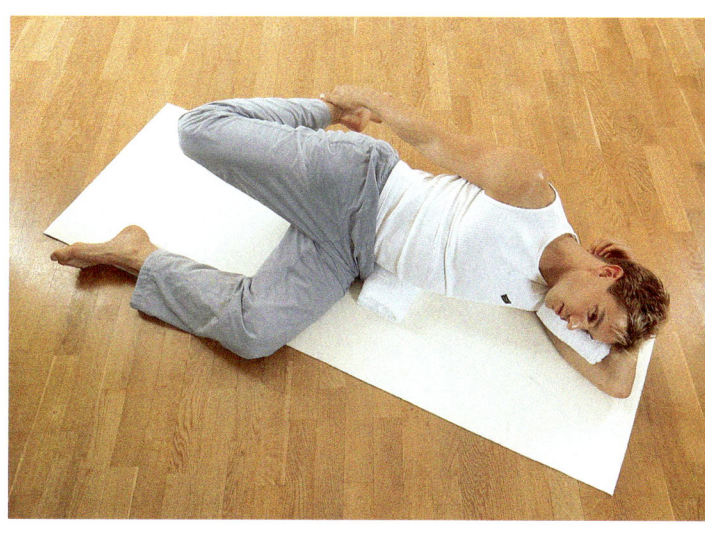

Oberschenkel vorne

In Seitlage auf dem Boden legen Sie das untere Bein angewinkelt und entspannt ab. Fassen Sie den Fußrücken des oberen Beines und ziehen Sie die Ferse nach hinten zum Gesäß. Hierbei ist es besonders wichtig, dass der Bauchnabel eingezogen und das Schambein nach vorne gebracht wird, damit man nicht in ein Hohlkreuz fällt. Halten Sie den Rumpf stabil und kippen Sie weder nach vorne noch nach hinten. Beide Seiten dehnen!

Variation! In Bauchlage wird die Dehnung für die vordere Oberschenkelmuskulatur noch etwas intensiver. Wenn Sie den Fuß mit der seitengleichen Hand nicht fassen können, dann helfen Sie sich mit einem Handtuch oder Yoga-Gurt. Dieses Hilfsmittel wird dann mit der seitengleichen Hand gehalten. Schambein gegen den Boden drücken, Rumpf und Kopf entspannt am Boden liegen lassen.

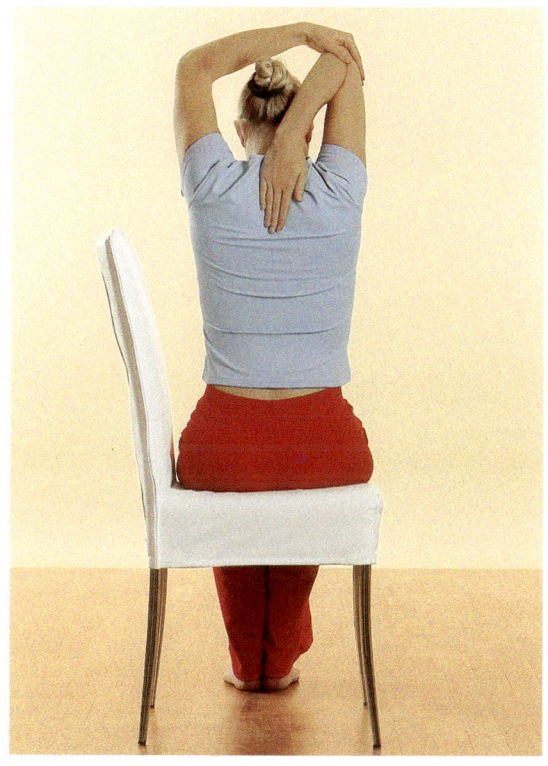

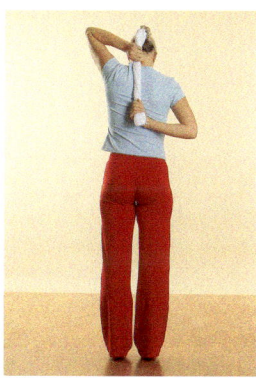

Variation! Wenn Sie die Dehnung mit Hilfe eines gerollten Handtuches oder eines Yoga-Gurtes gestalten, wird es richtig angenehm. Ziehen Sie stets den Bauchnabel ein und vermeiden Sie so die Bildung eines verstärkten Hohlkreuzes.

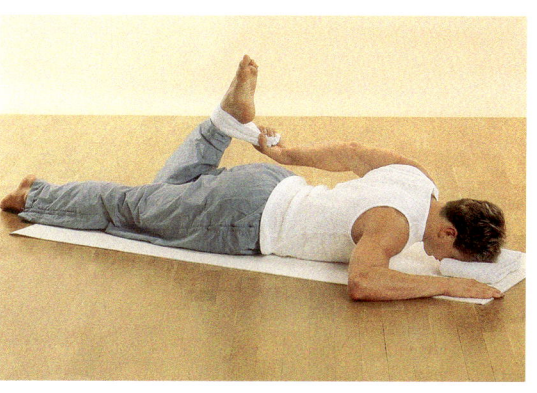

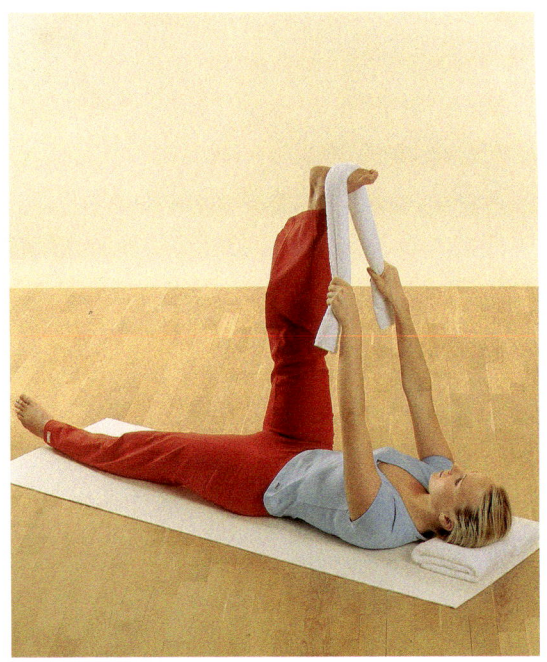

Oberschenkel hinten

Legen Sie sich auf den Rücken, den Kopf entspannt auf ein zusammengelegtes Handtuch. Machen Sie den Nacken lang und stellen Sie vorerst beide Beine auf. Strecken Sie anschließend ein Bein zur Decke aus und umfassen Sie es an der Wade oder helfen Sie sich mit einem Handtuch. Ziehen Sie nun das vollkommen gestreckte Bein zu sich heran. Verstärken Sie die Dehnung, indem Sie das andere Bein flach auf den Boden legen. Drücken Sie zusätzlich das Steißbein nach unten auf die Matte. Die Position ist korrekt, wenn Sie ein Ziehen in der Kniekehle des zu dehnenden Beines spüren. Beide Seiten vorsichtig dehnen!

Wadendehnung

In weiter Schrittstellung mit parallel ausgerichteten Füßen, beugen Sie das vordere und strecken das hintere Bein ganz durch. Drücken Sie die hintere Ferse fest in den Boden. Durch weiteres Beugen des vorderen Beines verstärken Sie die Dehnung in der hinteren Wade. Da ein Teil der Wadenmuskulatur über die Kniekehle verläuft, werden Sie auch in diesem Bereich ein Ziehen spüren. Verstärken Sie die Dehnung mit einer größeren Schrittstellung. Das vordere Knie sollte nicht über die Zehenspitzen hinausragen, die Füße müssen genau parallel aufgestellt sein. Oberkörper leicht nach vorne neigen und mit den Händen auf dem Knie oder einer Stuhllehne abstützen. Andere Seite nicht vergessen!

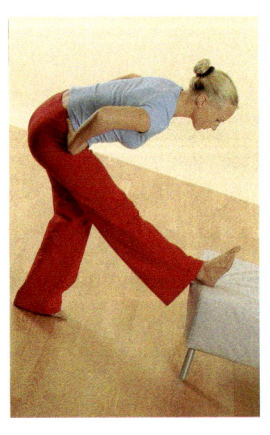

Variation! Im Stehen üben Sie, indem die Ferse des Spielbeins auf eine Bank oder einen Stuhl abgelegt wird. Ziehen Sie die Zehenspitzen dieses Beins an, halten Sie den Rücken gerade, Brustkorb herausstrecken, Gesäß aktiv nach hinten/oben schieben.

Variation! Stehend und mit dem Gesicht zur Wand stellen Sie einen Fuß auf der Ferse auf und drücken die Zehenballen gegen die Wand. Halten Sie das Spielbein gestreckt und lehnen Sie nun Becken und Rumpf etwas nach vorne, bis Sie ein Ziehen in der Wade spüren.

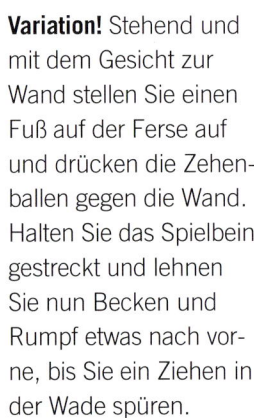

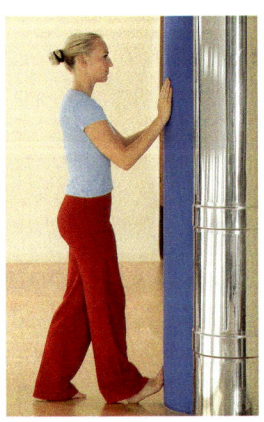

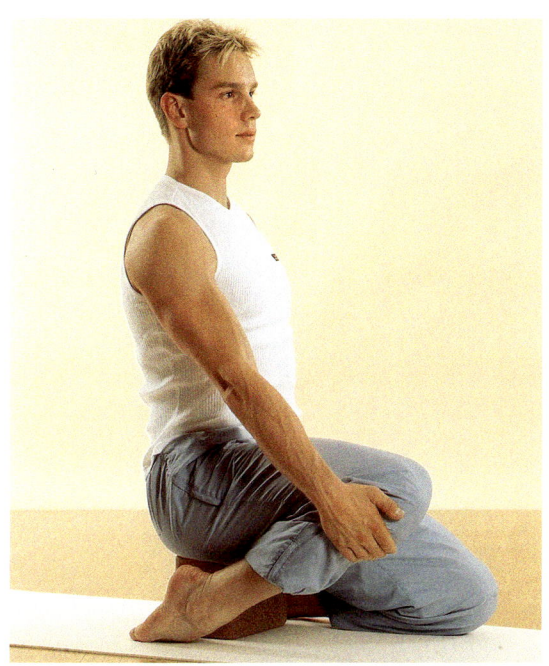

Fußrücken und Schienbeinmuskel

Setzen Sie sich etwas erhöht (Yogablock, Bücher) in den Fersensitz. Die Füße sind auf dem Fußrücken abgelegt, die Ferse des zu dehnenden Fußes sollte nicht nach außen kippen. Fassen Sie nun ein Knie und heben Sie dieses leicht nach oben während die Ferse des gleichen Beines aus eigener Kraft nach unten gedrückt wird. Spüren Sie ein Ziehen vom Fußrücken bis hinauf in das Schienbein. Anderes Bein nicht vergessen.

Variation! Fortgeschrittene dehnen beide Seiten gleichzeitig. Im Vierfüßlerstand legen Sie beide Füße auf dem Fußrücken ab. Heben Sie die Knie vom Boden ab und verlagern Sie langsam das Gewicht der Beine auf die Fußrücken. Rücken und Bauch stabil halten und leicht anspannen.

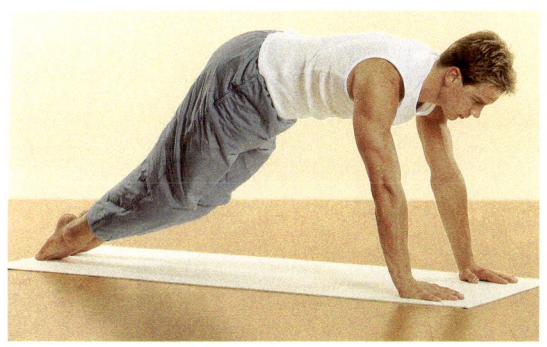

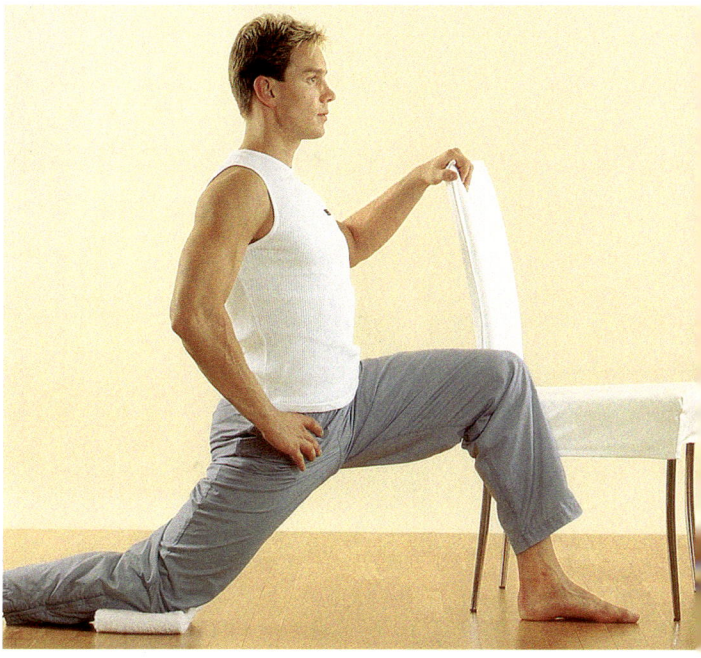

Hüftbeuger

Im Kniestand legen Sie ein Handtuch als Polster unter das rechte Knie, der rechte Fuß ist abgelegt. Machen Sie mit dem linken Bein einen weiten Ausfallschritt und stellen Sie den vorderen Fuß vollflächig auf dem Boden ab. Das vordere Knie darf nicht über die Zehenspitzen ragen, halten Sie mindestens einen Winkel von 90 Grad oder größer im Kniegelenk. Zur besseren Stabilisation halten Sie sich an einer Stuhllehne oder einem anderen stabilen Gegebstand fest. Schieben Sie nun langsam und kontrolliert die Hüfte nach vorne/unten, bis in der linken Leisten- und Hüftgelenkgegend ein Ziehen zu spüren ist (auch im Oberschenkel). Der Oberkörper bleibt aufrecht. Wenn dies im unteren Rücken unangenehm ist, neigen Sie ihn ein wenig nach vorne.

Die Hüftbeugemuskeln sind bei den meisten Menschen stark verkürzt. In Verbindung mit einer schwachen Bauch- und Rückenmuskulatur kann dies leicht Probleme im Lendenwirbelbereich auslösen. Die Dehnung im Ausfallschritt kann hier eine echte Wohltat sein. Man merkt auch, wie mit der Zeit die Hüftgelenke flexibler werden.

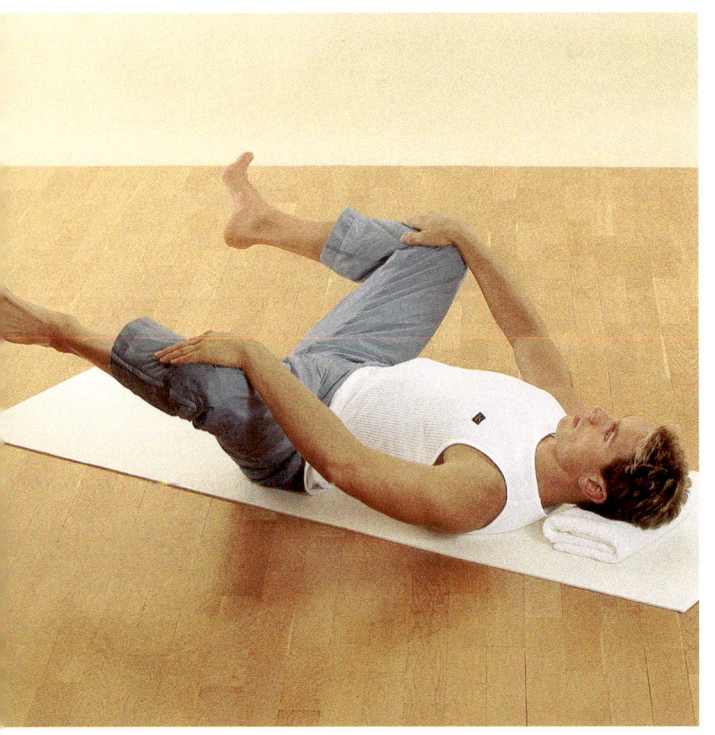

Abduktoren

Im Sitzen strecken Sie das linke Bein ganz aus, überschlagen das rechte und stellen es angewinkelt in Höhe des Kniegelenks des linken Beines auf. Der rechte Arm stützt Ihren Rumpf, halten Sie den Rücken gerade und heben Sie das Brustbein zur Decke. Der linke Arm wird gestreckt an der Außenseite des rechten Knies vorbeigeführt. Drehen Sie den Oberkörper nach rechts und drücken Sie mit dem linken Ellbogen gegen den Oberschenkel, bis Sie ein Ziehen in der rechten Gesäßhälfte und an der Außenseite des rechten Oberschenkel spüren. Rechte Gesäßhälfte nicht anheben! Beide Seiten dehnen!

Variation! In Rückenlage den Kopf mit einem Handtuch unterlegen, linkes Bein aufstellen und das rechte überschlagen. Rumpf, Nacken und Schultern entspannt lassen. Langsam beide Beine auf die rechte Seite herablassen. Spüren Sie die Dehnung an der Außenseite des linken Oberschenkels?

Adduktoren

Legen Sie sich auf den Rücken. Winkeln Sie die Beine an und bringen Sie die Knie über die Hüfte. Öffnen Sie nun die Knie so weit auseinander, bis Sie ein Ziehen an den Innenseiten der Oberschenkel spüren. Um ein starkes Hohlkreuz zu vermeiden, sollten die Füße in der Luft gehalten werden. Sie können die Dehnung intensiver gestalten, wenn Sie die Beine ausstrecken und sie mit beiden Händen sanft in Richtung Boden drücken.

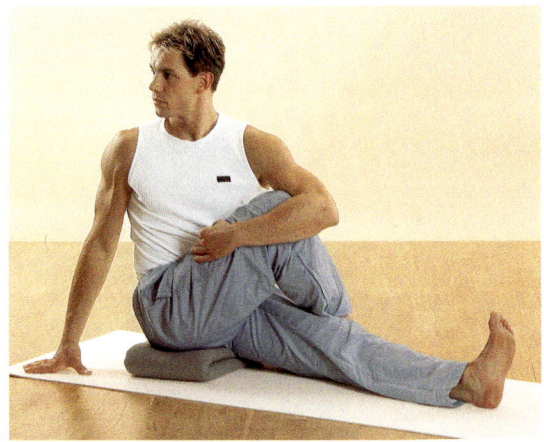

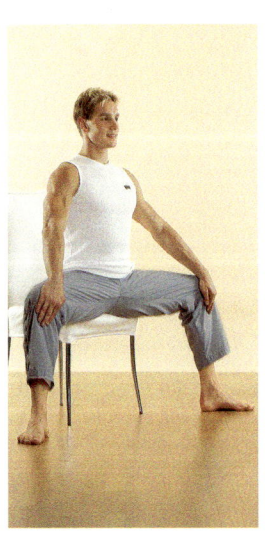

Variation! Wer im Sitzen übt, braucht etwas mehr Kraft in den Armen. Mit geradem Rücken und eingezogenem Bauchnabel drücken Sie die Kniegelenke so weit nach außen wie möglich. Schultern tief halten und im Nacken nicht verkrampfen. Achten Sie auf ein gleichseitiges Ziehen in beiden Oberschenkeln.

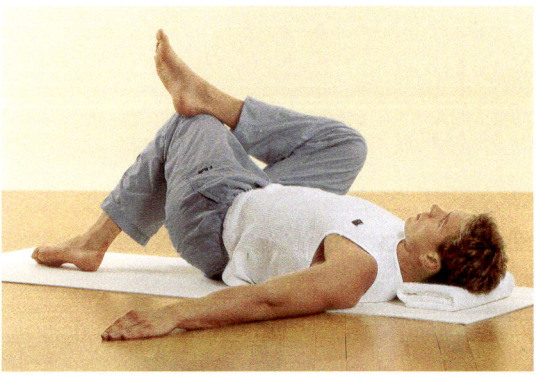

Gesäß

Legen Sie sich ausgestreckt auf den Rücken.
Fassen Sie das rechte Schienbein mit beiden
Händen und ziehen Sie das Knie fest in Richtung
Brustkorb. Das linke Bein bleibt währenddessen
vollkommen ausgestreckt und flach auf dem
Boden liegen. Spannen Sie auch dessen Muskel
ein wenig an, damit er stabil ist. Drücken Sie das
Steißbein auf die Matte. Machen Sie den Nacken
»lang«, damit die Halswirbelsäule nicht überstreckt
wird. Wenn es angenehmer für Sie ist, dann legen
Sie ein gefaltetes Handtuch unter den Kopf. Beide
Seiten dehnen!

Variation! In Rückenlage stellen Sie zuerst beide
Beine auf und legen dann die Außenseite des
rechten Fußgelenks auf den linken Oberschenkel
auf. Umgreifen Sie anschließend den linken Oberschenkel mit beiden Händen. Ziehen Sie so das
linke Knie in Richtung des Oberkörpers, der Fuß
hebt vom Boden ab. Sie spüren die Dehnung in
der rechten Gesäßhälfte.

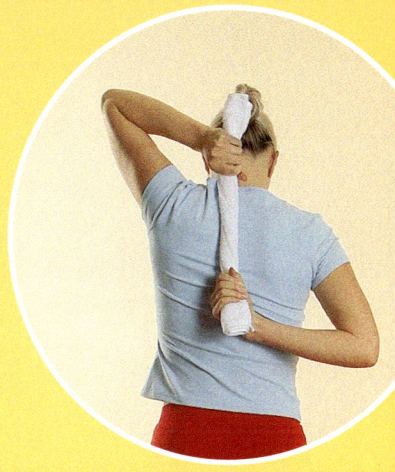

Tipp

**Stretching ist auch ein wunder-
bares mentales Training. Es beruhigt die Seele und macht den
Geist frei von Alltagsstress und
Sorgen. Nur, wer sich vollends
auf den Körper konzentriert, wird
den vollen Nutzen aus seinem
Dehnprogramm ziehen können.
Wer als Einsteiger nicht auf
Anhieb den der Übung entsprechenden Muskel spürt, versucht
durch kleine und sensible Ände-
rungen die Dehnhaltung zu korrigieren. Üben Sie sich in Geduld!
Verbesserungen der Beweglichkeit brauchen ihre Zeit und
kontinuierliches Üben.**

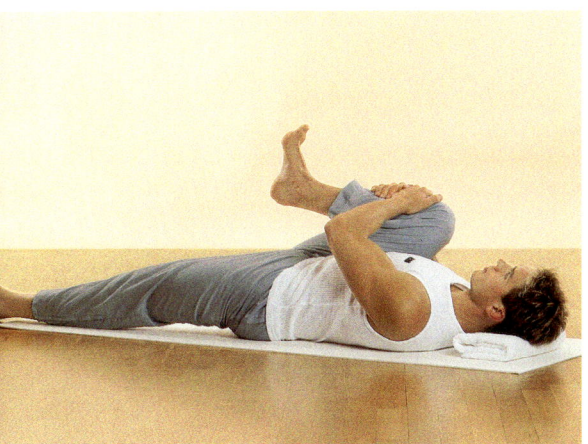

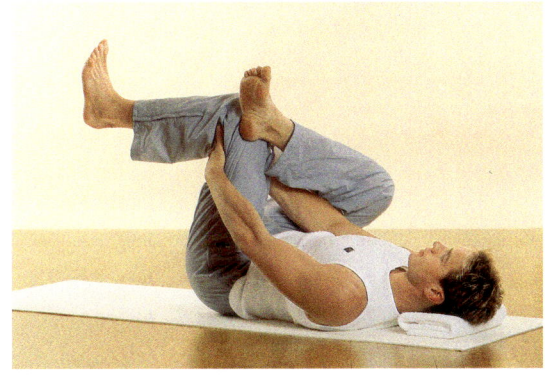

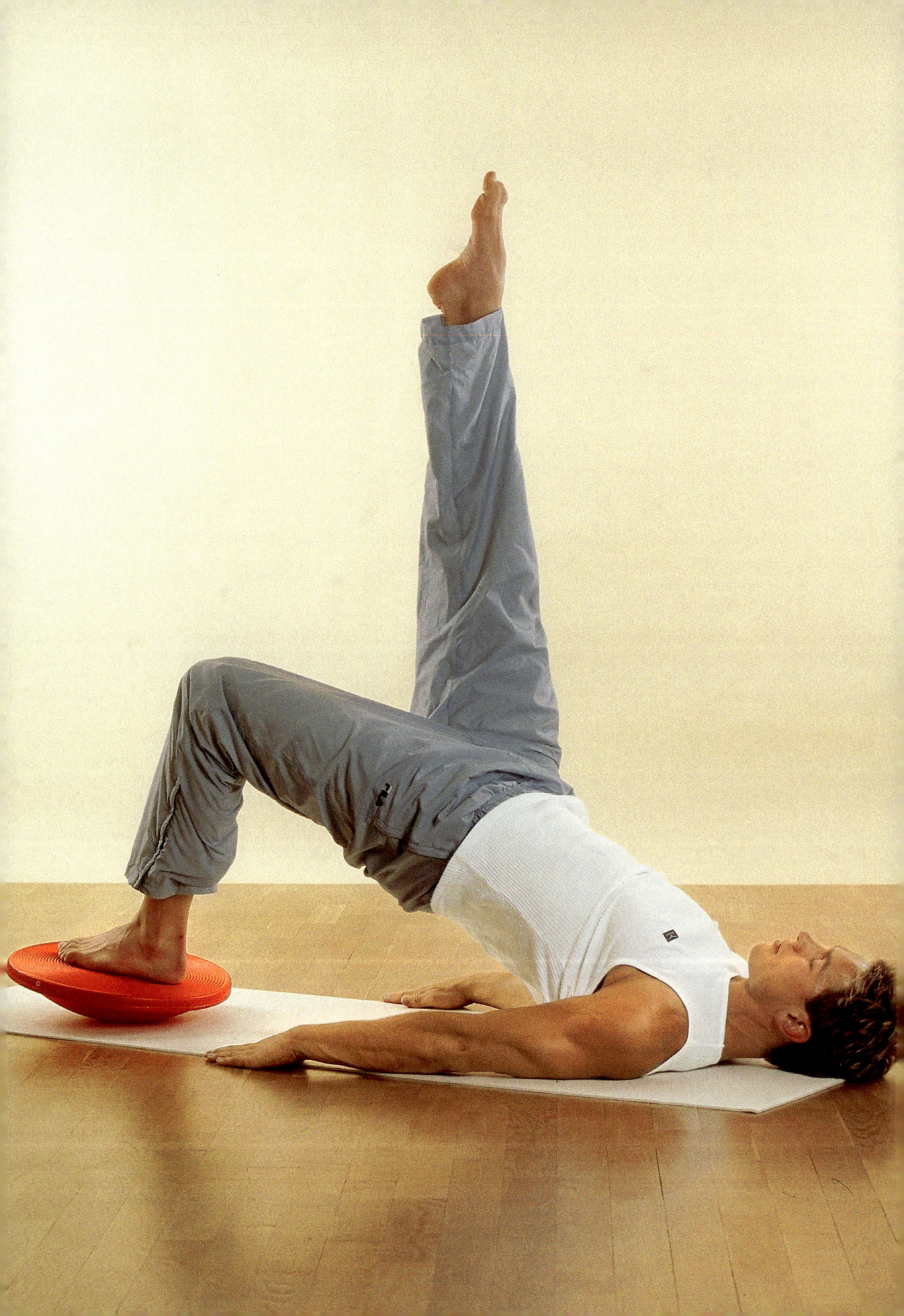

Body-Balance

In unseren ganz jungen Jahren war es ein »Kinderspiel«. Jeder Mauervorsprung und jeder umgefallene Baum im Wald wurde bestiegen und darauf balanciert. Hier konnten uns die wenigsten Erwachsenen »etwas vormachen«. Stimmt, leider – denn eigentlich bräuchten wir im Alltag jede Menge davon. Balance und körperliche Stabilität werden ständig und in etlichen Alltagssituationen von uns gefordert, mehr als uns bewusst ist. Wer regelmäßig seine Balance trainiert, der kann bald wieder auf einem Bein stehen – ganz lässig, ohne zu wackeln.

Warum Balancetraining?

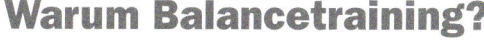

Balancetraining dient natürlich nicht nur dazu, ruhig auf einem Bein stehen bleiben zu können. Obwohl dies manchmal schon sehr hilfreich sein könnte. Denken Sie nur ans Füßewaschen in der Dusche oder das Sockenanziehen ohne Sitzmöglichkeit. Balanceübungen, auch Gleichgewichts- oder feinkoordinatives Training genannt, verschafft uns eine gewisse muskuläre Harmonie, die aus der Tiefe kommt. Wir optimieren unsere Sensomotorik, wie es Wissenschaftler ausdrücken. Der Körper lernt sich in allen drei Dimensionen des Raums (Höhe, Tiefe, Breite) perfekt zurechtzufinden. Für unser Gehirn ist das nämlich eine wahre Meisterleistung. Lesen Sie, warum Balancetraining für uns so wichtig ist.

Mehr Anmut und Ausstrahlung

Übungen zur Verbesserung unserer Feinkoordination trainieren insbesondere unsere tief liegenden Muskelschichten. Entsprechende Muskeln sind wesentlich kleiner, als die äußeren und dafür verantwortlich, dass sich zum Beispiel unsere Wirbel-

säule, die von Hunderten kleiner Muskeln umgeben ist, im Lot befindet, wir also eine gute Haltung haben. Auch im restlichen Körper haben wir viele kleinere Muskeln, die sich letztendlich zu einem komplexen Gefüge vereinen und unseren gesamten Knochenapparat, das Skelett, in einer permanenten optimalen Statik halten. Geht dieses Optimum verloren, weil sich beispielsweise unsere Muskeln im Ungleichgewicht befinden, verlieren wir unsere gute Haltung, der Rücken wird krumm, das Becken steht schief oder die Schultern fallen vor, die Füße schmerzen usw. Insgesamt verlieren wir an Anmut, weil Haltung und Bewegung an Qualität verlieren. Wer dagegen ein gut geschultes tief liegendes Muskelkorsett hat, schreitet aufrecht durchs Leben, bewegt sich elegant und gewinnt damit wesentlich an Ausstrahlung. Trainieren Sie Ihre Balance und Sie werden nicht nur schreiten, sondern schweben.

Koordinatives Können

Eine gute Bewegungskoordination zeigt sich in der Optimierung von Bewegungsabläufen sowie in einer gewissen Bewegungsbeherrschung. Auch hier gibt es einen bzw. mehrere Fachbegriffe. Man nennt dies Gewandtheit, Geschicklichkeit oder Fertigkeit. Sie beruhen maßgeblich auf komplizierten Vorgängen verschiedener hierarchischer Ebenen unseres Nervensystems. Die allgemeine Güte von Bewegungen hängt somit von Informationsprozessen im Organismus ab. Die Fähigkeit, exakte und zielorientierte Bewegungen auszuführen, ist trainierbar. Zielorientiertes Bewegen meint aber nicht, dass Sie sicher den Weg von Ihrem Wohnzimmer zum Balkon finden, sondern die perfekte Abstimmung aller an einer bestimmten Bewegung beteiligten Muskeln, egal wie komplex oder einfach diese ist. Die so genannte »intermuskuläre Koordination« beschreibt demnach diese Feinkoordination, die optimale Abstimmung derjenigen Muskeln, die man für eine bestimmte Handlung oder Bewegung benötigt. Wer gut koordiniert ist, hat viele Vorteile. Einerseits spielen koordinierte Bewegungen eine bedeutende Rolle bei der Prävention von Unfällen in jeder Situation des täglichen Lebens. Man steht sicherer, man tritt genauer auf Stufen oder Leitersprossen, man geht bewusster und kann Unebenheiten am Boden besser und schneller ausgleichen. Stolperer werden schneller abgefangen und man kann somit Stürze mit unangenehmen Verletzungen vermeiden. Andererseits lernt man neue Dinge, besonders Bewegungen im Alltag und Sport, wesentlich leichter. Stetig Geübtes wird im Kleinhirn abgespeichert und ist beim Gebrauch schnell wieder abrufbar. Auch das Fahrradfahren ist so ein »koordinativ abgespeichertes Können«, man verlernt es einfach nicht mehr und kann die Balance, die man dazu braucht, situationsgerecht auf andere Dinge übertragen.

Die Psyche stärken

Balancetraining erfordert eine große Portion Aufmerksamkeit und Konzentration. Wenn wir beim Üben an all das Denken würden, was uns in der Arbeit passiert ist oder was wir heute noch alles zu erledigen haben, hätten wir keinen Trainingserfolg. Auf Grund dieser Tatsache vermittelt uns das Üben eine gewisse innere Ruhe, da wir mit unseren Gedanken voll und ganz bei uns bleiben müssen, bei unserem Körper – »Stress ade« sozusagen. Denn es geht auch um Wahrnehmung, was wiederum unsere Körpersensibilisierung bzw. das Körpergefühl verbessert. Doch die Psyche wird nicht nur beim tatsächlichen Üben gepflegt. Koordinatives Können lässt uns auch im Alltag zielgerichtete und genaue Bewegungen vollziehen, gegebenenfalls auch unter Zeitdruck, was unsere Fehlerquote bei den unterschiedlichsten Handlungen minimiert und dadurch unser Selbstbewusstsein stärkt. Auch das vermeidet Stress.

Wie trainiert man seine Balance?

Balanceübungen bzw. sensomotorisches Training führt man am besten mit Hilfe einer labilen/instabilen Unterlage durch. Zu Hause haben wir hierfür genügend Gegenstände, zum Beispiel eine mehrfach zusammengefaltete Decke, die Bettmatratze oder die Couch. Natürlich gibt es auch spezielle Geräte, die man sich kaufen kann. Hierzu erfahren Sie im Abschnitt »Gerätekunde und Equipment« mehr. Sie können Ihre Feinmotorik allerdings auch ohne zusätzliches Equipment trainieren. Einige Möglichkeiten werden im Übungskatalog ab Seite 109 vorgestellt. Das Training funktioniert recht einfach. Wenn Sie sich beispielsweise mit einem Bein auf den Boden stellen, dann wäre dies schon eine wirkungsvolle Übung. Einige Sekunden halten und dann die Seite wechseln. Wenn Sie ganz ruhig atmen und bei der Sache sind, wird das ganz gut gelingen. Probieren Sie es doch gleich einmal aus! Halten Sie Ihren Blick dabei auf einen festen Gegenstand fixiert. Spannen Sie die Muskeln des Standbeines und des Beckenbodens an. Wie wär's mit einem kleinen Wettbewerb mit Ihren Liebsten zu Hause? Zählen Sie die Standzeit beider Beine zusammen. Wer insgesamt am längsten steht, gewinnt.

Organisation des Balancetrainings

Im Grunde genommen können Sie üben, wann und wo Sie wollen. Es wird jedoch nicht so erfolgreich sein, wenn
• Sie kurz vorher eine schwere Mahlzeit zu sich genommen haben,

• Sie kurz vorher auf Ihrem Hometrainer ge-
schwitzt haben,
• Sie gerade in Eile sind,
• die Umgebung sehr laut ist und ständig das Telefon klingelt oder
• wenn Sie ungeduldig sind.

Aus dem soeben Erwähnten können Sie die optimalen Trainingsbedingungen ableiten. Balancetraining ist eine sehr wichtige, manchmal witzige und
zugleich wunderbare Sache. Am besten Sie ernen-
nen zwei bis drei Tage in der Woche zu Ihren persönlichen »Balancetagen«. Das Training dauert
keine Stunden, 15 Minuten reichen vollkommen
aus. Damit vermeiden Sie auch eine neurale Überforderung. Ich empfehle, alle Übungen zuerst auf
festem Untergrund zu üben und im Laufe der Zeit
den Schwierigkeitsgrad unter Hinzunahme von la-
bilen Gegenständen zu erhöhen. Beginnen Sie Ihr
Programm stets mit leichteren Übungen und wählen Sie dann die anspruchsvolleren. Wenn Ihnen
schwindlig wird, dann wählen Sie eine andere
Übung oder brechen Sie das Training ab. Probieren Sie Übungen, die Ihnen heute noch unbehag-
lich sind, immer wieder. Sie werden sehen, dass
sich der Körper langsam daran gewöhnt und die
Übungen immer besser funktionieren.

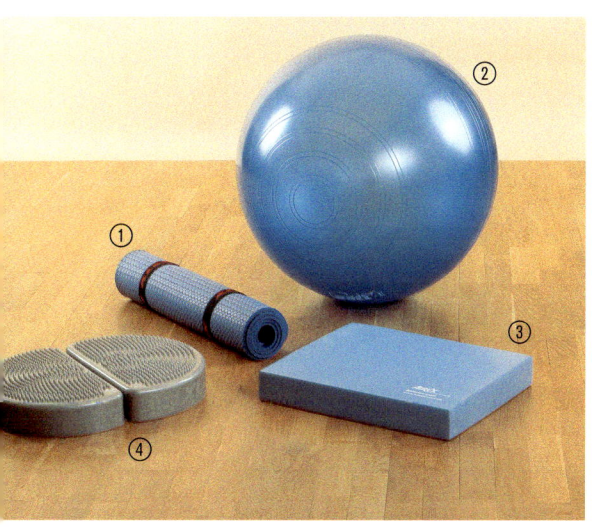

**Bei der zusätzlichen Verwendung von weichen und
nachgebenden Materialien werden viele Standard-
übungen zu Balanceübungen. 1 Zusammengerollte
Matte, 2 großer Fitball, 3 Balance-Pad von Airex,
4 Aero-Step XXL von Togu**

Gerätekunde
und Equipment

Neben den Gegenständen, die Sie in Ihrer Wohnung finden, gibt es noch allerlei weitere Spiele-
reien, die Sie sich für das Wackeltraining anschaffen können. Teilweise werden diese Geräte auch in
der Physio- und Bewegungstherapie verwendet.
Übrigens arbeitet diese Fachrichtung bereits seit
etwa 40 Jahren mit der »inneren Balance«. Das
vorgestellte Equipment ist also durchaus »ärztlich
korrekt« und vielseitig verwendbar. Wir können Sie
einteilen in
• Geräte, die auf Grund Ihrer Materialbeschaffen-
heit, und in
• solche, die auf Grund Ihrer Konstruktion labil sind.

Materialbeschaffenheit
Hierunter fallen alle Polster, Schaumstoffe und
Luftkissen. Man steht, kniet, sitzt oder stützt sich
darauf und erhöht den Koordinations- bzw.
Schwierigkeitsfaktor vieler Übungen, die teilweise
ohne Unterlage durchgeführt werden. Als Beispiel
kann man das Balance-Pad, das Aero-Step XXL
oder einfache Schulterplatten aus dem Yoga nennen. Auch eine zusammengerollte Gymnastikmatte
kann bei viele Übungen den Balancefaktor erhöhen. Sogar der große Fitball unter Ihrem Schreib-
tisch findet beim Gleichgewichtstraining eine neue
Aufgabe.

Konstruktion
Geräte, die auf Grund ihrer Bauart einen instabilen
Trainingsgegenstand bilden, sind vom Material her
fest. Sehr günstig in der Anschaffung ist der Thera-
piekreisel aus Kunststoff. Eine Weiterentwicklung
sind Kombinationsgeräte, aus mehreren Teilen, die
individuell zusammengestellt oder -gesteckt werden können. Sie erhöhen den Einsatzbereich wesentlich. Auch bei den »konstruktionsbedingten
Geräten« sitzt, kniet oder steht man. Die Übungen
mit ihnen haben es in sich.

Die Tabelle auf der nachfolgenden Seite gibt Ihnen
eine Übersicht der im Handel geführten Geräte.
Die besten Chancen werden Sie in Sanitäts- und
Orthopädiefachgeschäften haben.

Übersicht einiger Geräte für das Balance-Training			
Gerät	Beschreibung	Vor- und Nachteile	Preis (€)
Firma : BOSU Balance-Trainer	Halber Fitball aus flexiblem Kunststoff mit Bodenplatte	+ Therapiekreisel und Fitball in einem + für vielseitige Übungen einsetzbar + mit Pumpe Schwierigkeitsgrad einstellbar – hoher Platzbedarf – hoher Anschaffungspreis	ca. 150,–
Firma: TOGU Aero-Step XXL	Zwei aneinander hängende und mit Luft gefüllte flexible Kunststoffkissen, wahlweise mit oder ohne - Noppenoberfläche (siehe Foto Seite 107)	+ getrennte Luftkammern ermöglichen separates Training für linke und rechte Körperhälfte + geringe Höhe für sicheres Auf- und Absteigen + Noppen stimulieren auch die Fußreflexzonen + geringer Platzbedarf – Noppen schlecht zu reinigen	ca. 60,–
Firma: AIREX Balance-Pad	In Kunststoffbezug eingebettetes Schaumstoffkissen (siehe Foto Seite 107)	+ geringe Höhe für sicheres Auf- und Absteigen + geringer Platzbedarf	ca. 50,–
Therapiekreisel (verschiedene Hersteller)	Halbe Kugel aus hartem Kunststoff mit Plattform zum Aufsteigen	+ geringer Platzbedarf – rutscht auf harter Bodenfläche, zusätzliche Matte notwendig	ca. 50,–
Fitball (Original: Pezzi-Ball® oder verschiedene Hersteller)	Großer Gymnastikball aus flexiblem Kunststoff (siehe Foto Seite 107)	+ in verschiedenen Größen erhältlich + für vielseitige Übungen einsetzbar + günstiger Anschaffungspreis – hoher Platzbedarf	ca. 20,–
Schaumstoff-Schulterplatte (verschiedene Hersteller oder spezielle Yoga-shops)	Schaumstoffplatte ohne Ummantelung, ursprünglich für den Yogaunterricht als Unterlage für verschiedene Haltungen konzipiert	+ geringe Höhe für sicheres Auf- und Absteigen + geringer Platzbedarf + günstiger Anschaffungspreis + auch für Yogatraining verwendbar – schlecht zu reinigen	ca. 10,–

Übungskatalog

Der nachfolgende Übungskatalog soll Ihnen vor allem einige Anregungen für Ihr Balancetraining geben. Natürlich können Sie alles ausprobieren, was Ihnen sonst noch dazu einfällt. Verwenden Sie dicke Decken, Polster oder Matratzen. Probieren Sie auch Übungen aus dem Muskeltrainings-Katalog ab Seite 47 und verwenden Sie zusätzlich instabile Unterlagen. Sie werden merken, wie scheinbar einfache Übungen enorm anspruchsvoll werden. Auch die hier vorgestellten Übungen können Sie nach Ihrem Belieben bzw. Können verändern, indem Sie instabile Trainingsgeräte weglassen oder zusätzlich verwenden, auch wenn sie in den Beschreibungen nicht speziell erwähnt wurden. Lassen Sie Ihrer Fantasie freien Lauf, aber nehmen Sie sich trotzdem nachfolgende Hinweise zu Herzen.

Sicher Spaß beim Üben!

• Führen Sie sämtliche Übungen vorerst ohne instabiles Trainingsgerät durch. Geben Sie ihrem Körper somit die Gelegenheit langsam zu lernen. Wer eine bestimmte Übung zuerst in der »Stabilität« erfährt, wird beim Wackeltraining erfolgreicher sein.

• Geräte aus hartem Material, zum Beispiel aus Holz, Metall oder Kunststoff nicht auf hartem Boden (Holz, Fliesen) verwenden. Die Gefahr, dass das Gerät wegrutscht, ist zu hoch. Legen Sie deshalb immer eine Matte unter.

• Üben Sie am besten barfuß. Turnschuhe mit dicker Sohle machen viele Übungen noch schwieriger. Wer barfuß übt, schafft sich zudem eine bessere körperliche (aber auch geistige) Verbindung mit seinem Trainingsgerät. Außerdem werden unsere Fußmuskeln besser trainiert. Und bestimmt wissen wir auch: Eine aufrechte Haltung und ein gesunder Rücken beginnen stets bei den Füßen. Kräftige Muskeln in diesem Bereich können also sicher nicht schaden.

• Seien Sie am Anfang nicht zu ehrgeizig. Halten Sie sich ruhig an der Wand oder der Lehne eines Stuhls fest. Bedenken Sie, dass es auch einmal »schlechtere« Tage geben kann, an denen die Übungen etwas schwerer fallen als sonst. Am nächsten Tag kann es sein, dass alles wieder wie von selbst läuft.

• Bleiben Sie immer konzentriert und atmen Sie gleichmäßig. Weder der Körper noch der Geist sollen verkrampfen. Innere Spannung ja – Verspannung nein!

• Sehen Sie nicht zwingend nur das Ziel, eine Übung möglichst *lange* auszuführen. Es geht auch darum, zu spüren, wie die Muskeln arbeiten müssen, den Körper zu fühlen und ihn bei seiner Tätigkeit zu beobachten. Der Kopf spielt beim erfolgreichen Balancetraining eine große Rolle.

• Beim Gleichgewichtstraining kommt es stets darauf an, sein Gewicht im Lot zu halten, den Mittelpunkt des Körpers zu finden. Denken Sie immer daran! Oft handelt es sich nur um Millimeter, die man den Körper oder einen Teil von ihm in seiner Position verändern muss und schon gelingt eine Übung bestens.

• In der Ruhe liegt die Balance! Wenn Sie einmal weniger Zeit haben, ist es deshalb besser, nur einige Übungen konzentriert durchzuführen als zu viele schlampig und unsauber.

Die kleine Waage
Ein idealer Einstieg in das Balancetraining

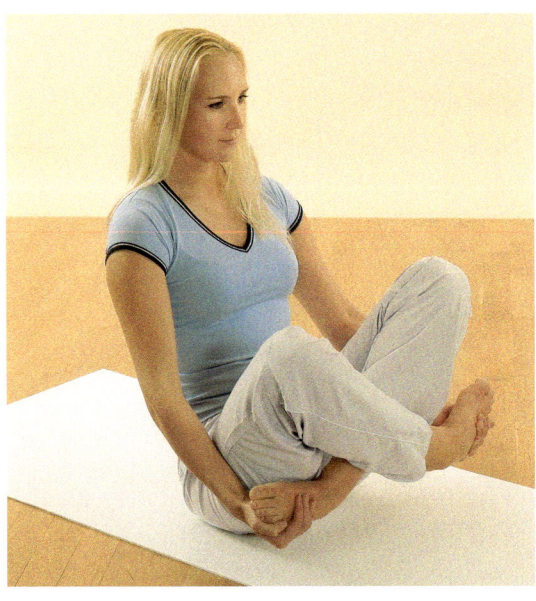

So funktioniert's

Setzen Sie sich auf den Boden. Als Unterlage können Sie eine Matte, oder wenn Sie den Übungsgrad erhöhen wollen, ein Balance Pad verwenden. Überkreuzen Sie die Füße (nicht die Beine) und fassen Sie von außen die Kleinzehenballenseite. Lehnen Sie sich etwas zurück und heben Sie die Füße ab. Brustbein heben, Schulterblätter in Richtung Gesäß ziehen, Nacken lang machen. Atmen Sie ruhig. Bleiben Sie so bis zu zwei Minuten sitzen. Wenn es ihnen gut geht, schließen Sie die Augen sanft.

Variation

• Wenn Sie die Füße schlecht bzw. nur mit äußerster Anstrengung fassen können, dann greifen Sie stattdessen unter die Kniekehlen.

»Die kleine Waage«, wie ich diese Übung getauft habe, ist ein einfacher und zugleich wirkungsvoller Einstieg für Ihre ersten Balanceübungen. Sie beruhigt den Atem und den Geist, lenkt Ihre Konzentration zu Ihrem Körper und gelingt auch dann sehr gut, wenn andere, schwierigere Übungen einmal nicht so klappen wollen.

Der Baum
Stark und fest wie eine Eiche im Sturm

So funktioniert's

Stellen Sie sich barfuß auf den Boden, die Füße geschlossen. Ganz langsam verlagern Sie das Körpergewicht auf den rechten Fuß. Machen Sie dieses Standbein fest und spüren Sie die Verwurzelung der rechten Fußsohle mit der Erde. Stellen Sie nun die linke Ferse an den rechten Innenknöchel, die Zehen bleiben noch am Boden, das linke Knie wird ausgedreht.

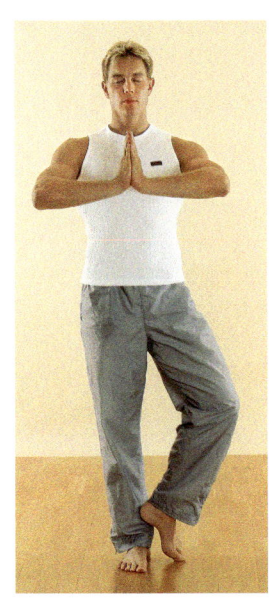

Falten Sie die Hände vor dem Brustkorb, Schultern entspannen. Bleiben Sie so einige Sekunden bis mehrere Minuten stehen – so lange, wie es Ihnen eben gut dabei geht. Üben Sie mit beiden Seiten.

Variation

• Wenn Sie sicher stehen, dann heben Sie den linken Fuß höher. Fixieren Sie den Fuß, indem Sie die Fußsohle fest gegen das Standbein und die Muskeln des Standbeins fest gegen die Fußsohle drücken. Aktivieren Sie zusätzlich Ihre Beckenbodenmuskulatur. Das verschafft Ihnen die nötige Stabilität. Fixieren Sie den Blick auf einen festen Gegenstand einige Meter vor Ihnen.

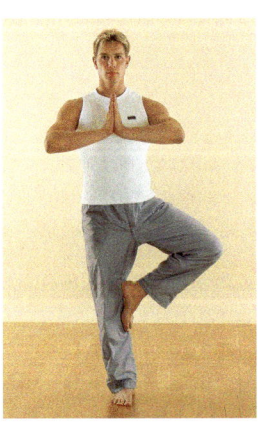

• Wenn Sie den Fuß noch weiter in Richtung Schambein heben wollen, dann verlieren Sie Ihre Stabilität nicht. Sie können den Fuß mit der seitengleichen Hand auch etwas festhalten. Rumpf aufrecht und gerade halten, ruhig atmen! Strecken Sie den freien Arm nach oben (ohne Bild).

Gestreckte Seitlage
Gewinnen Sie an Länge und weiten Sie Ihre Gelenke

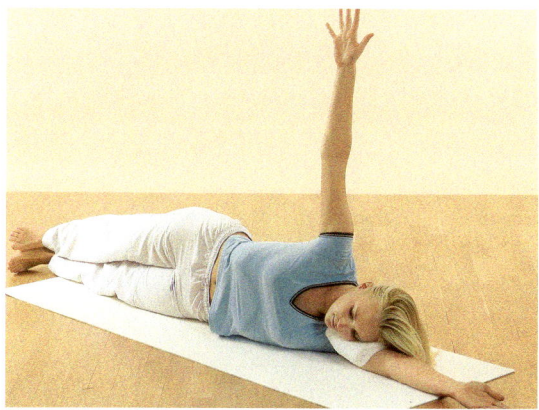

So funktioniert's

Legen Sie sich seitlich auf eine Matte, strecken Sie den unteren Arm (Handfläche nach oben) und legen Sie entspannt Ihren Kopf auf ein dazwischen liegendes Handtuch. Nacken lang, Kinn einziehen. Die Beine sind ebenfalls ausgestreckt und liegen genau übereinander. Der gesamte Körper bildet eine kerzengerade Linie. Kein Hohlkreuz machen, Beckenboden anspannen, Bauchnabel zur Wirbelsäule ziehen. Heben Sie den freien Arm gestreckt und senkrecht zur Decke. Spreizen Sie die Finger. Bauen Sie nun schrittweise »Ihre Länge« auf. Die Armlänge beginnen Sie gedanklich beim jeweiligen Schlüsselbein über das Schultergelenk, weiter über die Ellbogen-, Hand- und Fingergelenke. Ziehen Sie förmlich Ihre Gelenke auseinander. Die Beinlänge beginnt in der Hüfte und zieht sich weiter über Knie- und Fußgelenke. Atmen Sie entspannt und gleichmäßig. Nach 30 bis 60 Sekunden wechseln Sie die Seite.

Variation

• Wenn Sie den Kraftfaktor bei dieser Übung erhöhen wollen, dann heben Sie das obere Bein einige Zentimeter vom unteren ab. Behalten Sie Länge!
• Noch intensiver wird es, wenn beide Beine gehoben werden. Nicht nach hinten oder vorne kippen! Kopf entspannt liegen lassen.

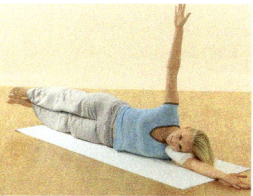

Vierfüßler
Verbessert die Statik des gesamten Körpers

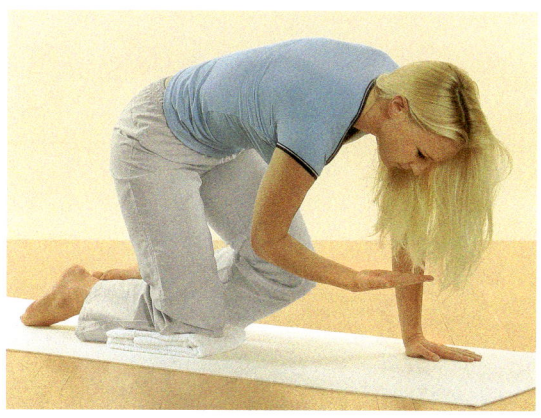

So funktioniert's

Im Vierfüßlerstand auf einer Matte befinden sich die Hände genau unter den Schultern, die Knie leicht geöffnet unter den Hüftgelenken. Die Wirbelsäule und das Becken befinden sich in Neutralposition, also kein Hohlkreuz, kein Rundrücken. Richten Sie Ihren Blick zum Boden. Ziehen Sie die Schulterblätter in Richtung des Gesäßes, spannen Sie Ihre Beckenbodenmuskulatur an. Heben Sie nun den rechten Arm gestreckt nach vorne und das linke Bein nach hinten, Ferse wegschieben, Bauchnabel zur Wirbelsäule ziehen, Gesäß anspannen. Hierbei einatmen. Anschließend ziehen Sie das linke Knie nach vorne zur Brust und führen gleichzeitig den rechten Ellbogen zur linken Kniescheibe. Atmen Sie aus. Der Rücken darf sich während dieser dynamischen Bewegung etwas runden. Mit dem nächsten Einatmen wieder öffnen und lang strecken. Jede Seite etwa 8- bis 12-mal wiederholen.

Variation

• Fordern Sie Ihre Rumpfmuskulatur mit folgenden Variationen noch etwas mehr heraus! Stützen Sie sich mit beiden Händen auf einen Kreisel und heben und senken Sie ein Bein. Versuchen Sie den Rumpf möglichst ohne Bewegung und stabil zu halten. Auch Schultern, Arme und Handgelenke werden hier gefordert. Gleichmäßig atmen und beide Seiten trainieren.

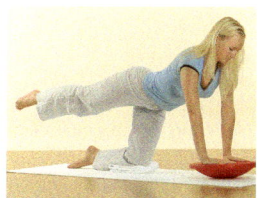

Das Boot
Kräftigt Bauch, Hüfte und Oberschenkel

So funktioniert's
Setzen Sie sich auf die Matte und stellen Sie zuerst die Beine auf. Füße und Knie zusammen halten. Spüren Sie in dieser Position Ihre Sitzbeinhöcker. Fassen Sie mit den Händen in die Kniekehlen, heben Sie das Brustbein an und kippen Sie anschließend Ihren Rumpf mit geradem Rücken etwas nach hinten, bis Sie *hinter* die Sitzbeinhö-

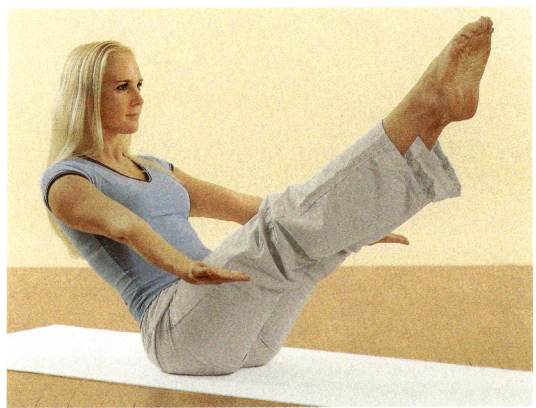

cker kommen. Beine festhalten und langsam die Füße vom Boden abheben. Stabilität finden. Nun strecken Sie langsam die Beine nach oben durch. Das kostet bereits viel Kraft. Wenn Sie noch einen Schritt weitergehen wollen, dann lösen Sie nun die Hände aus den Kniekehlen und strecken Sie die Arme nach vorne durch, Beine oben halten. Halten Sie 5 bis 15 Sekunden, gleichmäßig atmen.

Variation
• Üben Sie als Einsteiger mit Hilfe eines zusammengerollten Handtuchs. Die Beine sollten auch hier möglichst gestreckt sein, der Rücken gerade gehalten werden. Lassen Sie die Beine nicht ganz taten-

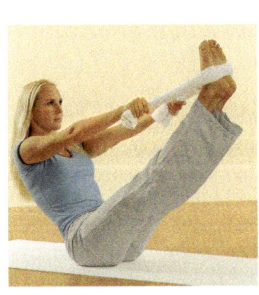

los in der Handtuchschlaufe hängen, sondern aktivieren Sie die Oberschenkelmuskeln, soweit es Ihnen möglich ist. Nur so bekommen Sie mit der Zeit die nötige Kraft für die Grundübung.

Ausfallschritt mit Kreisel
Fördert die Stabilität vom großen Zeh bis zum Bauchnabel und macht starke Beine

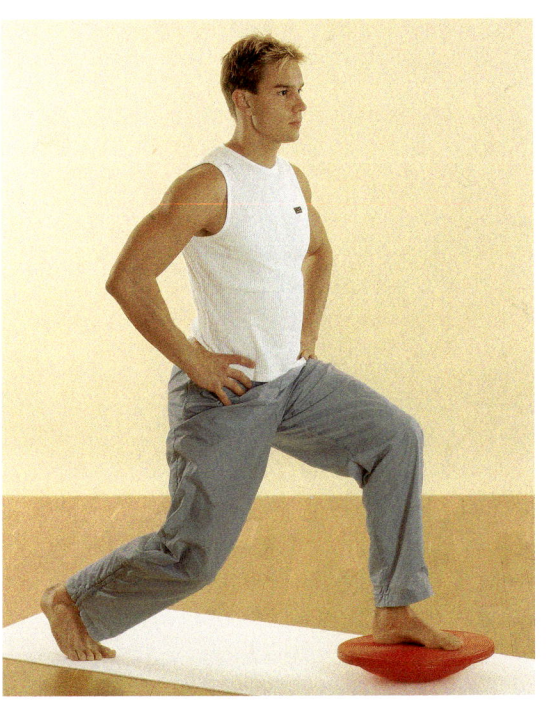

So funktioniert's
Im Ausfallschritt (etwa eine Beinlänge) stellen Sie den vorderen Fuß vollflächig und genau mittig auf den Kreisel. Heben Sie die hintere Ferse, beugen Sie die Kniegelenke. Das Körpergewicht ist gleichmäßig auf beide Beine verteilt. Hören Sie in Ihren Körper hinein und spüren Sie, wie die Muskeln sich koordinieren müssen, um das Gleichgewicht zu halten. Atmen Sie gleichmäßig und gelassen. Arme locker hängen lassen oder Hände in der Hüfte abstützen. 10 bis 20 Sekunden halten, dann Seite wechseln.

Variation
• Wenn Sie sich der Grundübung in statischer Ausführungsweise sicher sind, dann gehen Sie in die Dynamik über. »Einfach« das vordere Bein noch mehr beugen (einatmen) und langsam wieder strecken (ausatmen). Körpergewicht in der Balance und mittig halten. Nach etwa 4 bis 8 kontrollierten Wiederholungen üben Sie konzentriert mit dem anderen Bein. Statt eines Kreisels können Sie auch eine andere labile Unterlage verwenden.

Brettstellung/Liegestütz mit Kreisel
Eine echte Herausforderung für Könner

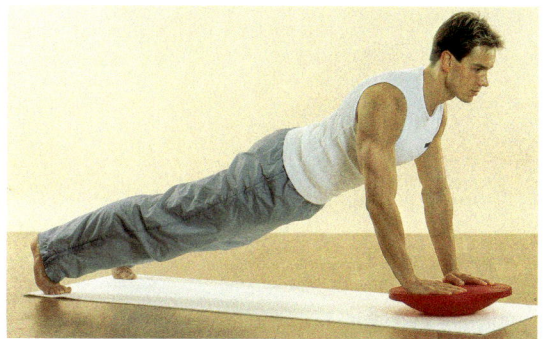

So funktioniert's
Beide Hände vollflächig auf dem Kreisel abstützen. Strecken Sie die Beine und stellen Sie die Zehenspitzen auf. Wenn die Füße weiter auseinander sind, wird es etwas einfacher sein, die Balance zu halten. Entscheiden Sie selbst. Halten Sie den gesamten Körper in einer stabilen und geraden Linie und lassen Sie insbesondere das Becken nicht durchhängen. Spannen Sie die Gesäß- und Beckenbodenmuskeln fest an. Der Hinterkopf ist die Verlängerung des geraden Rückens, die Ellbogen sind leicht gebeugt. Atmen Sie während der gesamten Übung normal und regelmäßig weiter. Halten Sie 5 bis 15 Sekunden.

Variation
• Alle Profis unter uns können aus dieser statischen Übung (Brettstellung) einen echten Liegestütz machen. Hierzu die Ellbogen eng halten und Arme etwas beugen und wieder strecken.
• Sehr viel einfacher wird die Übung, wenn statt der Zehenspitzen die Knie am Boden abgelegt werden. Halten Sie auch hier eine gerade Linie von den Knien über das Becken bis zum Kopf und lassen Sie das Gesäß nicht durchhängen.

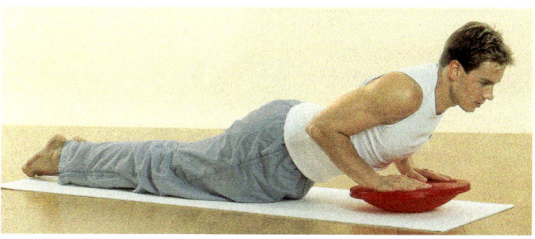

Schulterbrücke
Macht unteren Rücken, Gesäß und Beine stark

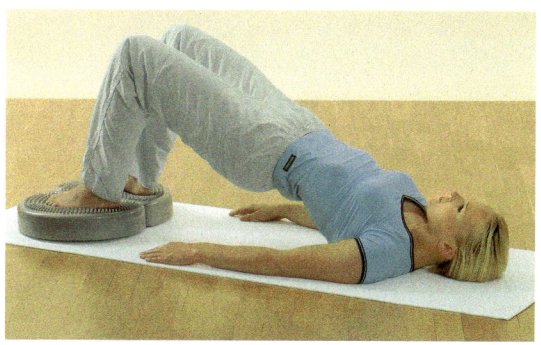

So funktioniert's
In Rückenlage stellen Sie beide Füße auf eine instabile Unterlage (in unserem Beispiel verwenden wir das Aero-Step; genauso gut funktioniert es mit Schaumstoff-Schulterplatten, dem Balance-Pad oder Kreisel). Die Arme liegen seitlich und entspannt am Boden. Bevor Sie das Becken langsam und kontrolliert nach oben heben, ziehen Sie den Bauch ein und spannen das Gesäß an. Halten Sie diese Spannung während der gesamten Übung. Nach dem Heben langsam wieder senken, jedoch nicht ganz ablegen. Die Schwierigkeit der Übung liegt darin, die Füße ruhig bzw. die Fußsohlen parallel zum Boden zu halten und die Stabilität im Rumpf nicht zu verlieren. Nach 4 bis 8 Wiederholungen machen Sie eine kleine Pause.

Variation
• Könner verwenden einen Kreisel, stellen nur einen Fuß mittig auf die Plattform und halten das Becken oben. Mit dem freien Bein können Sie dann im Grunde genommen machen, was Ihnen Spaß macht. Alles ist möglich – heben, senken, strecken, beugen. Verbinden Sie alle dynamischen Bewegungen mit einem fließend rhythmischen Atem. Versuchen Sie den Kreisel so zu stabilisieren, dass er möglichst wenig in die verschiedenen Richtungen kippt. Becken stabil halten und möglichst wenig nach links oder rechts ausweichen.

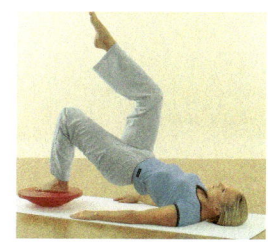

Kniebeuge mit dem Balance-Pad
Die beste Übung in diesem Programm für eine mächtig gute Standfestigkeit

Die Kniebeuge auf einer instabilen Unterlage ist eine besonders gute Übung für alle Aktiven, die bei einer bestimmten Sportart auf Brettern stehen (Skifahrer, Snowboarder, Surfer usw.) oder sich in irgendeiner Form bewegliche Geräte an die Füße schnallen (Schlittschuhläufer, Inlineskater). Sie macht den ganzen Körper fit für eine sichere Balance und kräftig die Beine.

So funktioniert's
Stellen Sie sich hüftbreit auf das Polster. Beugen Sie die Knie und »setzen Sie sich in einen tiefen Stuhl«. Dabei schieben Sie das Gesäß nach hinten, sodass die Kniescheiben nicht über die Fußspitzen ragen. Halten Sie den Rücken gerade, den Kopf in Verlängerung der Wirbelsäule. Strecken Sie die Arme nach vorne. Ziehen Sie die Schultern etwas nach hinten. Mit gleichmäßigem Krafteinsatz beider Beine drücken Sie sich anschließend wieder nach oben in den Stand. Gleichmäßig atmen. Nach 4 bis 8 Wiederholungen machen Sie eine kleine Pause.

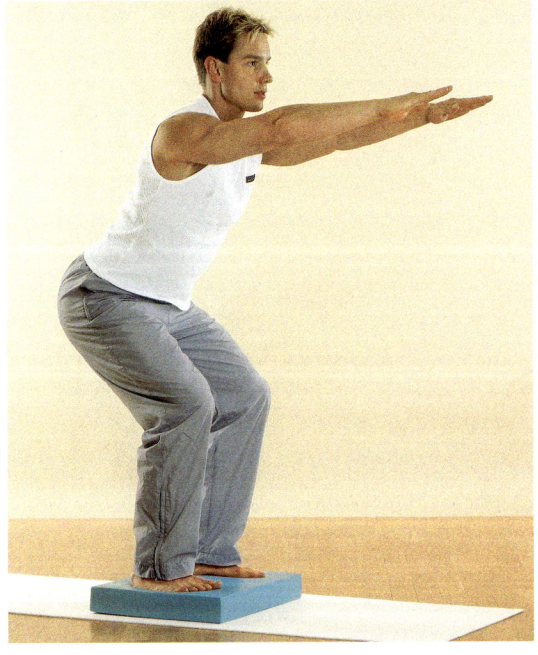

Balancing im Liegen
Fördert auch die Entspannung und innere Ruhe

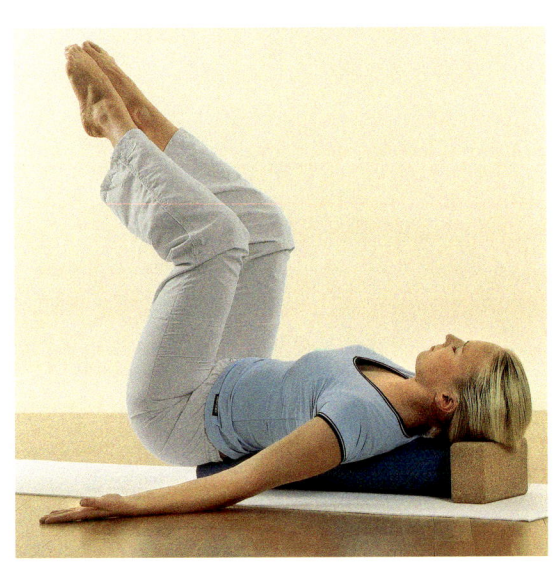

So funktioniert's
Rollen Sie eine Gymnastikmatte fest zusammen. Legen Sie sich mit dem Rücken darauf und stellen Sie vorerst beide Beine angewinkelt auf den Boden. Wenn Sie eine angenehme Position eingenommen haben, können Sie anschließend und nacheinander langsam beide Füße vom Boden abheben. Versuchen Sie hier Ihre Balance zu finden. Wenn Sie es noch anspruchsvoller mögen, lösen Sie vorsichtig eine Hand nach der anderen vom Boden. Ruhen bzw. balancieren Sie so lange, wie es Ihnen angenehm ist.

Variation
• Eine ähnliche Übung können Sie auch mit dem Fitball praktizieren. Allerdings wird hier noch etwas mehr Gleichgewichtsgefühl gefordert. Rücklings auf dem Ball liegend heben Sie entspannt Ihre Arme nach oben. Sie sollten hierbei auf dem Schultergürtel liegen und den Kopf entspannt auf dem Ball ablegen können. Becken nicht nach unten hängen lassen!

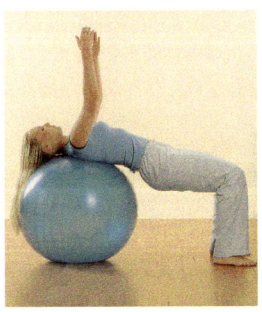

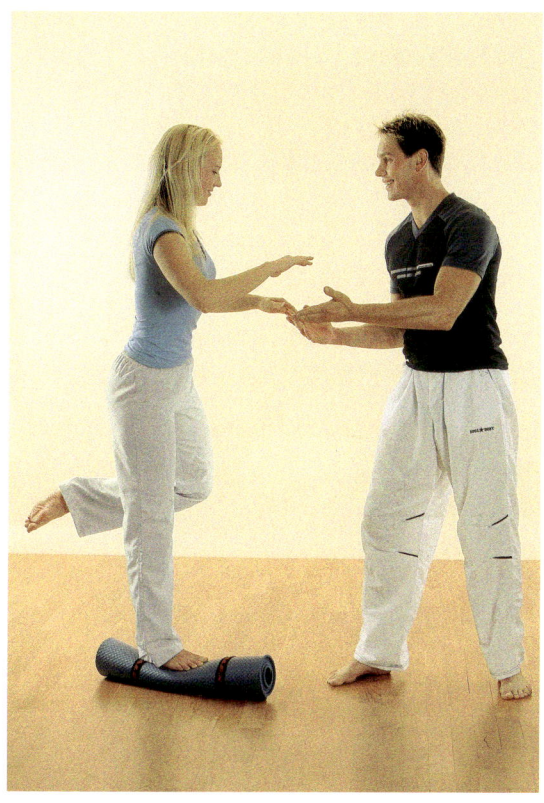

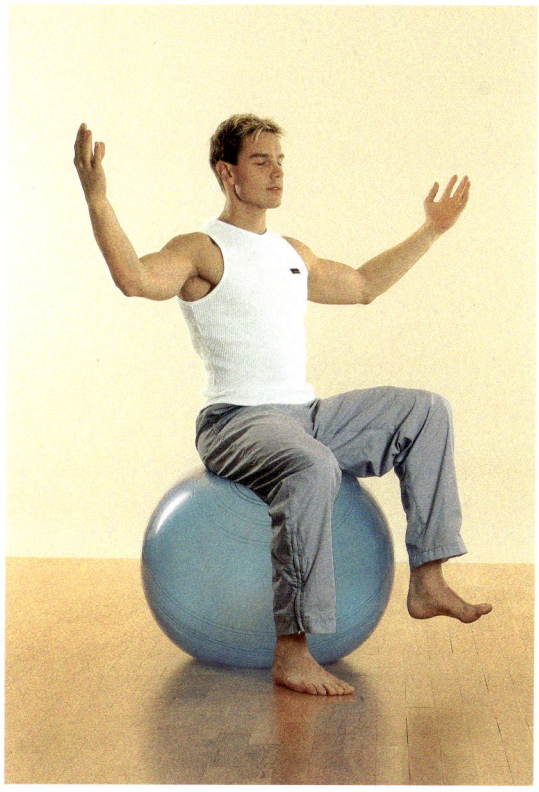

Balancing im Stehen
Die eigene Mitte finden und spüren

So funktioniert's

Legen Sie eine zusammengerollte Matte auf den Boden (funktioniert auch mit Schaumstoffpolstern oder Luftkissen) und stellen Sie sich mit einem Bein darauf. Anschließend langsam den zweiten Fuß vom Boden lösen. Bleiben Sie hierbei gerade stehen und atmen Sie ruhig. Wer richtig gut ist, versucht die Augen zu schließen. Wer noch etwas unsicher ist, hält sich an einer Stuhllehne oder der Wand fest. Spüren Sie, wie Fuß- und Beinmuskeln arbeiten. Auch die Stabilität der Muskeln im Hüft- bzw. Beckenbereich leistet einen entscheidenden Beitrag für diese Übung.

Balancing im Sitzen
Eine genauso einfache wie effektive Übung
So funktioniert's

Setzen Sie sich auf einen großen Fitball und stellen Sie die Füße etwa hüftbreit auf den Boden ab (je enger die Füße, desto anspruchsvoller die Übung). Heben Sie die Arme seitlich etwas an; Schultern und Nacken entspannt halten. Finden Sie erst Ihre stabile Mitte (Beckenboden anspannen hilft!) und atmen Sie ruhig. Schließen Sie nun die Augen, bleiben Sie noch wenige Sekunden so sitzen und heben Sie dann langsam ein Bein vom Boden ab. Einige Zentimeter genügen. Lassen Sie sich genügend Zeit, denn hier ist volle Konzentration angesagt! Das Bein kurz halten, dann langsam wieder absetzen und mit dem anderen wiederholen.

Variation

• So ein Ball macht richtig Spaß! Das merkt man besonders, wenn man die Übung mit beiden Beinen in der Luft probiert. Halten Sie hierbei besser Ihre Augen offen. Wenn man seinen Blick auf einen bestimmten Punkt vor sich fixiert, geht's etwas besser. Lassen Sie sich viel Zeit, atmen Sie ruhig und halten Sie das Becken stabil.

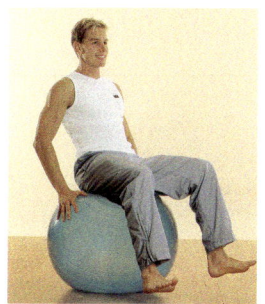

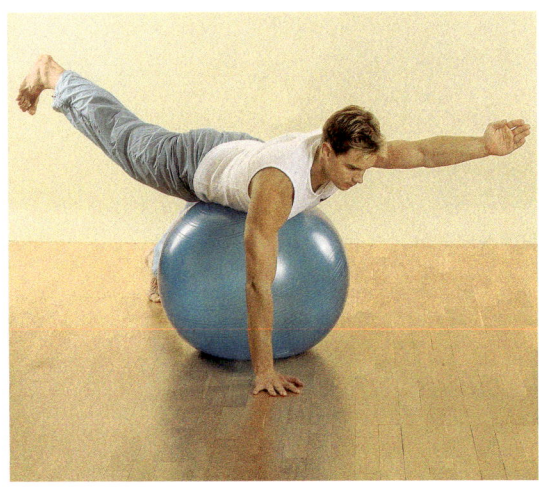

Diagonaler Rückenstrecker
Diese wackelige Angelegenheit stabilisiert den ganzen Körper

So funktioniert's
Legen Sie sich bäuchlings über einen großen Ball, Fuß- und Handspitzen berühren den Boden. Bauch, Beine und Gesäß anspannen. Richten Sie den Blick zum Boden, der Kopf bleibt in natürlicher Verlängerung des Rückens, Kinn einziehen. Strecken Sie dann erst den rechten Arm langsam nach vorne aus, Balance finden, dann das linke gestreckte Bein etwas anheben. Bauch- und Gesäßmuskeln aktiv halten. Gleichmäßig atmen. Halten Sie einige Sekunden, machen Sie dann eine kleine Pause und wechseln Sie anschließend die Seite.

Variation
• Eine kleine Abwandlung bringt ebenso viel Spaß. Rollen Sie einfach etwas weiter nach vorne, sodass nicht mehr der Bauch, sondern etwas mehr das Becken und die Oberschenkel auf dem Ball auf-

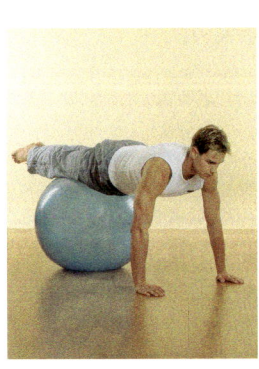

liegen. Stützen Sie sich vorne mit beiden Händen auf dem Boden ab und heben Sie die Beine. Pobacken zusammenkneifen, Bauch fest machen, Füße geschlossen halten. Einige Sekunden halten und dann eine Pause machen.

Brettstellung
Eine Meisterübung für Beine, Rücken und Gesäß

So funktioniert's
Legen Sie sich auf den Rücken und platzieren Sie einen großen Fitball unter Ihren Waden, halten Sie die Füße etwas geöffnet und legen Sie die Arme seitlich vom Körper auf dem Boden ab. Jetzt langsam das Becken heben und den gesamten Körper strecken, bis er so gerade ist wie ein Brett. Wenn Sie statisch üben, dann halten Sie diese Position einige Sekunden, bevor der Rumpf wieder abgelegt wird. Wenn Sie mehr Dynamik bevorzugen, dann senken und heben Sie mit langsamer Bewegungsgeschwindigkeit das Becken. Nicht ganz ablegen. Beim Senken einatmen, beim Heben ausatmen. Beine stets fest lassen, Fußspitzen zu den Schienbeinen hin anziehen.

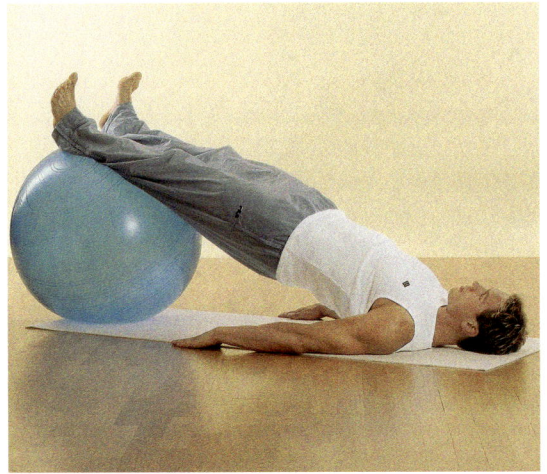

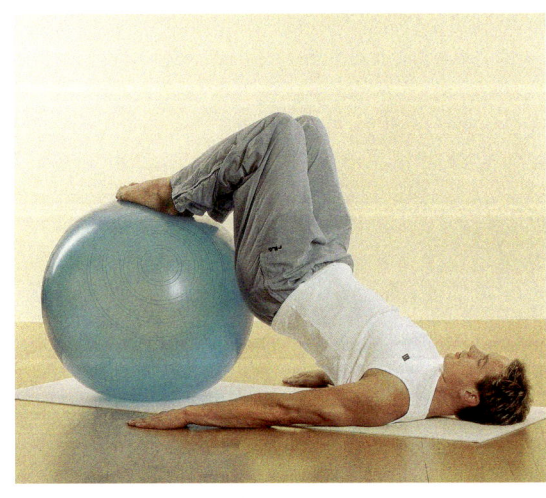

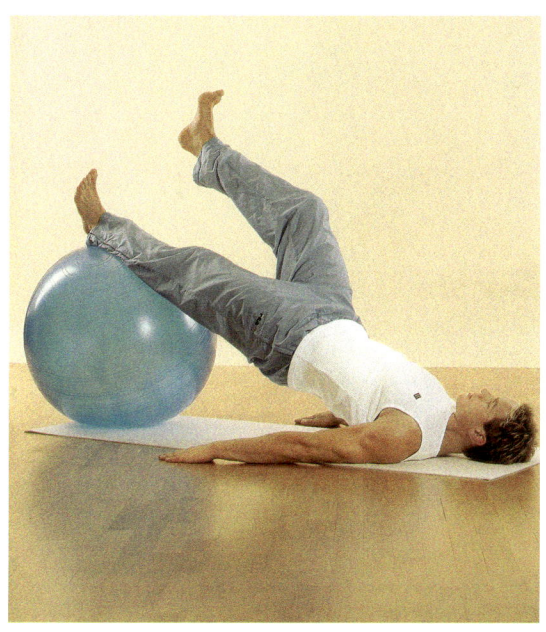

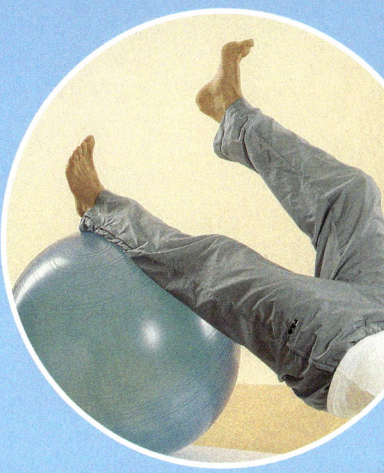

Tipp

Seien Sie kreativ bei der eigenen Übungsgestaltung. Sie können alles ausprobieren, wobei Sie das Gefühl haben, Ihre Balancierfähigkeit wird gefordert. Selbst Übungen, die sich einfach anfühlen und die Sie gut beherrschen, sind nur scheinbar einfach. Für den Körper ist es stets eine große Herausforderung die Balance zu halten, egal in welcher Position. Üben Sie zwei bis drei Mal pro Woche konzentriert für etwa 10 bis 15 Minuten und Sie werden sehen, wie sich die Haltung und das allgemeine Bewegungsgefühl verbessern. Stellen Sie sich einen Mix aus Übungen zusammen, der Ihnen Spaß macht und Sie gleichzeitig herausfordert.

Variation

• Ebenfalls in Bewegung funktioniert die Übung, wenn Sie aus der Brettstellung heraus die Beine gleichzeitig beugen und so den Ball näher zu Ihrem Gesäß hin rollen. Langsam ausführen. Wenn Sie den Ball zu sich rollen, einatmen, wenn Sie ihn wieder wegrollen, ausatmen. Becken oben halten und Beine in der Streckphase fest anspannen.

• Allgemein können Sie den Schwierigkeitsgrad erhöhen, wenn die Füße enger gehalten werden. Etwas einfacher ist es, wenn die Füße hüftbreit geöffnet bleiben.

• Eine wirklich herausfordernde Variante können Sie üben, indem Sie in der Brettstellung abwechselnd und natürlich langsam jeweils ein gestrecktes Bein vom Ball anheben und wieder senken. Wenn die Arme dazu noch eng am Körper gehalten werden, wird es eine echte Profiübung.

Wenn man so einen großen bunten Ball sieht, denkt man oft an seinen letzten Besuch beim Physiotherapeuten. Fitbälle, umgangssprachlich fast nur als Pezzi-Bälle bekannt, haben mittlerweile jedoch Einzug in jedes gute Fitness-Studio gefunden und dienen nicht nur »Rückengeplagten« als Trainingsgerät. Da der Ball so beweglich ist, wird jede Übung mit ihm eine echte Herausforderung. Nehmen Sie sie an und Sie werden bald so stabil wie ein »Fels in der Brandung«.

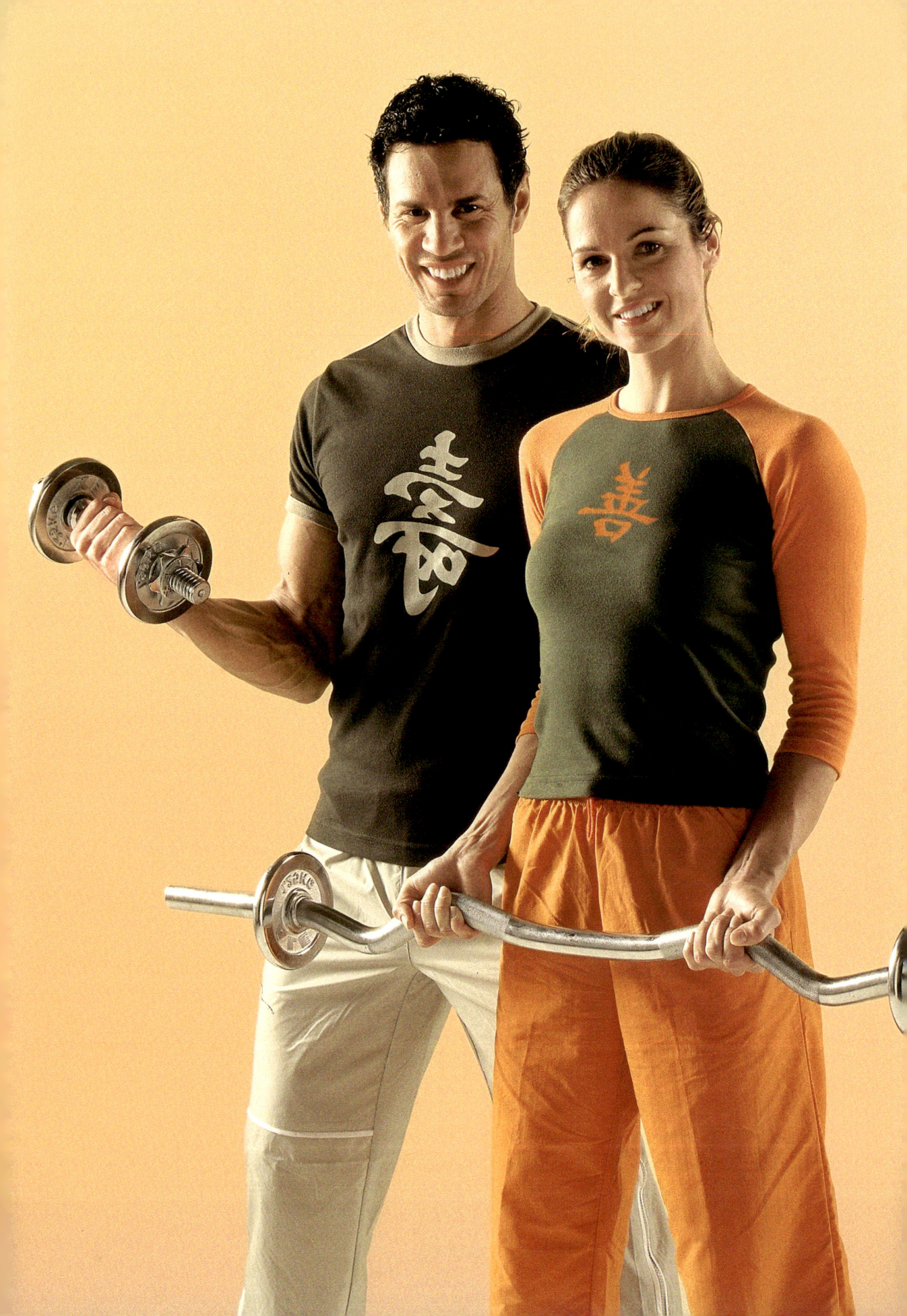

Richtig trainieren

Sie haben es geschafft! Sie sind beim letzten Kapitel angelangt und theoretisch schon ein perfekter Hometrainings-Profi. Ich gratuliere Ihnen dazu! Haben Sie schon die eine oder andere Übung ausprobiert? Wenn nicht, dann geht's jetzt richtig los. Um Ihnen den Einstieg zu erleichtern, sind auf den folgenden Seiten verschiedene Trainingspläne vorgestellt. Alle Übungen finden Sie in den jeweiligen Übungskatalogen der entsprechenden Kapitel. Die Seitenangaben erleichtern Ihnen einen schnellen Zugriff.

Allgemeine Hinweise

• Lesen Sie sich jede Übung sorgfältig durch, bevor Sie sie durchführen. Die vorgeschlagenen Übungen in den Trainingsplänen können Sie mit den jeweiligen Variationen individuell einfacher oder schwieriger gestalten. Suchen Sie sich Ihren persönlichen Schwierigkeitsgrad und überanstrengen Sie sich nicht. Im Zweifelsfalle stets eine etwas leichtere Ausführung wählen.

• Für die vorgestellten Übungen benötigen Sie keine großen Geräte. Sollten Sie weiteres Trainingsequipment als das hier erwähnte oder sogar eine multifunktionale Krafttrainingsmaschine Ihr Eigen nennen dürfen, dann kombinieren Sie Ihr Training mit diesen Geräten. Wechseln Sie alle 3 bis 5 Wochen einige Ihrer Übungen aus, damit keine Monotonie einkehrt und Ihr Fitness-Programm immer abwechslungsreich ist.

• Versuchen Sie, ein Familienmitglied oder eine gute Freundin/einen guten Freund zu motivieren, das Training mit Ihnen zu starten. Zu zweit macht es mehr Spaß, man kann sich anspornen, gegenseitig korrigieren oder Hilfestellungen leisten.

• Trainieren Sie nicht mit vollem Magen! Die letzte größere Mahlzeit sollte mindestens 2 Stunden zurückliegen. Trinken Sie pro Stunde Training mindestens 1 Liter Flüssigkeit zusätzlich zu Ihrer üblichen Tagesmenge.

• Verstehen Sie die Trainingspläne als kreative »Kochrezepte« und nicht als »gesetzliche Regelungen«. Fügen Sie an Übungen hinzu, was Ihnen »schmeckt« oder lassen Sie weg, was Ihnen »nicht bekommt«.

• Trainieren Sie nicht bei fieberhaften Erkrankungen! Lassen Sie sich Zeit zu gesunden.

• Hören Sie beim Training auf Ihren Körper! Sie dürfen sich anstrengen, jedoch dürfen niemals Schmerzen entstehen. An manchen Tagen wird Ihnen das Training leichter fallen als an anderen. Keine Panik! Man kann schließlich nicht jeden Tag gleich gut drauf sein. Körperliche und mentale Schwankungen sind völlig normal.

• Muskelkater ist kein Zeichen guten Trainings! Wenn es doch mal passiert: Warme Vollbäder, Wechselduschen und sanftes Ausdauertraining helfen. Keine Sportmassagen! Allgemein gilt: Bei Einsteigern ist Muskelkater in den ersten Tagen normal. Er sollte jedoch nicht zur Regel werden.

• Theorien, welche die beste Zeit für Sport bestimmen, haben sicher ihre Berechtigung. Was aber ist, wenn man zu diesen »besten Stunden« des Tages keine Zeit hat? Dafür gibt es eine andere Regel: Da jeder Mensch einen individuellen Tagesablauf und Lebensrhythmus hat, sollte man dann trainieren, wenn man Lust und Zeit dazu hat. Besser dann als nie!

• Nehmen Sie sich für jede Übung so viel Zeit, wie sie bei korrekter Ausführung in Anspruch nimmt. Fangen Sie niemals an zu hetzen! Unkontrolliert ausgeführte Übungen belasten den Körper unnö-

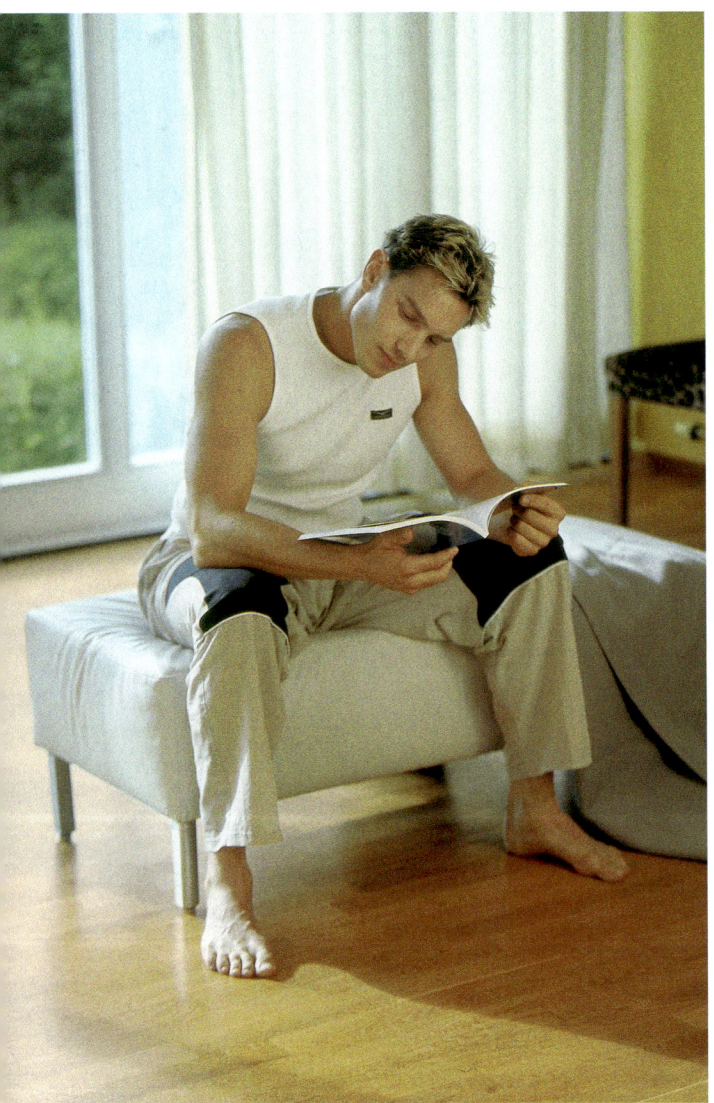

Mach mal Pause – schon das Lesen eines guten Sachbuchs zum Thema erweitert das Bewusstsein für die gesunde Lebensführung.

tig. Wenn Sie einmal weniger Zeit haben, führen Sie besser weniger Übungen korrekt durch als zu viele schlampig oder zu schnell.

• Atmen Sie bei jeder Übung gleichmäßig!

• Trainieren Sie regelmäßig! Kontinuität ist der Schlüssel zum Erfolg. Halten Sie jedoch immer mindestens einen ganzen Tag Pause zwischen gleichförmigen Trainingseinheiten.

• Überprüfen Sie in regelmäßigen Abständen Ihre Trainingserfolge mit den Tests ab Seite 21.

• Bedenken Sie, dass es bereits ein Trainingserfolg ist, wenn Sie tatsächlich mit Ihrem Aktiv-Programm begonnen haben. Trainingserfolg betrifft auch das gute Gefühl nach dem Training! Trainingserfolg ist, wenn man sich auf das nächste Mal freut!

• Führen Sie ein Trainingsjournal, in das Sie alle Übungen und Aktivitäten eintragen. Zusammen mit dem Testprotokoll auf Seite 30 hat man so eine perfekte Dokumentation über sein Training. Und wenn Sie sich einmal einen Privattrainer nach Hause holen, kann dieser genau nachvollziehen, wie fleißig Sie bereits waren und das weitere Training besser auf Sie abstimmen.

• Kombinieren Sie Ihr Home-Fitness-Programm doch mit anderen Aktivitäten. Warum nicht auch einmal draußen laufen, wenn das Wetter es zulässt, schwimmen gehen oder einen Yogakurs bei einer Volkshochschule besuchen? Abwechslung motiviert, stärkt das Verständnis für eine aktive und gesunde Lebensweise und gibt das nötige Selbstvertrauen.

• Wenn Sie bisher ein relativ inaktives Leben geführt haben und Sie sich sehr schwer tun mit dem Sprung in die Aktivität, dann übereilen Sie nichts. Starten Sie mit einer leichten Trainingseinheit oder sogar nur mit einigen Übungen. Morgen fangen Sie an, die Treppe statt den Aufzug zu nehmen. Übermorgen beginnen Sie Artikel über gesunde Ernährung zu lesen. Nächste Woche holen Sie einmal ihr altes Rad aus dem Keller und fahren damit zur Arbeit. Wie wär's jetzt mit dem Trainingsplan »Stabilität und gute Haltung« (gar nicht schwer und macht viel Spaß!). Machen Sie also kleine Schritte und krempeln Sie Ihr Leben nicht von heute auf morgen total um. Das wäre wirklich sehr hart. Ach ja, ab heute eine Tüte Chips weniger in der Woche, ok?

Trainingsplan: Gesunder Rücken		
1. Warm-up	Wie lange?	
Trainingsgerät nach Wahl	ca. 10 Minuten	
2. Workout (Übungen)	Wie oft?	Im Buch auf Seite
Basic Crunch	10–20 WH	47
Rumpfheben	10–12 WH	49
Diagonalzug im Vierfüßler	10–12 WH je Seite	53
Seitstütz	10–12 WH je Seite	54
U-Halte	10–12 WH	59
Ausfallschritt	10–12 WH je Seite	63
Balancing im Sitzen	10–20 Sekunden je Seite halten	115
Allgemeine Hinweise zum Workout:	Trainingsmethode: Häufigkeit: Pause zwischen den Sätzen: Gefühlte Belastung (Intensität):	*Stationstraining mit 2 Sätzen* *pro Übung* *2–3 × pro Woche* *30–60 Sekunden* *2–5, Geübte bis 7*
3. Stretching	Wie oft?	Im Buch auf Seite
Nacken seitlich	alle Stretching-Übungen 1–2 × durchführen und etwa 30 Sekunden halten	95
Nacken hinten		95
Oberer Rücken		96
Flankenstrecker		97
Oberschenkel hinten		100
Hüftbeuger		101
Gesäß		103

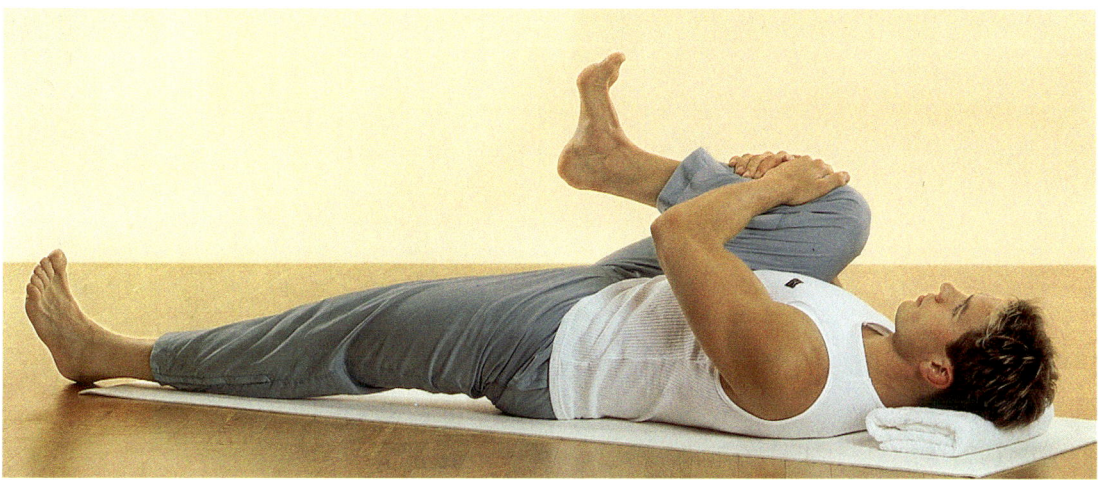

Stretching für die Gesäßmuskulatur – wirksam und entspannend zugleich

Trainingsplan: Bauch-Beine-Po		
1. Warm-up	Wie lange?	
Trainingsgerät nach Wahl	ca. 10 Minuten	
2. Workout (Übungen)	Wie oft?	Im Buch auf Seite
Basic Crunch	20–30 WH je Durchlauf	47
Ausfallschritt	15–30 WH je Durchlauf	63
Abduktion	15–30 WH je Durchlauf	65
Kniebeuge	15–30 WH je Durchlauf	64
Adduktion	15–30 WH je Durchlauf	66
Schulterbrücke (Balancing)	10–20 Sekunden halten	113
Allgemeine Hinweise zum Workout:	Trainingsmethode: Häufigkeit: Pause zwischen den Sätzen: Gefühlte Belastung (Intensität):	Kreistraining mit mind. 2 Durchläufen *2–3 × pro Woche* *ohne* *3–4, Geübte 5–6*
3. Ausdauer/Fettverbrennung	Wie oft?	Im Buch ab Seite
Trainingsgerät nach Wahl	führen Sie ein Fett verbrennendes Ausdauertraining mindestens 2 × pro Woche für etwa 30 Minuten durch, Geübte trainieren bis 4 × pro Woche 30–40 Minuten	69
3. Stretching	Wie oft?	Im Buch auf Seite
Rückenstrecker	alle Stretching-Übungen 1–2 × durchführen und etwa 30 Sekunden halten	96
Oberschenkel vorne		99
Adduktoren		102
Abduktoren		102
Gesäß		103

Trainingsplan: Allgemeine Fitness – Einsteiger		
1. Warm-up	Wie lange?	
Trainingsgerät nach Wahl	ca. 10 Minuten	
2. Workout (Übungen)	Wie oft?	Im Buch auf Seite
Basic Crunch	12–20 WH	47
Bankstellung rücklings	12–15 WH	51
Bankstellung vorwärts	12–15 WH	52
Rumpfaufrichten	12–15 WH	55
Dips	12–15 WH	60
Armbeugen	12–15 WH	62
Kniebeuge	12–15 WH	64
Wadenheben	12–15 WH	67
Allgemeine Hinweise zum Workout:	Trainingsmethode: Häufigkeit: Pause zwischen den Sätzen: Gefühlte Belastung (Intensität):	Stationstraining mit 1–2 Sätzen pro Übung *2–3 × pro Woche* *– ohne (bei 1 Satz)* *– 30–60 Sekunden (bei 2 Sätzen)* *2–4*
3. Ausdauer	Wie oft?	Im Buch ab Seite
Trainingsgerät nach Wahl	führen Sie ein Ausdauertraining mindestens 2 × pro Woche für etwa 15–30 Minuten durch, trainieren Sie Ihre Ausdauer immer nach dem Workout bzw. vor dem Stretching-Teil	alles über Ausdauertraining ab Seite 69
3. Stretching	Wie oft?	Im Buch auf Seite
Nacken seitlich	alle Stretching-Übungen 1–2 × durchführen und etwa 30 Sekunden halten	95
Nacken hinten		95
Oberer Rücken		96
Rückenstrecker		96
Flankenstrecker		97
Trizepsdehnung		99
Oberschenkel vorne		99
Wadendehnung		100
Hüftbeuger		101
Gesäß		103

Trainingsplan: Allgemeine Fitness – Geübte		
1. Warm-up	**Wie lange?**	
Trainingsgerät nach Wahl	ca. 10 Minuten	
2. Workout (Übungen)	**Wie oft?**	**Im Buch auf Seite**
Beetle Crunch	12–20 WH	48
Bankstellung rücklings	12–20 WH	51
Bankstellung vorwärts	12–20 WH	52
Seitstütz	12–20 WH	54
Liegestütz	12–20 WH	56
Armbeugen	12–20 WH	62
Kniebeuge mit Balance-Pad	12–20 WH	114
U-Halte	12–20 WH	59
Allgemeine Hinweise zum Workout:	Trainingsmethode: Häufigkeit: Pause zwischen den Sätzen: Gefühlte Belastung (Intensität):	*Stationstraining mit 2–3 Sätzen pro Übung* *2–4 × pro Woche* *3–60 Sekunden* *4–7*
3. Ausdauer	**Wie oft?**	**Im Buch ab Seite**
Trainingsgerät nach Wahl	führen Sie ein Ausdauertraining 2–3 × pro Woche für etwa 30–50 Minuten durch, trainieren Sie Ihre Ausdauer immer nach dem Workout bzw. vor dem Stretching-Teil	alles über Ausdauertraining ab Seite 69
3. Stretching	**Wie oft?**	**Im Buch auf Seite**
Nacken seitlich	alle Stretching-Übungen 1–2 × durchführen und etwa 30 Sekunden halten	95
Nacken hinten		95
Oberer Rücken		96
Rückenstrecker		96
Latissimus-Strecker		97
Brustdehnung		98
Trizepsdehnung		99
Oberschenkel vorne		99
Oberschenkel hinten		100
Wadendehnung		100
Hüftbeuger		101
Gesäß		103

Trainingsplan: Stabilität + gute Haltung		
Übungen Kraft + Balancing	Wie oft?	Im Buch auf Seite
Basic Crunch	10–20 Wiederholungen	47
Rumpfheben	10–20 Wiederholungen	49
Die kleine Waage	20–30 Sekunden halten	110
Das Boot	10–20 Sekunden halten	112
Schulterbrücke	10–20 Sekunden halten	113
Balancing im Sitzen	10–20 Sekunden halten	115
Diagonaler Rückenstrecker	10–20 Sekunden halten	116
Der Baum	20–30 Sekunden halten	110
Übungen Flexibilität	Wie oft?	Im Buch auf Seite
Rückenstrecker	alle Stretching-Übungen 1–2 x durchführen und etwa 30 Sekunden halten	96
Flankenstrecker		97
Brustdehnung		98
Oberschenkel vorne		99
Hüftbeuger		101

Service

Hier gibt es Trainingsequipment für zu Hause:
Online-Shop: www.sport-tiedje.de,
auch als .at/.ch/.nl verfügbar.
Sport-Tiedje Fitness-Fachmärkte bundesweit in:
• München
• Frankfurt
• Berlin
• Schleswig
• Hamburg
• Düsseldorf
• Stuttgart
• und auch in Wien und Zürich
• weitere Fachmärkte sind im Aufbau
Gebührenfreie Info- und Bestellhotline:
0800 – 20 20 277

Sport-Tiedje hat einen großen Internet-Shop, bei dem Sie alles Mögliche bestellen können. Auch Produkte, die nicht im Shop oder in den Fachmärkten geführt werden, können problemlos bestellt werden. Besuchen Sie einen der Märkte oder lassen Sie sich freundlich über die Hotline beraten. Fast schon wie im Traum, hier ist der Kunde tatsächlich »König«. Sehr empfehlenswert!

Register

Der Autor

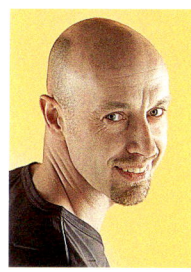

Wolfgang Mießner ist staatlich geprüfter Sport- und Gymnastiklehrer, mehrfach lizensierter Fitness- und Gesundheitstrainer, Polestar Pilates Instructor und ausgebildeter Yogalehrer mit mehr als 14 Jahren Berufs- und Ausbildungspraxis auf dem Fitness- und Gesundheitssportsektor. Er bemüht sich insgesamt um die Entwicklung und Verbreitung gesundheitserhaltender und -fördernder Bewegungsprogramme. Im BLV-Verlag sind schon viele Fitness-Bücher von ihm erschienen.

Literaturnachweis

Geiger, L. V.: *Gesundheitstraining*, BLV-Verlag, München 1999

Mießner, W.: *Richtig Body-Styling*, BLV-Verlag, München 2002

Mießner, W.: *Richtig sanftes Krafttraining*, BLV-Verlag, München 2003

Mießner, W.: *Richtig trainieren mit der Pulsuhr*, BLV-Verlag, München 2004

Weineck, J.: *Optimales Training*, Spitta-Verlag, Balingen 2000

Weineck, J.: *Sportbiologie*, Spitta-Verlag, Balingen 2002

Impressum

Wir bedanken uns ganz herzlich bei dem Hersteller Venice Beach c/o ten east pr media events für die freundliche Unterstützung und die Einkleidung unserer Models.

Venice Beach
Friesenweg 2 a
22763 Hamburg
Tel: 040 89 720
Internet: www.venice-beach.com

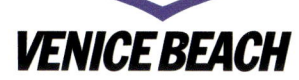

Bildnachweis:
Alle Fotos Ulli Seer, außer:
Chili-Meier S. 2/3
Kettler: S. 43, 44, 45 o., 81, 83, 84, 85
Kracke, Susanne: S. 68, 82

Alle Grafiken von Jörg Mair

Umschlaggestaltung: Joko Sander Werbeagentur, München
Umschlagfotos:
Vorderseite: Kleines Foto links oben: Susanne Kracke, alle anderen Fotos Ulli Seer
Rückseite: Ulli Seer

Lektorat: Dr. Christa Söhl
Herstellung: Angelika Tröger
Layoutkonzept Innenteil: Sabine Fuchs
Layout und Satz: Uhl + Massopust, Aalen

Gedruckt auf chlorfrei gebleichtem Papier

Printed and bound in Germany

ISBN 3-405-16733-7

Bibliographische Information der Deutschen Bibliothek
Die Deutsche Bibliothek verzeichnet diese Publikation in der Deutschen Nationalbibliographie; detaillierte bibliographische Daten sind im Internet über http://dnb.ddb.de abrufbar.

BLV Verlagsgesellschaft mbH
München Wien Zürich
80797 München

Hinweis
Das vorliegende Buch wurde sorgfältig und nach neuesten Erkenntnissen der Wissenschaft erarbeitet. Dennoch erfolgen alle Angaben ohne Gewähr. Weder Autoren noch Verlag können für eventuelle Nachteile oder Schäden, die aus den im Buch gegebenen Informationen und praktischen Hinweisen resultieren, eine Haftung übernehmen.

Know-how für die Trainingspraxis

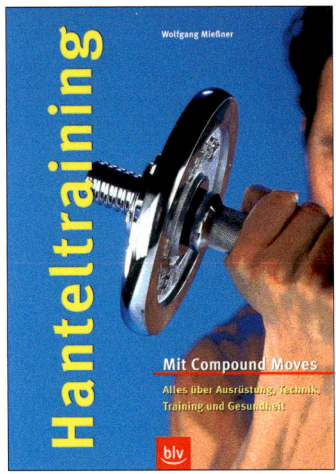

Wolfgang Mießner
Hanteltraining
Grundlagen des Krafttrainings mit Hanteln, Ausrüstung, Anatomie; Trainingsprogramme für verschiedene Zielgruppen; mit Compound Moves: Bewegungsfolgen, die sich aus Einzelübungen zusammensetzen und zeitgleich mehrere Muskelgruppen trainieren.

Wolfgang Mießner
Muskel-Trainingsbuch
Die populäre Trainingslehre zum Muskel-Guide-Konzept – sportwissenschaftlich fundiert, aber auch für Einsteiger leicht verständlich: Grundlagen, Trainingsplanung und -steuerung, Trainingseinheit, Fehleranalysen.

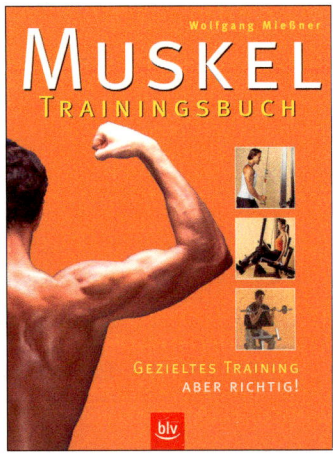

BLV Sportpraxis Top
Katja Kuhn / Stephan Nüsser / Dr. Petra Platen / Ramin Vafa
Richtig Ausdauertraining
Grundlagen, Ausdauer-Checks zur Beurteilung des Trainingszustands; Trainingsmethodik, Ausdauertraining für einzelne Zielgruppen und für verschiedene Sportarten.

BLV Sportpraxis Top
Wolfgang Mießner
Richtig Sanftes Krafttraining
Sanftes Gesundheitstraining zur Stärkung der Muskulatur, zur Prävention von Rückenschmerzen und zur Rehabilitation nach Verletzungen; Trainingsplanung und richtige Durchführung.

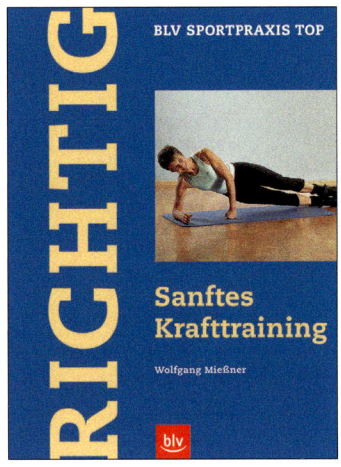

blv fitness
Wolfgang Mießner
Power-Cycling
Workouts mit dem Spinning-Bike – im Studio und zu Hause: Fahrtechnik, Trainingsaufbau, Variationen, Trainingspläne für Einsteiger und Geübte.

Heiko Czichoschewski /
Wolfgang Mießner /
Achim Schmauderer
Perfect Body-Styling
Das Komplett-Programm für einen schönen Körper: gezieltes Muskeltraining für Arme, Brust, Bauch, Beine, Po und Rücken; effektives Ausdauer- und Fatburner-Training, Stretching, Übungen mit dem Thera-Band, Tipps zu Ernährung und Wellness.

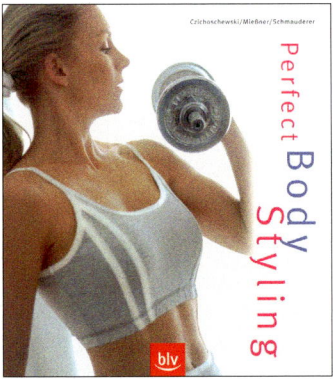

BLV Sportpraxis Top
Dagmar Sternad
Richtig Stretching
Mehr Körperbewusstsein, bessere Atmung und Entspannung mit Stretching: Anatomie, Physiologie, Training, Übungen für alle Muskelgruppen.

blv aktiv + gesund
Urs Geiger / Caius Schmid
Muskeltraining mit dem Thera-Band
Das universell einsetzbare Trainingsgerät: therapeutische und leistungsorientierte Anwendung, Trainingsprogramme für alle Muskelgruppen.

Im BLV Verlag finden Sie Bücher zu den Themen: Garten und Zimmerpflanzen • Natur • Heimtiere • Jagd und Angeln • Pferde und Reiten • Sport und Fitness • Wandern und Alpinismus • Essen und Trinken

Ausführliche Informationen erhalten Sie bei:
**BLV Verlagsgesellschaft mbH • Postfach 40 03 20 • 80703 München
Tel. 089 / 127 05-0 • Fax 089 / 127 05-543 • http://www.blv.de**